« Moi on m'acclame parce que tout le monde
me comprend, vous on vous acclame
parce que personne ne vous comprend ! »

Charlie Chaplin à Albert Einstein

Tic tac, tic tac, tic tac, regardez votre montre. Il est l'heure de
faire face à votre destin. Rien de mieux pour cela que d'observer
ce livre épousant les formes de cette modeste étagère pleine de
poussière…
Comment osez-vous ouvrir ce bouquin, comment pouvez-
vous poser votre regard sur ce feu brûlant ? Allez-vous en,
fermez ce livre et oubliez tout cela.
Quoi, vous persistez et signez ? Qui êtes-vous pour oser me
déranger dans ma terrible demeure ? Sachez qu'ici, c'est l'antre
de mon cœur. N'oubliez jamais que la dernière personne à
avoir tenté pareille entreprise est morte d'une fracture nette
de l'œil droit ! Pour pénétrer dans mon humble palais, il vous
faudra oublier votre vie, me donner votre esprit, devenir une
mélodie. Ici tout est question de poésie.
Vous avez mis entre vos mains cet ouvrage mais ce sont mes
tripes que vous venez de mettre à jour. Écoutez-moi, je ne
suis pas celui que vous croyez, encore moins celui que vous
voyez… Qui suis-je ? Un jeune homme ivre de rhapsodie,
un être différent mais si commun, un petit rien. Mon destin
c'est d'écrire, de faire lire, la pluie tombe sur mon écriture,
j'ai fini de jouer les durs. Qui suis-je ? Un attardé intelligent
qui, depuis dix ans, n'ose pas prendre sa plume. Pourtant j'ai
traversé le silence des dunes. Combien de fois ai-je voyagé
grâce à vous, combien de fois, seul devant mon bureau, j'ai
sculpté des montagnes de mots ? Qui suis-je ? Simplement
un crayon triste, une ancre qui s'efface peu à peu, une page
pleine de ratures, de boursouflures. Un être humain bousculé
par ses maux, un mec qui aime les mots.
Avant d'écrire ce recueil j'ai commencé par dessiner des
poèmes. À l'époque j'étais guidé par la haine, l'époque NTM.
Ce que j'aime c'est la différence, la normalité m'épouvante,
je suis effrayé par la réalité, je vis dans un monde caché. Qui
suis-je ? Un archéologue de l'écriture, un astrophysicien des
vers, une toile avide, j'attends que l'on me lise, j'attends que
l'on m'élise. Mes écrits sont éternels, ils sont le reflet de mes
chimères.
Êtes-vous prêt pour un périple au centre de mon cœur, êtes-
vous prêt à pénétrer l'obscure clarté de mes pensées ?

Qui suis-je ? Un destin peu anodin, un concentré de venin,
si je mourais demain, sachez que vous seriez invités au festin.
Ma vie est de transcrire des émotions, écrire, c'est mourir
sans cesse, se reconstruire. J'observe sans relâche le monde,
je décris nos gestes dans mes textes. Mon œuvre c'est aussi la
vôtre, ma prose reflète l'osmose de mes frères qui osent. Ma
tristesse est sans limite, le monde est en faillite.
Qui suis-je pour juger ? Simplement le fils d'un militaire,
quotidien stellaire. Je n'en ai pas l'air mais je respire grâce
aux lettres, mon être tout entier est guidé par cet oxygène.
Mes vers, c'est comme s'évanouir. Subtil élixir. Qui suis-je,
peut-être un artiste en devenir, juste une dernière satire. Rien
n'a changé même si tout m'est étranger. L'obscure clarté, c'est
la lumière qui se tapit dans chacun de mes vers. L'obscure
clarté, c'est contempler le noir de la voie lactée, faire face à
sa destinée. Le soleil se couche sur mes vers. Est-ce la fin de
l'inspiration ou le commencement de toute création. Suis-je
issu d'une autre constellation ?
Tic tac, tic tac, l'horloge universelle scinde le temps. Le ver-
rou du néant broie l'instant présent. Soudain la sclérose paralyse la rose de ma plume. Dois-je me contenter de ce style
poétique, ou dois-je gommer mes versets satiriques ? À cette
question métaphysique, je réponds par la rhétorique, je ne
suis rien même si je suis tout aux yeux des miens. L'obscure
clarté, c'est avant tout lorsque j'ai été frappé par la maladie, lorsque tout a basculé ! Serez-vous capable de me suivre
au plus profond de la folie ? Bienvenue au pays des fous, ne
voyez-vous pas en moi l'ultime gourou…
Un ami égaré m'a inculqué les rivières de Voltaire, les poèmes
de Baudelaire gravés dans l'édifice de la chair. Depuis ce jour
où son souffle a quitté le mien, j'erre à la recherche de cet
homme pas comme les autres. Ce personnage mystérieux m'a
permis de bâtir le squelette de ce livre, l'obscure clarté, ce
sont mes derniers pas de danse, peut-être ma dernière chance
de vous guider vers la transe.
Tic tac, tic tac… le compte à rebours a résonné.
Serez-vous capable de m'accompagner lors d'un voyage qui
débute en Afrique et qui finit sur un banc public ? Serez-vous
prêt à naviguer dans une dimension inconnue, quelque part
entre solitude et exaltation, entre romance et faillite mentale ? Ce livre est avant tout une histoire d'amour. Celle du
crépitement de mes vers au contact de sa chair.Sachez que ma dernière
rime sera forcément pour vous, lec-
teur. L'ultime candeur c'est de partager son cœur…

Prélude : Le bidonville de ma grand-mère...

Le satellite de mon cerveau vogue de constellation en
constellation. Par ici, j'évite un trou noir, par là des
météorites manquent de nous transpercer. Venez avec moi
balayer les préjugés. Direction la terre, l'antimatière de
mes vers se matérialise au-dessus des nuages. Mon cerveau
montre du doigt l'Afrique. D'un clic, notre satellite dépose
votre vue à travers les nuages vers un obscur bidonville...
Un bidonville en Afrique, des ordures sur plusieurs kilomètres
carrés balayent les champs, des bouteilles brisées comme
toutes ces destinées, marcher pieds nus, balayer le superflu.
Ici tout est question de survie, on ne vit pas, on s'accroche,
on se bat. Un étrange ballet fait rage depuis des années, celui
de la pauvreté effleurant vos esprits, celui des souris qui se
sont installées sur ces amas de déchets voguant à l'air libre.
L'odeur de la putréfaction s'envole dans les airs puis retombe
sur le bidonville de ma grand-mère. Un coin perdu, pas
d'électricité, pas de réseau internet, juste des visages, la sueur
au front, quelques mots et le son grave du piano...
Cela peut paraître banal pour les gens de ces bas-fonds. À
l'heure de la mondialisation, des échanges commerciaux, du
capitalisme de Wall Street, quoi de plus normal que d'ignorer
la faillite de ces contrées perdues au fin fond de l'Afrique.
Une bouteille d'eau par terre caresse vos yeux, assoiffés,
les gens se jettent dessus, se bousculent, se battent, sans se
rendre compte que ce récipient est responsable d'une épi-
démie. Polluée par des substances chimiques, radioactives,
même l'eau, le premier des besoins naturels de l'homme, est
ici un leurre.
Un bidonville en Afrique, une mère et ses enfants, chaque
matin résonne encore ce terrible refrain, faire face à ce destin
injuste.
À chaque fois que le soleil se lève, la dame de noir vêtue
se demande si c'est la dernière fois qu'elle verra la lumière.
Aura-t-elle aujourd'hui de quoi nourrir sa famille, elle ne
demande pas grand-chose, juste du pain et de l'eau quand
certains se gavent au Mac-Do...
Cette femme est la plus riche que je connaisse ! Pourtant dans
son panier troué sur le côté, pas l'ombre d'un billet, pas une
pièce, pas un sou, juste quelques cailloux.
Sa fortune est inestimable, elle est inaliénable, telle est ma
fable !

Je parle ici d'une femme qui chaque jour parcourt douze kilomètres sous un soleil de plomb pour quelques misérables gouttes d'eau, je parle d'un être qui ne se plaint jamais quel que soit son sort. Ainsi il est encore des choses dans ce bas monde que l'on ne monnaie pas…
Cette âme vêtue de noir n'a pas de garde-robe, c'est à peine si elle peut se laver, elle sent la fumée dégagée par ce tuyau troué qui sort de la terre.
Sache, grand-mère, que ces quelques vers te sont destinés dans le creux de cette matinée, première pensée pour celle à qui je dois tant, première envolée pour celle qui s'est tant privée…
Je n'ai pas eu la chance de connaître ma grand-mère, toutefois ma mère m'a souvent conté son histoire tard le soir avant que je ne m'endorme. Parfois lorsque le morne de ma vie me submerge, je songe à cette femme qui avait tapissé son âme de courage. Si grand-mère n'est plus de ce monde, son souvenir traverse les âges, de ceux qui apaisent ma rage…

Chapitre 1 : Un passeur nomme Glassère

Un sablier décomptant le temps est placé au centre de l'univers, il dissèque chacun de mes vers. Le temps qui passe, mon âme qui trépasse. Le temps ou l'art des divisions de la mesure. Chaque minute, chaque seconde me guide vers mes blessures. Ma prose se fane, mon âme perd peu à peu son charme.
Dans le chapitre que je vais vous narrer, le temps recule, il ondule puis retourne en arrière pour mettre en relief les Griefs de ma famille envers le pays des Lumières. C'est l'histoire d'une famille perdue dans un obscur bidonville, une famille qui un jour s'est soustraite de son destin de venin en frappant à la porte d'un pays lointain : la France…

Celle qui s'est tant privée, par un jour du mois de mai dix-neuf cent cinquante, a décidé de changer de destinée. De tourner le dos à son pays, de s'expatrier en terre inconnue.
À l'époque, on contait que la France était le pays des Lumières, 15celui des droits de l'homme, un pays abondant de principes,

on racontait que les étrangers étaient bien accueillis. On
disait beaucoup de choses…
C'est ainsi que ma grand-mère et mon grand-père, pour
s'extraire de leur condition, ont décidé de parcourir des cen-
taines de kilomètres pour entrer en France.
Pour ce faire, ils ont fait appel à leur cousin, un passeur nommé
Glassère. Ne disposant pas d'économie, le cousin de ma grand-
mère leur a avancé l'argent : « Si vous trouvez du travail en
France, vous pourrez me rembourser, ne vous inquiétez pas. »
À l'époque, la Dame de mes pensées, ma grand-mère, devait
avoir la trentaine. Impossible de savoir son âge exact, dans un
bidonville, il n'y a pas de mairie, et donc pas de déclaration
de naissance.
Son mari, un berger solitaire, n'avait pour ami que ses animaux et ce n'est pas sans une certaine tristesse qu'il les a quittés afin de découvrir une nouvelle contrée.
Il tourna la page de ces jeunes années sans sourciller. Certes,
pour un français de base, mon grand-père n'était qu'un berger, cependant, pour ses moutons, il était le professeur. Celui
qui donne à enseigner. D'un geste, d'une caresse, il les guidait sur le chemin de la vie. « Il avait tant de tendresse pour
ses animaux » me conta plus tard ma mère.
Grand-père leur parlait mieux qu'à des êtres humains. Fortes
de ce respect mutuel, ces bêtes ne l'ont jamais trahi. Peu de
temps avant le départ, une des brebis de mon grand-père est
morte d'une maladie rare. Des larmes ont alors jailli…
Cet homme était dur avec ses enfants, parfois violent. Ma
mère lorsqu'elle me parlait de son père ne pouvait s'empêcher
de trembler. Nous en reparlerons plus tard…
Par une belle matinée satinée, ma grand-mère, son berger et leurs enfants ont dit au revoir à leur bidonville.
Paradoxalement, c'est avec une certaine tristesse qu'ils sont
entrés dans cet étrange camion qui devait voyager vers un
autre pays, vers une autre destinée. Ce véhicule avait pour
but d'emmener les expatriés dans un bateau avec pour seule
destination : la France.
Dissimulés dans un véhicule lourd et poussiéreux, ma famille
et tous leurs compatriotes du bidonville voulaient juste déga-
ger leur ciel si nuageux. L'espoir d'un meilleur lendemain.
Le camion était conduit par le passeur, payé pour faire rentrer des clandestins en France par un réseau secret. Sur son
front semblait apposé le sceau de sa dernière mission : pénétrer notre beau pays sans se faire repérer.
L'Afrique du nord, son immensité faisant face à la destinée de
ma famille. La milice armée, ses enfants soldats prêts à tuer

pour un bout de pain. Ces dictateurs manipulateurs d'esprit,
profitant de la pauvreté pour mieux apprivoiser. Ma famille
dans son camion et tous ces risques à chaque coin de sable,
ce soleil ardent qui transperçait la modeste vitre du véhicule.
La vie de ce continent défilait devant leurs yeux ébahis, eux
qui, du bidonville, n'étaient jamais sortis.
Après avoir passé la milice armée, le fourgon semblait bien
fatigué, il avait déjà fait plus de mille kilomètres, les arrêts
furent rares, il ne fallait pas se faire repérer. Chaque pièce
de cette vieille camionnette fut soumise à dure épreuve, une
fois sa mission remplie, nul doute qu'une place à la casse lui
serait octroyée.
L'embarcation dans le bateau se fit sans problème. Les heures
passaient et chaque seconde semblait rapprocher ma famille
d'une meilleure destinée. Dans le véhicule, les personnes
imaginaient leur avenir. Certains souhaitaient débuter des
études, d'autres voulaient juste humer l'air de la liberté qui
circulait aux abords de la Tour Eiffel. Quant à ma famille,
ma grand-mère désirait surtout que ses enfants puissent profiter du système d'éducation français. Amoureuse des lettres,
grand-mère lisait tous les livres qu'elle avait trouvé en bordure du bidonville. Lire, cela la faisait voyager. L'espace de
quelques instants, elle oubliait le spleen de sa vie. Cela peut
surprendre, toutefois, grand-mère était la seule personne
sachant lire dans le bidonville.
Arrivé à la frontière française, le camion sortit du bateau. Le
destin semblait s'acharner contre ces pauvres étrangers : un
pneu creva, l'engin crissa, dérapa et glissa juste devant les
douaniers.
Une fois le camion bloqué, tout se passa très vite, le passeur
fut sommé de dévoiler la cargaison du camion. Il ouvrit alors
la porte des desseins tragiques, celui de gens venus d'Afrique.
Menaçant et arrogant, l'homme en uniforme découvrit tous
ces gens tapis dans l'ombre, les uns sur les autres, il tendit son
pistolet en direction des clandestins.
Un détail attisa son attention, une personne semblait cacher
quelque chose derrière elle.
Stupéfaction dans le regard noir des hommes en uniforme, un
mort gisait sur le sol poussiéreux du fourgon, il avait suffoqué,
semblait trop âgé pour ce genre de périple. Son visage, pourtant, semblait détendu comme si le vieil homme, sachant que
ses heures étaient comptées, voulait mourir dans la dignité.
Une fois le calme retrouvé, les policiers demandèrent poliment aux gens de sortir, de ne surtout pas toucher la dépouille.
Lorsque soudain les voyageurs bousculèrent l'autorité éta-

blie, ils poussèrent les douaniers pour s'enfuir vers un autre
avenir. La confusion s'installa, certains, exténués par la fatigue et la malnutrition, se laissaient facilement rattraper par
les officiers, d'autres tentèrent de se faire la malle.
Une fois les gens menottés, les policiers comptèrent les clandestins. « Alors passeur ! il y avait combien de personnes dans
le camion ? Tu as intérêt à coopérer si tu ne veux pas aggraver
ton cas ! »
« Trente-cinq » répondit l'homme à la cigarette. Il avait le
teint pâle et des lunettes noires, ses cheveux blancs, pour
un jeune homme de vingt-cinq ans, trahissaient une grande
anxiété.
« Trente-cinq ! Je n'en vois que vingt-deux ! Où sont passés
les autres ! »
Vlan un coup de poing mit à terre l'homme à la cigarette. Il
venait de se faire brutaliser par les représentants de l'autorité.
Je ne remercierai jamais assez cet homme qui n'a rien dit.
Pourtant, il avait bien vu que lors de la bousculade, mes
grands-parents, accompagnés de leurs enfants, avaient profité
de ce leurre pour pénétrer dans une ambulance.
C'est l'histoire d'une dame qui a eu pitié et qui a risqué
jusqu'à son métier. Elle avait vu la scène à la frontière. Des
horreurs, elle en voyait tous les jours, peut-être souhaitait-
elle juste aider, ne pas avoir la responsabilité de non-assis-
tance à personne expulsée.
Lorsque la bousculade eut éclaté, la conductrice, vêtue de
blanc, s'était approchée doucement, elle avait ouvert la porte
de son ambulance aux clandestins, l'accélérateur sous le pied
droit, elle démarra d'un coup vif.
On ne se méfie pas d'une ambulance, c'est pourquoi personne n'a rien vu à part le passeur. Les flics bernés cherchent
encore ce qui s'est passé.
Quand à la dame de blanc vêtue, personne ne l'a jamais
revue, elle a déposé mes grands-parents et leurs enfants à
Marseille. Ma famille prit ensuite la direction de Strasbourg,
pour s'établir à Schirmeck.
C'est ici que, quelques mois après, grand-mère donna naissance à une petite fille prénommée Yasmina, ma maman.
Trop maigre, elle souffrait déjà de malnutrition, la pauvreté
venait, dès sa naissance, de la rattraper. Sans même que la
petite aux yeux marron ne puisse soupçonner sa présence.
Gageons, lecteur, que celle-ci ne la quittera jamais vraiment !
Voici le tableau d'une tranche de vie, celle de l'être le plus
cher, celle de ma mère...

Chapitre 2 : La plus grande des dames

Tic tac, tic tac, le sablier du temps enraciné dans l'espace bat la mesure. Il décompte le temps qui passe, bientôt, lecteur, je vais naître dans un berceau de vers. Avant de vous narrer mon histoire, sachez que mes gènes sont le fruit d'une grande Dame. De celles qui ne rendent jamais les armes...

Ici-bas sur terre, chaque être a une mère. Cependant, ma maman est sensationnelle ! Vous vous demandez sûrement ce que peut bien avoir maman d'extravagant, eh bien, ouvrez bien vos yeux, contemplez l'arrogance modeste de mon verbe, auscultez la verve de ces quelques lignes, suivez-moi à travers le chaos de sa vie, alors vous saisirez ce que veut dire le mot : sursis.

Je vous emmène là où vous n'avez jamais mis les pieds, dans un monde reclus et éloigné, derrière les montagnes, au centre de la terre, quelque part dans l'univers, ouvrez la fenêtre de mes vers.

Je vais vous conter l'histoire d'une enfance dérisoire, l'éphéméride d'une âme qui a toujours cru en l'espoir. N'avez-vous jamais caressé l'idée de revoir un printemps ? Voilà où je vous guide, vers un monde subtil où la pauvreté matérielle est transcendée par la richesse spirituelle, là d'où l'on ne revient pas sans baisser les bras au moins une fois...

Êtes-vous prêt à trembler, êtes-vous prêt à oublier vos certitudes, dans le monde que je vais vous peindre ? Sachez que vous n'êtes pas le bienvenu, histoire du fin fond de la rue...

La plus grande des dames ou l'histoire triste d'une enfance qui n'en porte que le nom. Ce petit bout de fille, douze ans, les cheveux bouclés, gras et poussiéreux. Elle arpente les veines de Schirmeck. Dans cette petite ville du Bas-Rhin, le crachin des nuages est le lot quotidien. Les maisons sont souvent érigées en colombages. La jeune jouvencelle a de quoi surprendre, c'est avec peine que l'on remarque qu'elle est une fille, ses habits semblent être ceux de ses grands frères Amed et Aziz. La pluie enveloppe son visage, les nuages reflètent le tumulte de sa vie. Seuls ses longs cheveux lui donnent une touche de féminité.

Ses sourcils froncés et son regard rêveur laissent entr'aperce-

voir un zeste d'espoir dans une vie entachée de noir.
L'insouciance, Yasmina ne connaît pas vraiment.
Elle marche encore et encore. Où va-t-elle ? Le spleen virevolte sur ses yeux. Que veut-elle, seule dans la rue ?
La pénombre tombe mais Yasmina continue son chemin
avec ses chaussures usées. Ses pieds ont mal, son âme envoie
des jets de larmes, toutefois elle n'écoute pas ces signaux
de détresse. Superbe, elle continue sa route avec pour seul
but : trouver ce livre qu'elle veut tant. La bibliothèque se
dessine, fière et élancée, les murs tapissés de peintures de la
Renaissance semblent rappeler combien il est captivant de
se cultiver. Yasmina, fière d'avoir traversé seule les ruelles
de Schirmeck, pénètre dans l'antre de la culture.
Mis à part une certaine misère qui frappe les yeux, Yasmina
semble être une fille normale. Pourtant, un profond mystère erre dans ses chimères. Dans son être résonne une
certaine mélancolie, la déclinaison de ses maux traverse la
 constellation.
Une détresse transgresse son aura. Pourtant personne ici-bas
ne lui portera assistance. Personne dans cette bibliothèque,
personne ne fera attention à ce petit bout de fille.
Chaque être vivant semblant enfermé dans ses soucis, dans
son monde, d'aucun ne verront jamais la profonde souffrance de Yasmina.
Que cache-t-elle ?
Et pourquoi baisse-t-elle les yeux, l'air honteuse, lorsqu'une
dame la croise du regard ?
Voilà, Yasmina a atteint son but. Devant cette étagère se
cache, entre les opuscules, un livre de Baudelaire : Les Fleurs
du Mal. Yasmina n'a pas de carte de bibliothèque, elle ne
peut se la payer, c'est pourquoi elle vole discrètement ledit
livre sous les yeux ébahis d'une vieille dame. Heureusement,
la dame à la canne fait mine de n'avoir rien vu.
En sortant, la bourrasque tétanise la fille du spleen. Sa crinière
ondule au gré du vent. Elle a froid, son pied droit est rouge
sang, pourtant l'espoir, érigé par la lecture de Baudelaire, lui
fait oublier tout cela.
En parcourant le chemin qui la mène à sa maison, la fille du
spleen contemple les maisonnettes de Schirmeck.
La mémoire collective rappelle à quel point la guerre a marqué les esprits. Elle a laissé des traces dans le subconscient de
chaque habitant. Parfois, en regardant les ruelles, on croirait
presque voir encore des rafales de balles voler. En effet, le
regard des gens est très étrange, ceux-ci vous fusillent de la
prunelle. Tout comme cette dame peinte en bleu ciel, elle

semble dire à Yasmina « Retourne d'où tu viens ». La petite
n'est pas la bienvenue, c'est pourquoi elle longe les murs, le
regard flottant par terre. Observateur, son regard s'envole dès
qu'un livre apparaît dans les mains de quelqu'un. Ce passant
s'accroche férocement à Kafka.
Cette jeune enfant n'a qu'une idée en tête, lire pour oublier.
Dans sa rue, les gens sont bizarres, pour du pain ils se disputent,
dans sa rue le superflu n'existe pas. Ici bas, on vit modestement.
Chaque passant croisé lui jette un regard noir et hautain, parfois
les enfants de son âge poussent des cris de singe à son encontre.
Le racisme fait partie de l'histoire de chaque pavé, chaque
habitant étranger du quartier sait de quoi je veux parler.
Une certaine colère habite chaque esprit ici, les ruelles sont
comme désertes, les commerces servent d'approvisionne-
ment aux braqueurs, les alcooliques, quant à eux, ont investi
chaque immeuble, chaque allée obscure. Certes, on est très
loin du bidonville de ma grand-mère Fatima... Le regard
de Yasmina traverse les ruelles de Schirmeck, à droite une
voiture laissée à l'abandon, à gauche une vieille dame boitant sourit étrangement. Le soleil peine à sortir de sa tanière.
Il s'écrase sur l'édifice de cette chaumière surannée.
Les nuages gris et pesants s'accordent avec le regard des passants. Le regard de la jeune fille virevolte, sanglote sous le
poids du froid, jusqu'à cette bâtisse noirâtre venue de nul
part. Pas de grillage, pas de sonnette, pas de nom de rue.
Juste un modeste paillasson déchiré qui semble murmurer
« Voici notre humble demeure... ».
Devant, un buisson à l'agonie peine à tenir sous le poids de
ses feuilles à moitié mortes. Ces tiges si minces menacent de
s'effondrer à tout moment. Le toit semble mal construit. En
témoignent ces énormes fissures à l'angle de la cheminée.
Pourquoi plus la fillette se rapproche de l'habitation et plus
ses pleurs résonnent tel un écho traversant son ego ?
La fille veut nous dévoiler quelque chose...
La peur envahit vos synapses, lecteur. Êtes-vous prêt à regarder l'horreur droit dans les yeux ? Fixement mais sûrement,
la jeune fille semble pointer du regard la maisonnette. Elle
avance, elle recule, n'osant pas rentrer seule dans ce qui ressemble de plus en plus à une prison délabrée. Le vent semble
éloigner la fille du pavillon. Comme si des forces tout là-haut
voulaient l'empêcher de rentrer.
Une rafale atteint Yasmina. Elle tombe à terre, le genou plein
de sang. C'est alors que son papa entre en scène.
La porte s'ouvre, son regard tournoie vers les voisins. C'est
bon, personne ne l'a vu. Il peut donc corriger Yasmina.

C'est l'heure du repas. L'odeur du pain s'immisce dans les narines de la jeunette. Du pain et, face à elle, son jeune destin. Du pain et c'est tout, sur la table, les garçons mangent le maigre butin. Les filles, quant à elles, patientent par terre. La jeunette préfère lire L'étranger de Camus. Baudelaire, elle se le réserve pour un autre jour.

La nourriture la fait vomir, elle ne veut pas se battre pour avoir le droit à un vulgaire bout de pain. Elle préfère se sustenter intellectuellement.

Cela ne plaît pas à un de ses frères, Amed, de dix ans son aîné. Il lui arrache le livre pour le déchirer en mille morceaux. Une certaine jalousie exacerbe les sens d'Ahmed. Ne sachant pas lire, il ne supporte pas que sa petite sœur soit plus douée que lui.

Yasmina se met à pleurer. C'est alors que son père la prend par la taille et la jette dans une pièce du sous-sol : c'est sa chambre. Pas de lit pour dormir, juste une frêle couverture trouée.

Certains diraient que la prison c'est mieux. Yasmina ne sait pas encore ces choses-là. Pour elle, c'est le quotidien. Son père, l'ancien berger, la traite parfois moins bien que ses moutons. Il ne sait, lui non plus, ni lire ni écrire.

Fatima, sa mère, du plus profond de sa tombe, ne peut rien faire. Un mystère émane de la disparition de sa maman. Son père n'a fait qu'effleurer le sujet…

« Maman nous a quittés. » c'est tout ce que dira le père de Yasmina, sans rien expliciter. Depuis ce jour où sa mère est morte, la fille du spleen n'aura de cesse de perpétrer la passion littéraire de sa maman malgré les réticences du reste de sa famille.

Yasmina ne connaît que la grisaille de la nuit dans l'édifice de sa famille. Dans sa cellule, pas de fenêtre, juste quatre murs, quatre barreaux et une lampe de chevet. Un petit coffre en bois posé à même le sol cache ses livres. Cette boîte contenant des opuscules lui a été offerte par la vieille dame de la bibliothèque. Celle-ci l'avait vue voler, compréhensive et intriguée qu'une fillette de douze ans se passionne pour Baudelaire. La grand-mère, de bon cœur, lui fit ce présent. Fin et discret, ce petit coffre permettait de mettre cinq livres. Désormais il ne quitterait plus Yasmina. Il devint rapidement son trésor, une lueur d'art dans une galaxie de désespoir. Ce coffre, elle le protégeait précieusement, comme une maman surveille sa progéniture. Yasmina n'avait qu'une peur, que ses frères ne le lui volent.

Nous reparlerons de ce coffre plus tard…

C'est ainsi que Yasmina s'évade grâce à ses livres qu'elle « emprunte » à la bibliothèque. Ensuite, elle les cache dans ce coffre, avec une sorte de lueur d'espoir.

Le matin, la porte s'ouvre, la lumière lui fait mal aux yeux, son père dépose un verre d'eau et une vulgaire gamelle. Quel avilissement pour cette jeune enfant.

Finalement, le seul moment que ma future maman attend c'est lorsque l'heure de l'école approche. Ainsi elle peut retrouver une certaine liberté même si elle est la risée de la cour de récré.

« Cosette » voilà le nom que lui donnent ses camarades à cause de ses vêtements débraillés. Ses frères font régner la terreur. Coups de poing et chapardages en tout genre, voilà leur lot quotidien. Mais pas un pour défendre ce petit bout de fille. Seule, ne pouvant compter que sur elle-même, Yasmina suit d'un œil avide les cours. Elle impressionne les professeurs par ses notes en français. Elle révise encore et encore et lit pléthore de livres. Son cœur rythme les battements d'une certaine soif de vaincre.

Parfois, un homme curieux la regarde lorsqu'elle sort de l'école. Yasmina ne le connaît pas. Il doit avoir environ vingt ans. Très grand, distingué et différent, cet homme attise l'attention de la jeunette. Son costard bleu ciel dénote avec les accoutrements locaux.

Mais qui est donc cet homme qui, tous les jours, l'attend sans rien dire à la sortie de l'école ? Il lui adresse un regard magnanime puis, il s'en va, l'air triste…

Sur le chemin du retour, Yasmina n'est pas accompagnée par ses grands frères, bien trop occupés. Ainsi, elle doit braver les dangers de la ville seule. Qu'importe, elle veut juste aller à la bibliothèque pour augmenter son acuité intellectuelle. Après avoir subtilisé de nouveaux ouvrages prometteurs, elle s'envole à nouveau vers son triste sort. L'affliction la gagne peu à peu au fur et à mesure que sa maison approche.

Elle sait que ce soir elle ne mangera pas, elle sait que ce soir elle sera battue par un de ses frères…

Dans la culture musulmane, l'homme passe avant la femme. C'est dans la détresse que naît la grandeur des âmes. Tant de fois, des larmes ont glissé dans les entrailles de cette bâtisse. Pas de pitance, juste un toit où s'assoupir. Juste un endroit pour souffrir.

Enfermées entre quatre murs, les filles ont peur de leurs grands frères qui ne connaissent que la violence comme mode d'expression.

D'ailleurs, comment apprendre la culture française lorsque
l'on vous menotte dans une maison ? Dans son cachot, ma
future maman fomente son plan d'évasion. Dans un de ses
manuels scolaires, elle a entendu parler de la DASS. Tous les
jours, avant que ses paupières ne se relâchent, elle songe à un
avenir meilleur.
Ses grandes sœurs vivent dans la dépression, dans la hantise
qu'un jour un coup de trop ne les emmène sous la pierre
tombale.
Cela nous ramène au jour où maman a vu se dresser face à
sa vie son frère Ahmed. Un jour qu'elle lisait en secret dans
le sous-sol poussiéreux et humide, Amed l'a surprise. Il visa
de façon mécanique la tête puis les genoux, tel un animal
assoiffé, il ne voulait plus s'arrêter. « Tu vas me tuer ! »
« Tu veux me tuer ! » agonisait Yasmina. Rougeâtre, voilà la
nouvelle couleur de ses cheveux sous l'impulsion des coups.
Heureusement, dans son malheur, la jeunette hurla si fort
que le reste de la famille s'aperçut du drame qui se jouait au
sous-sol. Sassia, Leila et les autres sœurs réussirent tant bien
que mal à dissuader Ahmed d'achever Yasmina.
Son père, assis tranquillement dans la cuisine qui surplom-
bait le sous-sol, fit mine de ne pas entendre…
« Une femme ne doit pas lire selon le Coran ! » hurla alors
Ahmed. Il partit furieux du sous-sol en claquant la porte.
Mais que savait Ahmed du Coran, lui qui ne savait pas lire…
Cette scène, d'une violence inouïe, restera à jamais gravée
dans la mémoire de ma mère.
À l'heure où j'écris ces quelques lignes, maman est à côté de moi.
Elle me raconte le torrent du printemps de sa vie. Elle sanglote,
ne sachant pas par quel mot commencer. Elle grelotte sous l'émotion. Si j'écris par-dessus les monts c'est aussi pour défendre son
honneur bafoué. Voilà la vérité. Celle que l'on a voulu sceller
dans la pierre a su renaître dans un cercueil de verre…
Pourtant le Coran ne dit pas qu'une femme ne peut pas lire,
ni même qu'elle est inférieure aux hommes. « Les hommes et
les femmes sont de même nature spirituelle et humaine. Ils
ont reçu le même souffle divin qui leur a donné de la dignité
et a fait d'eux les gérants de Dieu sur la terre.
»
Ainsi, les frères de Yasmina ont une piètre idée de la place
de la femme. Ils lui enlèvent toute dignité en l'empêchant
de lire, de se cultiver pour être l'égale de l'homme ou mieux.
Pourquoi la différence de sexe semblait-elle si menaçante ?
Elle devrait donc se cacher pour lire. Triste avenir. La seule
lumière de la vie morne de ce petit bout de femme résidait

dans l'école et dans son coffre poussiéreux.

Stupéfaction, le lendemain de son agression, en arrivant au collège, ma créatrice pensait être insultée par les marmots au lieu de voir des inspecteurs curieux de la DASS. Costard d'apparat, regard hautain et lointain, voilà le tableau de ses nouveaux sauveurs.

Pourtant, Yasmina n'avait pas appelé la DASS !

Mais qui les avait prévenus ?

Un professeur ou le proviseur ? Impossible, ils s'inquiétaient plus pour la réputation de leur école que pour le sort de Yasmina.

Perdue, sans repère, avec la rage au ventre. Voilà comment ma maman est arrivée à la DASS.

Mais qui les avait avertis ?

Cette question hantait Yasmina. Certes, elle avait pensé à les appeler mais elle ne pouvait pas trahir sa famille. On ne peut dénoncer son père et ses frères surtout lorsque l'on n'a que douze ans.

Dix-sept heures, le directeur arriva pour accueillir ma mère dans sa nouvelle école pour enfants défavorisés avec un grand sourire aux lèvres. Une fois arrivée, les yeux de Yasmina se posèrent sur la bibliothèque installée à l'intérieur de la structure.

Cette fois-ci, plus besoin de voler, tous les enfants pouvaient emprunter les ouvrages. Cela fit le bonheur de la fille du spleen. Telle Alice au pays des merveilles, elle ne faisait plus partie de l'autre univers et les railleries ne la touchaient plus, elle la fille de la rue. Poil de Carotte comme livre de chevet ou l'histoire d'une enfance maltraitée. Ma mère m'avait souvent conté, au bord de mon lit, cette histoire dans laquelle elle s'identifiait tant.

Désormais seule, sans repères, juste des opuscules à la main parcourant les reliures des mots. Un univers nouveau se reflétait alors dans son regard : celui d'une enfant pas comme les autres. D'Alice au pays des merveilles à Cosette, de Voltaire à Hugo, c'est l'histoire d'une petite fille qui ne parle plus, c'est le conte d'un autre temps. Ceci n'est pas un roman.

Yasmina, depuis son arrivée à la DASS, recevait des lettres d'un mystérieux jeune homme. Ce dernier ne dévoilait pas son identité, il lui envoyait des livres sur l'éducation et la langue française.

Petit à petit, Yasmina se prit à attendre avec impatience les envois de cet inconnu.

Lettres passionnées et lyrisme à fleur de mots, ces conversations resteront comme la seule lumière qui ait guidé son enfance.

Cet homme l'éduquait par écrits interposés. Elle connaissait
tout des bonnes manières grâce aux livres. Elle maîtrisait tous
les accords du français, les métaphores, les oxymores.
Son atmosphère était constituée des poèmes de Baudelaire.
Son oxygène c'était de lire encore et encore. Parfois, le soir
dans sa chambre de la DASS, elle tombait de fatigue un livre
à la main.
Au moment précis où je pose ma plume, un ouragan de vers tournoie dans mon bureau, il bouscule mes idées, annihile mes préjugés. Soudainement la tempête bascule, elle ondule… provoquant
ainsi l'oscillation de mon esprit perdu entre récit et poésie…
Chaque neurone déficient est transcendé par le récit de la plus
belle des vies, l'apologie de la souffrance, la dernière des errances…
La plus grande des chances dans ce bas monde c'est de se
construire soi-même. Ma mère ne doit rien à personne.
Lorsque l'on regarde Yasmina, ses traits trahissent une certaine dureté mais aussi tant de légèreté reflétée dans ses cheveux frisés. Un côté âpre, amer mais si sincère. Lorsque ma
mère veut vous dire une chose, elle ne passe pas par quatre
chemins.
D'un naturel direct, elle n'a plus de temps à perdre.
Au fil des lettres reçues, maman devint plus expressive et
sociable. Elle se fit même ses premiers amis. Pourtant, un
doute la hantait.
Qui était cet homme qui lui envoyait lettres sur lettres ?
Avait-il de mauvaises intentions ?
« Tu sais j'ai aussi été à la DAAS, je suis passé par le même
chemin, nous sommes amenés dans un avenir proche à nous
retrouver. »
Voici la dernière phrase de l'énigmatique Monsieur.
Que voulait bien dire cette révélation étrange ?
Les mois passèrent, la fille du spleen n'y croyait plus.
L'inconnu, qui signait Monsieur X, ne donnait plus de nouvelles.
Le regard de Yasmina se perdit alors dans un trou noir de
désespoir. À chaque fois que le facteur arrivait, elle espérait
en vain une lettre pour elle.
Derrière sa fenêtre, elle guettait les moindres faits et gestes
du préposé jusqu'au jour où l'une de ses sœurs, Latifa, vint
la voir. Sa grande sœur avait été placée dans une famille
d'accueil. Latifa était la plus grande de ses sœurs, ses jambes
si maigres donnaient l'impression qu'elle allait s'effondrer à
tout moment. Yasmina lui conta autour d'un café l'histoire
de cet homme étrange.
D'abord très méfiante, Latifa se mit à lire les lettres, des

larmes jaillirent de son visage.

Elle venait de reconnaître l'écriture de Rezki, son bien-aimé grand frère caché. Ces espaces entre chaque lettre, cette écriture souple et fluide ne pouvait être que le fruit de Rezki.

Yasmina avait toujours ignoré son existence. Rezki avait quitté la maison à seize ans, suite aux maltraitances de l'ancien berger. En effet, ce dernier n'acceptait pas l'homosexualité de son fils aîné. De plus, il fut le seul à s'occuper des filles de la maison sans les brutaliser.

Latifa expliqua : « Lorsque tu étais encore un bébé, je me souviens que Rezki te protégeait dès qu'il le pouvait, il te donnait souvent sa ration de nourriture. »

Yasmina, au sus de cette révélation, éclata en sanglots. Ainsi sa vie venait de prendre un nouveau tournant. Elle avait dorénavant un ange gardien, une étoile qui, tard le soir, lui dessinait un avenir sans soupir.

Mais pourquoi ne voulait-il pas dévoiler son identité ? Il fallait mener l'enquête. Latifa n'avait plus de nouvelles de Rezki depuis longtemps. De plus, elle ne savait pas où il résidait.

Les jours passèrent sans résultat, pas de nouvelle lettre à l'horizon, et Yasmina qui perdait la raison au fil des saisons.

La famille de Yasmina, suite à l'intervention des pouvoirs publics, avait éclaté, le scandale avait fait le bonheur de la presse. « La famille de la honte » titrait le journal local. La police, intriguée par ce ballet de violence, poussa l'enquête plus loin. Elle fit le rapprochement avec l'affaire de la disparition de Fatima, ma grand-mère. Les agents n'y avaient jamais cru, ils ne disposaient pas de preuve accusant le patriarche. Lors d'un interrogatoire, ce dernier, épuisé par la fatigue, craqua et avoua le meurtre de sa femme.

Il avait toujours soutenu qu'elle avait abandonné sa famille du jour au lendemain sans raison. Ne disposant pas du corps, la police avait fini par classer l'affaire, non sans amertume.

Le père de Yasmina fut inculpé pour homicide. Sa femme avait été rouée de coups par le berger, laissée pour morte puis enterrée vivante dans une forêt avoisinante. Il avait été aidé par ses fils. Finalement, le seul qui n'avait pas participé à cette horreur fut Rezki, il avait déjà quitté la bâtisse à l'époque des faits.

Rezki, l'intriguant Monsieur X, le lendemain de l'agression de Yasmina par l'un de ses frères, avait vu son faciès décomposé par les coups. L'observant à son arrivée à l'école, il s'était empressé d'appeler la DASS.

Étudiant brillant en médecine, il avait toujours eu peur que

sa famille apprenne sa réussite, notamment ses frères et son
père qui étaient très jaloux. C'est pourquoi il ne déclina
jamais son identité à Yasmina. Les aléas de la vie les avaient
séparés, le drame allait les rapprocher. Au fil des lettres, une
relation de confiance s'instaura. De plus, depuis la venue de
sa sœur Latifa, la fille du spleen savait que Rezki était son
frère. Elle voulait le rencontrer ! Lui qui l'avait sauvée, lui qui
avait donné en quelques semaines plus que sa propre famille.
Ainsi, elle erra dans le labyrinthe de son esprit pour trouver
une issue à cette impasse. Chaque jour qui passait la rapprochait de Rezki. Elle l'imaginait avocat, plaidant les causes les
plus nobles. Humaniste, ses écrits témoignaient d'un certain
lyrisme.
L'iris du regard de Yasmina n'avait plus qu'un seul but, apercevoir son bien-aimé grand frère.
Comment faire ?
La fille du spleen n'avait pas son adresse, sa sœur Latifa n'en
savait pas plus.
Jusqu'au jour où le facteur scella le destin de Yasmina. Au
bout de cette enveloppe, une terrible nouvelle, au bout de
cette plume, le silence de saturne. Sur la lettre était inscrit en
italique « personnel ».
Yasmina, d'abord ravie, pensa que Rezki lui donnait des nouvelles. Toutefois l'écriture sans espace, froide et méthodique
venait sans nul doute d'un fonctionnaire de la mairie. Le
cachet du maire déposé en bas de la feuille attestait de l'au-
thenticité de l'écrit. Stupéfaction en lisant les derniers mots :
« Rezki votre frère s'est suicidé hier soir dans son appartement ». Un jet de larmes vint subitement effacer le cachet de
la mairie. Ainsi ma mère ne connaîtrait jamais son sauveur.
Triste sort de celle qui cherchait juste un mentor.
Les années défilèrent sans saveur, Yasmina avait désormais
peur de s'attacher. Peur de devoir tout recommencer. Les
lettres de Rezki la hantaient.
Pourquoi était-il parti si jeune ?
Puis un jour, Yasmina rencontra un homme qui lui fit croire
en un monde meilleur. Un être dont la candeur berça son
cœur. Il sécha ses pleurs dans un torrent de fleurs. Ce personnage qui réussit là où tous les autres avaient échoué est mon
père, reflet d'un être sincère.
Ce nouveau couple, tel un orage en fusion, vogua de région
en région avant de s'établir sur une étrange base militaire en
Normandie. C'est là que débuta mon jeune destin.
La mitose de ma prose atteint l'osmose. Je m'érige en
conteur, en humble serviteur de ma famille. Soudain mon

cerveau entre dans une autre dimension exacerbée par le récit de l'histoire de ma maman. Mes atomes sont transcendés par d'étranges phénomènes de synthèse chimique. Je sens la nuit fantasmagorique. Mon esprit me tiraille. J'ai si mal. J'ai si peur.

Le satellite de mon cerveau vole vers une autre constellation, par ici quelques galaxies tapies dans la nuit, par là quelques anneaux, mes mots, le son du piano, la quatrième dimension.

J'irai là où personne n'est allé, au-dessus des préjugés. À l'échelle du nanomètre, mes vers transpirent.

Le big bang de ma plume, c'est le phénix qui se lève au soleil. Une galaxie spirale, mon âme s'envole, je survole le monde.

Puis la pluie tombe sur l'univers, je retrouve mon atmosphère, ma mère est là près de moi, dans chacun de mes écrits je lui parle à travers ce récit. Mon esprit s'est envolé comme si la dimension brusquement m'avait aspiré.

Je suis un homme en deuil, depuis ce satané jour où la maladie s'est emparée de mon esprit. Depuis ce jour où la rage m'a envahi, il faut qu'elle sorte de ma chair. Je crache de l'antimatière. Sincère, éphémère tel est mon caractère. Volontaire et orgueilleux, voici le code génétique de mes électrons. Le noyau de mes atomes est gouverné par des forces obscures depuis ce jour de pluie où le démon a entaché mon esprit.

Sur terre je suis en sursis, dans l'atmosphère je survis. Pour vous, lecteur, j'écris.

Je transcris pour la galaxie la réalité irréelle. Depuis ce jour où mon corps a violé ma conscience, où mon âme a bafoué ma confiance, je suis en état constant de transe. Ma dernière danse sera de vous écrire un livre curieux, lecteur. Ne voyez-vous pas la peur qui m' assaille à l'idée de vous narrer mon histoire.

Tout a commencé sur une étrange base militaire...

Chapitre 3 : Ma colline mystérieuse…

Tic tac, tic tac, le sablier déverse toujours son sable, le
temps s'accélère. Chaque grain tombe, c'est l'histoire d'un
refrain sans fin, un venin venant au loin caresser vos yeux
de satin. Nous ne sommes que des pantins, le temps passe et
chasse notre énergie. Voici l'impasse dans laquelle je suis.
Ma poésie est soumise au temps, elle fane comme fleur au
vent.
Le sablier me nargue, il se targue de jouer avec mon destin. Mon écriture est déformée par le son singulier de l'espace-temps.
Bientôt je vais vous narrer mon enfance, lecteur, bientôt
mon cœur sera entre vos mains, voudrez-vous contempler
l'obscure clarté de mes pensées ?

Mon écriture va vous guider sur les rives de la contemplation puis de la désolation. Serez-vous assez fort pour
revenir indemne de ce voyage suprême ?
39Sachez que dans mes vers se cache une certaine gêne…
La folie habite mon esprit, la poésie irrigue ma mélancolie. Toutefois mon enfance a été des plus radieuses, de celle
qui vous marque à jamais. L'imparfait me va si bien, je
voudrais tant retrouver mon passé, ce pays de tolérance,
mes errances. Si je n'ai jamais cette chance, laissez-moi,
lecteur, vous raconter l'histoire de mon enfance…
Ma colline mystérieuse ou l'apologie d'une jeunesse heureuse.
Un brouillard épais et menaçant fait lentement son apparition. La rosée du matin caresse ma plume. Les coccinelles
battent des ailes et volent de rose en rose… Ma prose, telle
une rose aux mains de dame nature, évite les ratures. De
l'espace, les nuages scrutent une petite montagne. L'air véhicule une atmosphère éphémère, un microclimat lunaire.
Chaque parcelle de vie, chaque molécule de poésie est ici
imprégnée d'une douce mélodie.
Au loin se dessine une vieille maison perchée sur le toit d'une
colline étrange…
Ce mont est tapissé de sapins, d'arbres caractériels, de chênes
majestueux parfois plus vieux qu'une vie humaine ! La forêt
semble infinie, tel un labyrinthe cachant de multiples secrets,

grottes et plan d'eau, exaltation de mon imagination. Une
impression de légèreté attendrit mes pensées.
La nature rafraîchissante de mon enfance, douce et silencieuse, laissera place plus tard à un désert amer...
Voilà, je ferme cette parenthèse tournée vers l'avenir. Retour
en arrière, retour dans ma petite sphère, ma colline mystérieuse, mon âme si curieuse. Et ce brouillard qui annonce
autre chose que le bonheur, ce nuage de fumée qui cache
quelque chose...
Le soleil transperce les amas de branches sculptant un jeune
arbre innocent. Le spectacle de la nature au bout de vos
pupilles dilatées. Au crépuscule, l'astre d'une énigmatique
galaxie brille dans le ciel de ma petite colline. Bienvenue dans
le pays de mon enfance, perdu quelque part dans le silence...
La plus belle des errances relatée par les prés haut-perchés
couleur sucrée, il vous suffit de vous laisser guider à travers
ma contrée. Combien de fois je fus transporté par cette peinture écorchée vive de la nature, là-bas une inondation, par là
un banc donnant une vue imprenable sur la galaxie.
Une demeure baignait dans le bois et un étrange terrain faisait corps avec la forêt. Cette maison cachée par les hauts
pins, le reflet de mon jeune destin.
Parfois, je songe à notre ancienne propriété, parfois je me
noie dans le passé. Il me rassure, mon père et moi nous
étions si proches, sa main ne quittait jamais la mienne. Ma
mère, quant à elle, souffrait de ne pas travailler, elle passait
ses journées à lire Agatha Christie, quelques brins de dra-
maturgie. Yasmina se sentait inutile socialement, certes elle
éduquait trois enfants. Toutefois elle aurait tant désiré devenir quelqu'un. Difficile de vivre avec ce sentiment exacerbant
que l'on aurait pu devenir quelqu'un. Mais sache maman que
pour moi tu seras toujours la plus grande des dames !
Un jour, je surpris maman en train de pleurer sur une feuille
en papier. Yasmina avait un stylo et une plume à la main au
bout duquel se cachait le reflet de son jeune chemin.
En effet, elle tentait de mettre sur papier les blessures de son
enfance. Mais cela semblait trop dur pour elle de se remémorer les arcanes de son passé.
Difficile de poser sur une feuille des années de silence...
Quelquefois, la plus grande des dames contemplait le jardin
en regardant à travers la fenêtre de sa chambre.
Un plan d'eau profond de deux mètres ranimait sa vue. Se
logeaient dans cette mare poissons et grenouilles murmurant de
petits chuchotements que j'entendais à l'aube. Enfin, la personnalité des plantes venaient rehausser la singularité de l'endroit.

Je suis né dans un berceau de vers sur une base militaire. Pour
y accéder, une intense côte décourageait souvent les curieux.
La route était certes praticable, mais les virages très dangereux dissuadaient même les plus téméraires.
Il fallait montrer patte blanche pour pénétrer dans ma colline. À l'issue de la côte, des gardes, armes à la main, contrô-
laient les entrées et les sorties. Une barrière en acier gris nous
protégeait des regards indiscrets. Seuls les résidents pouvaient
circuler en dehors de la zone militaire. Le drapeau français à
l'entrée flottait dans les airs.
Les militaires avaient pour mission de protéger le secret
défense apposé sur l'écriteau du LRBA (laboratoire de
recherche en balistique et aérodynamique). « Il est des choses
que le public ne doit pas savoir » semblait murmurer les créa-
tures de ma forêt.
Ma famille vivait donc dans un cercle fermé. Le LRBA m'a
laissé un souvenir mémorable, inaliénable.
Je peux dire aujourd'hui que cette période qui va de ma naissance à mon adolescence est la plus heureuse de ma vie. Il
n'y avait aucun commerce sur la base, pas de salle de cinéma,
pas de piscine, certains diront que c'était un endroit paumé,
pour moi c'était le centre de mes pensées, une place énigmatique, une lumière étincelante, inspirant encore aujourd'hui
mes vers arides.
Il y avait peu de routes et beaucoup de chemins de terre,
excepté à l'intérieur du centre militaire. On respirait un air
d'une pureté que je n'ai retrouvé qu'en montagne.
Je me souviens que j'explorais souvent la forêt si capricieuse.
Parfois je me perdais et un garde me retrouvait.
À défaut de magasins, de magnifiques infrastructures spor-
tives se fondaient dans le paysage. Les enfants de mon âge
pratiquaient tous un sport, on avait le choix entre le football,
le tennis, le basket-ball et l'équitation.
Quoi de plus banal pour le fils d'un fonctionnaire que de satisfaire cette pulsion de bouger, de faire du sport. Au début, mon
père m'avait inscrit au football avec mon frère. Je dois admettre
que je n'étais pas vraiment Ronaldo, tout juste si j'arrivais à
caresser le ballon. Parfois, mon paternel venait le dimanche
nous voir prendre une raclée. Puis lassé, il a subitement arrêté
de nous encourager. C'est pourquoi nous avons abandonné.
Cependant, mes parents ne pouvaient se satisfaire de nous
voir, mon petit frère Reinald et moi passer nos journées à
nous balader dans les allées de conifères. Ainsi, j'eus le pri-
vilège de choisir un nouveau sport avec mon frère. Très vite,
nous avons opté pour le basket-ball sans se douter de ce que

ce sport allait nous apporter. En effet, mes débuts dans le basket sont le fruit du hasard. Nous n'avons pas choisi ce sport
pour les arabesques de Michael Jordan mais plutôt parce que
mon frère Reinald et moi avions deux copines du nom de
Nathalie et Sophie qui le pratiquaient.
Ainsi, au lieu d'être seuls le mercredi après-midi, nous
avons pris la décision de nous inscrire avec elles. De plus,
mes parents m'avaient encouragé car j'avais besoin de me
 dépenser et de transpirer. J'étais très turbulent, il paraît…
En effet, colérique et parfois violent verbalement, il fallait que
je dépense cette énergie débordante qui m'assaillait réguliè-
rement. Du haut de mes huit printemps, le temps passe vite,
je voyais le monde à travers ma prunelle, subtile étincelle.
J'avais ce regard contemplatif sur les êtres, sur l'environne-
ment. Je m'émerveillais devant mes parents, je les admirais
beaucoup. Les valeurs de la nature inculquées par mon père,
cette vision curieuse sur l'espace qui nous entoure scellera ma
personnalité.
Doté d'un physique longiligne et mince, j'avais tous les
atouts pour devenir un bon basketteur.
J'eus le déclic pour ce sport, je ne saurais l'expliquer, toutefois je me sentais dans mon élément à tel point que lors
de notre premier entraînement, je démontrai des capacités
intéressantes, selon mon entraîneur.
«
Ce n'est pas possible, tu as déjà joué au basket ! » s'écria le
professeur de sport.
Non je n'avais jamais joué à ce sport, cependant lorsque je
prenais le ballon, une certaine folie envahissait mon esprit.
C'était comme si, dans une vie antérieure, j'avais été un grand
joueur de basket. Gageons que la suite de ce récit lèvera le
voile sur mon avenir à ce sujet.
En revanche, mon petit frère Reinald, lui, voyait plus ce
sport comme un loisir, un prétexte à rigoler avec nos copines.
Je m'entraînais de plus en plus avec mes rares amis, qu'il
pleuve, qu'il neige, qu'il vente, rien ne pouvait altérer ma soif
de jouer. Un terrain de basket épousait les formes de la terre.
Dans ma petite sphère, j'arpentais chaque jour le goudron de
mon terrain. Parfois, seul pendant des heures, je m'exerçais.
Les rapaces cachés dans leurs arbres m'observaient, intrigués
par cet étrange ballon qui m'obéissait tel un électron attiré
par l'électricité ainsi dégagée. Avec ce ballon, je défiais les lois
de la gravitation.
Je m'entraînais jusqu'à l'épuisement, je n'avais désormais plus
qu'un seul but : devenir un jour basketteur professionnel,

tout mon corps et mon esprit étaient induits par ce nouvel objectif. J'avais trouvé ma voie et je progressais chaque année, j'essayais toujours de jouer avec des enfants plus forts et plus âgés que moi, de façon à élever encore mon niveau de jeu. Ma jeunesse baignait dans le bonheur, je n'avais ni soucis, ni mauvaises fréquentations. De toute façon, ma colline suffisait à mon bonheur et le sport remplissait mon âme d'une plénitude certaine !

Toutefois bien plus tard, un drame allait bouleverser la peinture de mon âme...

Entre deux sapins, un lapin courait dans les allées de notre forteresse, un cheval s'échappait parfois du centre équestre et manquait de créer un accident sur la route. Mon sommet était clairsemé d'arbres hauts de plusieurs mètres, de fougères plus grandes que mon père. À l'automne, les feuilles mortes tournoyaient dans le ciel et venaient se déposer sur le tas de fumier de notre terrain.

Le week-end, mes parents et moi nous travaillions l'humus, la terre, de la boue au bout des doigts. On s'occupait du terrain. Par ici, ma mère plantait des tulipes violettes, par là je taillais avec mon paternel la haie gigantesque qui servait de délimitation entre notre terrain et celui du voisin.

Mon frère Reinald et ma sœur Lætitia prenaient un malin plaisir à détruire ce que la journée n'avait pas suffi à bâtir. Je déblayais l'allée de l'entrée des feuilles grisâtres déposées par le vent sur le parterre, puis mon petit frère Reinald, avec la complicité de ma sœur Lætitia donnait un grand coup de pied dans mon tas de fanes. Je dois avouer que même si je les disputais, cela m'amusait aussi. J'étais l'aîné, bien qu'avec ma sœur et mon frère, on se suivait au niveau de l'âge. Ma sœur avait un an de moins et mon frère deux ans de moins que moi.

Le décor planté ne doit pas masquer l'étrange dépression de ma maman à cette époque. Bizarrement, ma créatrice, au fond de l'abîme, prenait traitement sur traitement pour dormir. Impossible de fermer les yeux sans son remède. Cela m'inquiétait au plus haut point, voyant bien qu'elle chutait d'avantage à chaque jour qui passait.

Ce n'est que plus tard que je comprendrai la vérité sur le passé torturé de ma Yasmina. En effet, des mois après, elle me raconta brièvement son enfance perturbée. Renonçant à écrire ses mémoires, maman avait aussi renoncé à trouver sa vérité. En dessinant ce livre, quelque part, je tente de terminer ce que maman avait entamé. Ma mère me disait souvent cette phrase : « Profite, tu ne seras peut-être plus jamais autant heureux que lors de ton enfance. »

À l'heure où je transpose ces quelques lignes, je mesure la véracité de cette phrase. Elle résonne à travers la muraille de mon esprit. Mon insouciance, ma colline mystérieuse, tout cela a volé en éclats durant mon adolescence.
La quintessence, c'est se rendre compte de sa chance. Celle-ci me quitterait à l'aube de l'âge adulte, une terrible maladie s'immiscera alors dans mon esprit…
L'arborescence de mon style transcende mon esprit fragile. L'agilité de mon stylo dépend des souvenirs enfouis au plus profond de mon ego.
Quelque part, je survis depuis cette époque. J'aimerais tant retrouver ma douce montagne. Peindre de nouvelles émotions sur le banc où j'allais avec mon frère pour admirer les lumières lointaines de la ville. Du banc de ma colline, je percevais l'autre monde, la ville polluée par les préjugés, j'imaginais les personnes qui y résidaient. Certains souffraient de cancers, à force d'humer le monoxyde de carbone des voitures. D'autres faisaient du sport pour oublier le stress de la vie citadine. Enfin, les meurtres et les crimes impunis faisaient la une des journaux. Les gens se baladaient avec des couteaux. Voilà le fruit de mon imagination. Seule la télévision nous connectait avec l'autre monde, celui de la métropole.
Et ce que mon regard percevait ne lui faisait guère envie.
De loin, je préférais le son des oiseaux de ma forêt au bourdonnement constant des pots d'échappement. Cependant, le bleu azur du tableau de mon enfance que je peins fit rapidement place au noir du désespoir…

Chapitre 4 : Un triste jour de septembre

Le sablier du temps erre dans le présent. Il oscille, il ondule, bouscule ma plume. Mon épée se nomme Excalibur, elle grave mon histoire quelque part sur les roches de Neptune. Je voulais toucher la lune toutefois une blessure scella ma fortune…

Jeudi quatorze septembre ! Rentrée sportive, l'impatience de caresser le ballon, de la lave dans les yeux, de la glace sur mon genou, un rêve dans la tête à assouvir. Désir de retrouver la compétition. Rehausser le ton.

Tout l'été, je m'étais entraîné pour faire partie de l'équipe 1 et la sélection commençait aujourd'hui, les meilleurs éléments joueraient en régionale. Moi l'année dernière, je n'évoluais qu'en départementale, quelle joie de rencontrer des joueurs de toute la région. Les places étaient chères pour jouer dans l'équipe, mon club faisait partie des plus importants de la Normandie. La base militaire misait énormément sur le 49sport, je me remémore que nous avions un bus spécialement affrété pour le basket-ball.

Nicolas, Benjamin et Julien étaient les prénoms de mes rivaux, je devais les mettre dos au mur pour intégrer l'équipe 1. Dès le premier entraînement, j'ai réalisé ce que mauvaise foi et esprit déloyal voulaient dire. En effet, coups de coude et intimidations en tout genre, voilà à quoi ressemblait la compétition. Je n'étais pas habitué à tant de cruauté, moi le fils issu d'une famille aisée…

À l'époque âgé de quatorze ans, lors du deuxième entraîne-ment du mois de septembre, je me suis démis la rotule suite à un état de grande fatigue physique, j'étais exténué mais je désirais continuer par fierté, je ne voulais pas quitter brus-quement l'entraînement. C'est pourtant ce qui s'est passé, après un choc très violent, je suis mal retombé, je me suis évanoui.

L'histoire veut que ce soit le joueur qui lorgnait ma place qui m'aurait poussé alors que j'étais dans les airs en train d'effec-tuer un bond magistral.

Peu importe…

À mon réveil, une étrange fille aux bijoux aveuglants se tenait à mes côtés, elle me rassura : « Ce n'est qu'un mau-vais moment à passer ». Lequel durera hélas deux ans ! J'ai dû faire de la rééducation pendant très longtemps pour remus-cler mon genou.

Dans un premier temps, j'ai été plâtré pendant un mois. Cette blessure m'a inculqué la notion de souffrance, j'ai dû lutter comme un acharné pour marcher à nouveau. La reconstruction physique de mon genou était en réalité une rééducation de ma personnalité ! J'ai dû intégrer la notion du dépassement de soi. J'allais trois fois par semaine chez le kiné, les séances étaient très douloureuses. La première m'a vraiment marqué, je venais d'être déplâtré, le kiné me dit de m'allonger sur le dos et d'essayer de lever ma jambe, j'arrivais à peine à la lever de quelques centimètres. La douleur fut atroce, je ne pensais vraiment pas que j'allais souffrir autant et je n'étais qu'au début de mes surprises ! Mes ligaments me fai-

saient si mal que j'ai songé à arrêter définitivement le basket-
ball. Mes muscles autour de la rotule avaient fondu comme
neige au soleil. Ils tremblaient dès que je les sollicitais...
Cependant, la passion était intacte et je ne désirais qu'une
seule chose, courir à nouveau... Afin d'oublier mon affliction, je me suis réfugié dans les vidéos de Michael Jordan,
j'ai étudié avec minutie son jeu, son caractère, ses perfor-
mances. Je suis devenu un observateur alors qu'auparavant
j'étais un acteur dans ce sport. Je passais ses actions au ralenti
pour imprégner ma mémoire de son art. Je regardais de façon
névrotique les mimiques de ma nouvelle idole, Michael
Jordan.
Je restais des heures entières à étudier, disséquer son jeu. Je
voulais désormais capturer la genèse de sa personnalité.
Après six mois d'efforts intenses, j'ai pu remarcher à nouveau.
«
Quelle liberté ! » me suis-je alors exclamé. Toutefois, une
tempête allait bientôt me balayer telle une vulgaire feuille
de papier. Alors que je croyais la blessure derrière moi, elle
s'est brusquement rappelée à mon souvenir. Effectivement,
par un stupide matin de printemps, j'ai vu voler en éclats mes
espoirs de reprendre le basket. Au lieu d'aller en cours, j'ai
suivi un ami en ville et je me suis pris une plaque de verglas,
c'est ainsi que le glas a résonné dans mon esprit.
Ma rotule n'a pas supporté la glissade et elle s'est démise à
nouveau. Mon ami a tout de suite compris, il a appelé les
secours qui m'ont emmené à l'hôpital le plus proche. C'est
ici que j'ai fait une série de radios et de tests. À la vue de
ces derniers, le docteur m'a déclaré : « Pour toi le sport c'est
fini ». Cette phrase me fit entrer de plein fouet dans le tourbillon de la dépression. Un ouragan balaya mes convictions.
Néanmoins, au fond de moi subsistait une infime étincelle.
Celle de rejouer un jour au basket-ball...
Quoi de plus morose que ces quelques mots destructeurs
pour un adolescent de quatorze ans qui ne vivait que pour le
sport. Ma vie, dès cet instant, n'avait plus de sens.
Un certain alanguissement s'était emparé de moi. Je ne savais
plus quoi penser, le médecin avait dû se tromper, ce n'était
pas possible. Parfois, je passais en bus devant le terrain de
basket-ball. Je me remémorais mes exploits en me demandant si un jour je pourrais les rééditer.
Un jour peut être...
À chaque instant, la douleur de mon genou me rappelait les
mots de cet homme peu pédagogue. Le mal semblait inaltérable, à chaque pas le doute grandissait en moi. Après tout,

peut-être avait-il raison.
Un médecin peut-il parler de la sorte à un adolescent sans
prendre de gants ? J'avais appris de ma première blessure,
lorsque l'on veut une chose très fort, on peut l'obtenir si on
n'a pas peur de souffrir. Je ne dormais plus, je ne vivais plus,
à tel point que ma mère pensa que j'étais battu à l'école.
Cependant il n'en était rien. Simplement coulait dans mes
veines un certain spleen. Hyperactif, je ne pouvais plus arpen-
ter ma douce colline. Je ne supportais pas l'immobilisme
forcé par mon corps. Tel un animal à qui il manquait une
patte, je me sentais faible, à la merci des autres.
Le noir de mon regard chassa peu à peu cette lumière qui
avait guidé mon enfance. L'espoir s'envola lorsque je rentrai
dans l'adolescence. Transformation métaphysique, physiolo-
gique, je devins un jeune homme acnéique, un reflet pathétique. Sans but, ni envie, je restais seul dans ma chambre à
regarder les étoiles, ma voix se transforma pour devenir ce
ridicule son oscillant entre le grave et l'aigu.
J'étais vraiment perdu…
Puis un jour, ma mère vint à ma rescousse. Elle transforma
mon épreuve en une quête pour grandir. Maman me rassura
par son ton sûr et mélodieux. Elle me rappela son enfance
abscons. La torture qu'elle avait subi, son passage à la DASS
et le suicide de son bien-aimé grand frère Rezki. « La vie
est une épreuve, sans cesse elle nous écorche, sans cesse on
déraille, cependant lorsque l'on se relève, nous sommes plus
solides et renforcés par nos expériences.
»
Elle me conta la mythologie du Phénix, cet oiseau fabuleux
qui avait le pouvoir de renaître de ses cendres. Cette histoire
s'immisça au plus profond de mon être. Je la fis mienne, à tel
point qu'elle marqua le début de ma régénération !
Au fil des semaines, je repris petit à petit goût à la vie, j'avais
écrit en lettres italique cette phrase « pour toi le sport c'est
fini » dans mon agenda. Dorénavant, je n'étais plus un garçon
comme les autres, j'avais la rage, je voulais rejouer à nouveau.
Je devais avant tout être patient car mon genou était très fragile, après un nouveau plâtrage d'un mois, je suis retourné
voir mon kinésithérapeute.
Ce dernier, lorsque je lui ai demandé si je pourrais à nouveau rejouer au basket, m'a semblé moins figé que ce satané
 docteur. Il m'a toutefois mis en garde en disant que ce
serait sûrement très dur et que mes chances étaient infimes.
Toutefois, il était d'accord pour tout faire pour m'aider. Son
sourire rassurant et son corps d'athlète corroboraient ses

dires. Dans ma chambre, toutes sortes de livres sur le phénix bourgeonnaient subitement aux côtés de mes posters de Michael Jordan. L'oiseau ailé, la mythologie du phénix me transporta dans un monde nouveau dans lequel l'esprit domine le corps. Pour oublier la douleur, je focalisais mon esprit sur des notes de musique, j'imaginais mes progrès, je les dessinais dans ma tête.

Parfois, j'avais envie d'abandonner tellement cela me semblait insoluble. Toutefois, il me suffisait de penser au Phénix pour retrouver la foi ! Ma détermination, scellée dans la roche, était désormais sans limite.

Au bout d'un an d'efforts, de souffrance, parfois de doutes, j'ai commencé à remarcher. Je trottinais, je boitais, mais mon esprit, lui, ne doutait plus. Je commençais juste à voir le fruit de mes efforts. Je savais que mon objectif de recourir un jour n'était plus impossible, je le sentais à ma portée. Il s'agissait pour moi d'une première victoire, preuve que l'espoir émerge du noir, je désirais me dépasser pour prouver que je pouvais atteindre mon but.

« Rien n'est impossible », je répétais inlassablement cette phrase durant mes séances d'entraînement, je soulevais avec ma jambe des poids. Je savais que le chemin était encore très long. J'étais devant un escalier sans nom, chaque pas comptait, chaque progression était une prouesse. Il fallait que je n'écoute plus la douleur mais plutôt les arcanes de mon cœur. Parfois, les séances avec le kiné me mettaient à genoux sans mauvais jeu de mots, je tombais le soir venu très vite dans les bras de Morphée. Ma jambe me faisait horriblement souffrir mais le fait de marcher à nouveau me faisait oublier la douleur. C'est par l'esprit que je m'évadais. Je lisais la mythologie du phénix, les rivières de Baudelaire.

Une étrange mélancolie me guidait. La musique m'a beaucoup aidé pendant cette période, c'est grâce à elle que j'annihilais ma souffrance. La voix de baryton d'un homme, dont le nom me fait défaut, m'aida à chasser le démon.

Après deux ans passés dans la sueur, dans l'acharnement physique, je pus courir à nouveau. Étrange sensation. Je repris le basket en solitaire à seize ans, mon genou était encore fragile, je n'avais pas le droit de jouer contre des adversaires alors je m'entraînais seul face à moi-même, seul face à mes doutes. Après quelques mois, le kinésithérapeute m'autorisa à reprendre le basket-ball en club.

Ma première réaction fut d'aller voir l'auteur de cette fameuse locution « pour toi le sport c'est fini ».

Ce fut un grand moment : « Bonjour docteur, vous vous sou-

venez de moi ? Je ne suis sans doute qu'un patient de plus
pour vous mais je ne suis pas de ceux qui abandonnent ! Et si
vous vous souvenez, un jour vous m'avez dit que le sport pour
moi c'était fini ! Sans explication, sans un regard, comme si
je n'existais pas !
Eh bien l'insolent est de retour et dorénavant il court !
»
Le médecin demanda à m'examiner. Sans doute doutait-il de
la véracité de ma guérison. Après un examen rigoureux de
ma rotule, le praticien m'encouragea : « Si tu as pu guérir ton
genou, tu peux réussir ta vie car pour ce faire tu as surmonté
une montagne, la vie est une ascension, encore bravo ! »
Depuis ce jour, je ne suis plus le même, ma personnalité s'est
transmutée grâce à cette expérience. J'ai su élever mon degré
de conscience, écouter mon corps et mon esprit. Ce n'est que
bien plus tard que la maladie frappera à ma porte lorsque
justement l'équilibre entre corps et esprit sera rompu.
Durant cette période post-blessure ardue, j'eus le besoin
d'exorciser une certaine allégresse. C'est ici que débute ma
passion pour la langue de Molière, aidé, il est vrai, par un
étrange professeur de vers…

**Chapitre 5 : Mon professeur de vers,
un certain Nasser**

**Un professeur de vers nommé Nasser, un jeune homme
dévoilant sa chair. Écrire c'est mourir, sans cesse se reconstruire. Un être à part, un concentré d'art. Un phare qui
encore aujourd'hui résonne dans mon esprit. Parfois je me
demande ce qu'est devenu mon Nasser, peut-être a-t-il bâti
une toile de vers. Grâce à lui, j'ai pu sculpter une montagne de mots dont voici l'ascension…**

Cette période marque mes débuts dans les écrits. Pour poser
des mots sur une feuille, il faut à mon sens avoir souffert,
or je venais de traverser la plus dure épreuve de ma jeune
carrière. Pour bâtir des toiles de vers, il faut avoir vécu des
moments intenses.
L'écriture fut pour moi une chambre noire.

Tout a commencé par un étrange hasard, ne pouvant aller au
collège à cause de ma jambe, un copain me prêta ses cours.
Un jour, mon mystérieux collègue ne put me donner le cours
de maths de la veille, pourtant je savais par l'intermédiaire
d'un autre garçon que Nasser avait bien assisté à cette leçon.
Alors interloqué, je lui ai demandé pourquoi il ne me le prêtait pas. Il me sortit un tas de textes de rap en lieu et place des
équations et probabilités !
Nasser accouchait de somptueux alexandrins pendant les
cours. Ce jeune homme respirait la poésie et je fus très
impressionné par son style si habile. Il avait perdu son père
très jeune et il calligraphiait notamment des textes pour
son défunt paternel. Je me souviens du titre de l'un de ses
poèmes : Le pacte paternel. Ce texte dessinait les contours
de sa tristesse. Celle d'un jeune homme de quinze ans qui
n'avait plus de père.
D'un naturel fier, il ne m'avait jamais parlé de son créateur
parti si jeune, seuls ces livrets témoignaient de cette doulou-
reuse absence. Il faisait un mètre soixante-quinze et disposait
d'un corps robuste. Son visage rond et attachant masquait
l'âpreté de sa vie. Souvent, on s'exerçait au basket-ball de
midi à treize heures trente.
C'était un black, un charmeur il ne parlait que des filles et
semblait assez doué pour les amadouer. Cependant, son plus
grand talent était de bâtir des lettres, des caractères sur un
bout de papier et sa réussite en français en témoignait. Les
bonnes notes pleuvaient pour lui en littérature, bien mieux
qu'en mathématiques.
Nasser venait me voir souvent pendant ma convalescence
et il n'avait qu'une idée en tête : se trouver un compagnon
d'écriture !
Toutefois, je ne me sentais pas à la hauteur pour noircir du
papier avec lui. Il insista pendant plusieurs semaines jusqu'au
moment où j'ai cédé. En effet, je pensais que lorsqu'il verrait
mon absence d'inspiration pour le suivre dans cette voie, il
abandonnerait son projet.
La providence en déciderait autrement...
Notre premier texte ensemble s'appelait L'irrésistible idylle et
je dois avouer que, rapidement, je me suis laissé prendre au
jeu, à tel point que lorsque je repris les cours, j'ai demandé
à Nasser de continuer notre petit manège. Lorsque j'écrivais,
une certaine folie s'emparait de moi, je voyageais, je nageais
avec les mots, j'écrivais mon fléau pour apprivoiser mes maux.
Ainsi, je ne notais plus les courbes et probabilités, je ne faisais que répondre aux versets de mon ami. Il commençait un

morceau, posait ce qui lui passait par la tête en rimes puis il
me passait la feuille alors je lui répondais, j'improvisais. C'est
ici que ma passion pour les maîtres est née. C'est ici que tout
a commencé…
Baudelaire, Nasser, les voltiges de Voltaire, les mots de Hugo,
mes misérables maux, le sursaut de l'oiseau. Mon ascension
fut fulgurante. Nasser avait déclenché une tempête dans mon
cerveau. Encore aujourd'hui, ma passion pour Electre ne fai-
blit pas. Le spectre de Nasser n'est jamais bien loin. À l'heure
où je dépose délicatement ces quelques phrases, le prince des
vers erre dans ma chair…
Grâce à Nasser, j'ai fini de jouer les durs, je me suis forgé une
armure. Un monde où l'on se sent bien. Loin de mes soucis,
nos écrits marqueraient le début d'une autre vie.
Un jour, en plein cours de français, mon professeur tourna la
tête dans notre direction. Nasser, le prince des vers, ne savait
pas quoi faire. Son regard troublant se posa sur nos pupilles
dilatées. Mais que voulait dire notre professeur ?
Et pourquoi cet air insistant ?
Puis, en pleine description des métaphores, des oxymores,
madame Louise se tourna vers moi et me demanda : « Dites
donc, Florent, j'ai corrigé votre dernier devoir. D'où vous est
venue l'inspiration ? »
Nasser, les yeux revolver, me fixa longuement.
Il pensait : « Qu'a fait Florent de si surprenant ? »
À seize ans, j'étais déjà un garçon très différent. Dans mes
manuscrits se transposait déjà une certaine fierté d'avoir
surmonté tout cela, mais ce n'était rien comparé à ce qui
m'attendait au coin d'une ruelle obscure…
Nous verrons cela plus tard.
À part mon ami Nasser, je n'arrivais pas à comprendre les
jeunes de mon âge, j'étais toujours en décalage, une rage
m'habitait constamment. Je ne supportais pas tous ces enfants
qui se plaignaient tout le temps pour un oui pour un non,
sans raison. À la cantine, la nourriture n'était jamais assez
bonne, moi je songeais à ma maman qui, lors de sa jeunesse,
n'avait pas de quoi se sustenter.
Après cet épisode bizarre où Madame Louise m'apostropha
en cours, les jours passèrent.
Les autres gamins de la classe ne nous appréciaient pas. Nasser
et moi nous nous comprenions car tous les deux devions porter notre croix et un profond respect nous animait l'un envers
l'autre. Nous étions avant tout des observateurs, comme des
oiseaux perchés sur le toit du monde, nous contemplions la
société à l'aide d'une plume dorée.

Nous n'étions jamais invités aux soirées, notre intégration n'était semble-t-il pas possible. Les jeunes de notre âge ne pensaient qu'à boire et à fumer. Nasser et moi nous étions très loin de tout ça.

Sportif dans l'âme, je n'ai jamais voulu me résoudre à respirer cette vapeur de nicotine et de goudron. De plus, entendre mon paternel tousser chaque matin comme s'il allait s'étouffer était le meilleur des remèdes.

Puis la date butoir arriva, la note tomba : quinze sur vingt. Ma rédaction avait semble-t-il fait de l'effet. Grâce à Nasser, mes progrès en français furent fulgurants. Avant que mon maître de vers ne m'inculque la soif d'écrire, les mauvaises notes pleuvaient.

Depuis ce jour où nos destins se sont croisés, ma vision du monde fut altérée. Nasser, suite à ma note, m'interpella dans le hall du collège : « L'élève a dépassé le maître ! » Parfois, il me faisait l'apologie d'un auteur, puis je courais à la bibliothèque dévorer ledit ouvrage.

Je me souviens d'une matinée où je devais retrouver le prince des vers, l'artiste amer, en cours de mathématiques. Il pleuvait dehors et un orage menaçant s'approchait doucement, je m'étais précipité en cours après m'être exercé au basket-ball. Avant dernier rang, notre bureau semblait inviter nos esprits à la rêverie. À la fin du cours de mathématiques ou plutôt du cours de rhapsodie, quelqu'un frappa à la porte. Intrigués, tous les élèves fixèrent de leurs yeux la poignée de la porte : « Ouille ! » s'écria Anthony le cancre de la classe, « Vla le proviseur ! » Ce dernier rétorqua « Ouille vla une heure de colle !" Néanmoins, le directeur avait une autre idée en tête. Il serra dans un premier temps la main de notre professeur de maths aux cheveux longs puis, d'un ton grave, il invita Nasser à le 60 61suivre en dehors du cours. J'eus un mauvais pressentiment et mon sang fut glacé par cette sortie inattendue de mon Nasser. Avant de quitter la classe, Nasser me fixa du coin de l'œil, l'air inquiet. Nasser, le prince des vers, un jeune homme différent qui, sur la droiture, avait bâti son armure. Sa voix mélodieuse dénotait avec l'âpreté de certains de ses textes. Parfois, j'écoutais cette voix douce et fragile, cela me détendait, me transportait vers un monde inconnu. Des notes de musique sortaient de la bouche de Nasser, jamais je n'ai rencontré d'être aussi doux et aussi prévenant, le prince des vers me protégeait dans le lycée. En effet, avec lui je n'avais rien à craindre. Son grand frère était l'une des terreurs de la cour de récré. Si les élèves ne nous appréciaient guère, aucun n'osait nous barrer la route.

Le lendemain matin qui avait vu Nasser quitter précipitamment la classe, un vide hantait le terrain de basket-ball,
 d'ordinaire le prince des vers jouait toujours au basket avant
les cours. Mais où était donc passé mon compagnon de
lettres ? Peut-être était-il déjà arrivé en classe. Aussi je courus
vers le bâtiment où avait lieu la leçon de français.
Les adolescents de notre classe étaient très bruyants. Souvent,
ils imitaient le professeur de français. Cette dernière avait un
tic, à la fin de chaque phrase elle disait « hein ! » Le but étant
ici de compter le nombre de « hein ». Parfois, elle battait son
record. Alors toute la classe hurlait à la fin de l'heure « hein !,
hein, hein ! »
À la fin du cours de français, lorsque le dernier « hein »
eut retenti, notre professeur, Madame Louise, me fit signe
 d'approcher. »
« Florent, il faut que je te parle. »
« Hein ! Madame je vous écoute. »
« Tu dois te demander où est passé Nasser ? »
« Effectivement madame, je me pose la question ! »
« Eh bien, sa grand-mère est très souffrante, il a dû repartir en
Afrique voir sa famille. Mais ne t'inquiète pas, il m'a donnée
cette lettre pour toi. »
En italique était inscrit un petit mot « À n'ouvrir que lorsque
tu n'auras plus d'espoir.
Désormais, la solitude serait ma meilleure amie, salvatrice.
L'écriture prit de plus en plus d'importance à mes yeux.
Investi d'une nouvelle mission, je voulais perpétrer le don
de mon Nasser. D'ailleurs, le morne de mes yeux témoignait
d'une profonde tristesse. Je venais de perdre mon seul ami.
Je passai ainsi des heures assis sur un banc à observer les jeunes
en consignant de mots mes brouillons, je m'étais refermé sur
moi-même. Je n'étais pas encore un homme, ni un adulte,
mais je n'étais plus un enfant, je me sentais singulier. De
plus, Nasser avait troublé mes sens. Je dois avouer que ce fut
la première fois que je fus attiré par un garçon et la dernière
aussi. La sensualité de Nasser m'intriguait, son ambiguïté
m'hypnotisait. Je restai là, assis par terre, après l'annonce du
départ de mon Nasser, sa présence avait fait voler en éclats
mon éducation. Mon corps, pris de pulsion pour le même
sexe. Esthète, Nasser avait tout d'une œuvre d'art. Athlète,
son charisme m'interpellait…
Une révolution venait de s'exercer dans mon cerveau, dorénavant je n'avais plus de certitude sur mes penchants pour les
filles. Androgyne, je me suis même laissé pousser les cheveux,
je me maquillais comme je dessine mes vers. Et mon Nasser

qui pénétrait ma chair…

Son départ scella une époque noire. Seul, sans repère, je cherchais désespérément des personnes avec qui converser. Toutefois, ma passion pour les écrivains n'intéressait pas les jeunes de mon âge.

Tel un hybride, il me fallait trouver des êtres me ressemblant et, excepté mon Nasser qui était reparti en Afrique, personne ne pouvait remplir ce rôle-là.

C'est à travers le basket et ces quelques caractères sculptés sur des bouts de papier que je m'exilais, je me créais un autre monde, un autre rôle dans lequel j'étais un adolescent normal. Nasser hantait mes nuits, je pensais à mon ami, et cette lettre que je ne devais ouvrir qu'en dernier recours ouvrait mon appétit.

À travers le basket, j'existais aux yeux des autres, ils comptaient sur moi pour gagner.

D'ailleurs, paradoxalement, je n'ai jamais été aussi fort qu'après ma blessure ! En effet, j'avais intégré la notion du dépassement de soi et mon jeu s'en ressentait. De plus, ma capacité à imaginer des actions m'aidait pour anticiper les mouvements de mes adversaires.

Si je renaissais de mes cendres au basket, j'avais de réelles difficultés scolaires, j'étais un adolescent distrait, toujours dans la lune.

En cours, je m'évadais souvent en regardant par la fenêtre. J'examinais le ciel du haut de mon bureau, les nimbus semblaient parfois danser comme pour mieux me déconcentrer. Le soleil, quant à lui, demeurait impassible devant ce ballet nuptial.

Au collège j'étais toujours seul depuis le départ de Nasser, à tel point que les autres m'appelaient « Solo ».

Ma passion pour l'univers a décollé à ce moment précis. Je regardais dehors, je m'évanouissais dans les nuages, la lumière du soleil paraissait immortelle comme ce tableau de mon père sur l'espace. Lorsque je rentrais à la maison, je m'empressais d'observer la majestueuse peinture de ce dernier. Elle était déposée sur un chevalet au milieu du salon. Tel un phare, cette peinture irriguait mon art. Un trou noir au centre du salon, l'univers, son chaos et ses constellations.

L'obscure clarté de ce tableau m'avait ébloui à tel point qu'aujourd'hui encore, lorsque je retourne chez mes parents, je reste prostré devant cette toile. J'étais subjugué par les étoiles et par les mystères de la matière. Et cette œuvre étrange cristallisait la multiplicité de la matière.

Désormais, le monde ne m'intéressait plus, seules les constel-

lations éveillaient ma curiosité. Admirer la grandeur de
l'espace, c'est avant tout devenir humble, saisir que nous ne
sommes que de la poussière à l'échelle universelle. L'étude
du Big-Bang me transportait. J'étais comme un aimant attiré
par le néant cosmique.
J'aurais tant voulu partager cette nouvelle passion avec
Nasser, peut-être que, dans son pays natal, il contemplait
aussi la magnificence des étoiles. Peut-être qu'en cours, il
s'évadait également par la fenêtre pour admirer le cosmos.
Le prince des vers me manquait tant, en lui j'avais trouvé
le compagnon idéal, son départ scella pour de nombreuses
années ma sociabilité.
Après avoir lu Baudelaire et tous les livres suggérés par le
prince des vers, je me suis tourné vers les ouvrages scientifiques. De l'espace, je voulais connaître les moindres recoins,
de l'univers j'avais tant faim.
C'est pourquoi je dévorais les livres d'Hubert Reeves, j'étudiais Einstein, et Galilée, la mécanique quantique et la relativité. Tout cela me semblait d'une importance supérieure.
Je voulais devenir intelligent, ne pas me contenter du vent.
Je me rappelais cette phrase de mon ami Nasser :
« L'intelligence, c'est avant tout un potentiel que chaque personne possède, il suffit de la développer en la stimulant par
l'écriture, la lecture, ou encore les exercices pratiques. »
Cette formule venait de sa mère, aujourd'hui encore je tente
de l'appliquer, chaque jour je veux progresser.
Sur mon bureau, la lettre de Nasser épousait la forme du
bois, mais que cachait cette épître ?
« Non Florent, ne l'ouvre pas ! », me glissait une douce voix.
Ma relation avec les autres, déjà difficile, était devenue petit
à petit impossible. J'avais soif de connaissance, seuls comptaient la nourriture intellectuelle, l'écriture et le basket-ball.
Rien d'autre ne m'intéressait.
« L'enfer c'est les autres. » (Sartre)
L'univers prit une place de plus en plus importante dans mes
rimes. Tout est question d'atmosphère, d'antimatière. Tout
est éphémère sauf l'univers, il est éternel, telle la vue d'une
rose magnifique, la vision de ces galaxies lointaines apaisait
mes maux.
Observer le ciel, c'est absorber des millions d'années d'histoire. L'univers est un concentré d'art, subtile mélange de
choses finies et d'immensité infinie.
L'ultime poésie, c'était pour moi de contempler la galaxie,
d'avoir conscience que chaque être ici bas est en sursis...
Regarder l'espace, c'est comme un miroir tourné vers le passé.

Examiner une étoile dans le ciel, c'est imaginer la voir telle
qu'elle était il y a plusieurs millions d'années.
Et cette lettre qui me narguait à côté de mes livres sur
l'espace...
« Allez ouvre-la, ouvre-la ! »
Tel un exégète, j'observais le ciel sans relâche. L'âme étrange
de ce tableau scintillant me transportait. Cette passion dévorante développa un trait de mon caractère : la mégalomanie. Face à l'immensité de l'univers, face à la complexité de
l'œuvre de Galilée, je me sentais tout petit, trop petit !
Je voulais devenir un grand sportif et un intellectuel. C'est
vers les seize ans que l'idée d'écrire un livre a émergé dans
mon esprit.
La voix résonnait de plus belle dans mon esprit : « Non
Florent, n'ouvre pas la lettre. »
Une autre m'ordonnait de la décacheter.
Ma folie des grandeurs développa mon orgueil. De facto, j'en
faisais trop, je poussais mon corps et mon esprit en dehors
de ses limites. Je parcourais les ouvrages sur la vie d'Albert
Einstein. Cet homme me passionnait. Son histoire me donnait beaucoup d'espoir. En effet, cet homme n'avait pas eu
son baccalauréat. De plus, avant de trouver la relativité, il
avait connu deux années d'intenses difficultés. Je m'identifiais tant à ce personnage remarquable. Rapidement il devint
un modèle pour le frêle jeune homme que j'étais.
Je dévorais ses livres avec attention, cela me fit perdre peu à
peu la raison.
Des voix virevoltaient dans mon cerveau au fur et à mesure
que je décryptais mes livres sur Einstein.
Cette volonté de lire pour développer mon intellect pourrait
constituer une bonne chose si je ne souffrais pas d'un dysfonctionnement mental. En effet, c'est vers mes quatorze ans
que l'autre est devenu l'hôte de mon cerveau, le démon s'est
emparé de mon intellect.
Et cette satanée lettre qui me provoquait : « Ouvre-moi,
ouvre-moi... »
Comme si elle me parlait, comme si j'entendais des cris. Ce
chant étrange je lui ai donné un nom : L'AUTRE.

Chapitre 6 : Une voix nommée l'autre

Tic tac, tic tac, le décompte de l'horloge universelle m'a
tétanisé. Le sablier haut perché est apposé sur le centre de
la terre. Il est le fruit de mes chimères. Chaque seconde
qui s'écoule me rapproche de la folie. Ultime récit du plus
court chemin vers la schizophrénie. La pluie va bientôt
s'abattre sur ma vie. Je vogue de neurone en neurone,
chaque atome me rapproche de l'aliénation. Des voix se
battent dans mon cerveau…

« Ouvre-moi, ouvre-moi ! » m'interpellait la lettre.
Voici les prémices de mon supplice. Quelque part dans le
bruit sourd de la nuit, la folie s'est emparée de mon esprit.
La voix est devenue machiavélique, je n'arrivais pas à la faire
taire. Elle a épousé les formes de ma matière pour mieux me
tromper. Je suis devenu un homme aux mains du Malin. Pas
à pas, l'autre a abusé de mon destin.
« Ouvre-moi, ouvre-moi ou tu mourras ! » murmurait la lettre.
Voici les premiers symptômes de mon altération mentale. La
maladie, pendant plusieurs années, m'avait observé du haut
de sa tanière, elle connaissait les moindres recoins de mon
esprit, mes manies, mes facéties, mes phobies.
Forte de ces observations, elle décida de me frapper de plein
fouet au cerveau, plus précisément dans le centre des émotions. L'hémisphère droit fut le terrain d'une guérilla sans
pareille.
Pendant très longtemps, je n'ai pas eu conscience de ma
névrose. Ma première crise remonte à mes quatorze printemps. Cependant, ce n'est que vers mes vingt-cinq ans que
j'ai su qui j'étais vraiment. Un jeune homme malade, un type
sous l'emprise du délire. Un sbire aux mains de l'élixir du
démon.
Dès les premières lueurs de cette affection, je me sentais
étrange.
Comme si je ne m'appartenais plus, comme si mon corps et
mon esprit ne faisaient plus qu'un.
Cependant, impossible pour moi de mettre un mot sur ce mal
qui m'envahissait. D'ailleurs, lors de mes premières crises, je
n'en ai pas parlé à mes parents. Ma paranoïa se manifestait
lorsque je prenais le bus. Je croyais que tous les gens présents

parlaient de mon cas. J'entendais des voix.

Pris de panique, je n'étais plus qu'un être pathétique. Je n'osais pas regarder les personnes qui m'entouraient droit dans les yeux de peur de réveiller la maladie.

La fièvre s'immisçait dans ma sphère. Je tremblais comme si j'étais atteint de Parkinson, mes mains ne répondaient plus sous l'emprise du délire. J'essayais en vain de me dire que tout ceci n'était qu'une illusion. Toutefois, les voix revenaient de plus belle tel un écho assommant mon cerveau. Une jeune fille, assise au fond du bus, se cachait derrière ses lunettes et sa frange. Elle me semblait murmurer : « Regarde ce type, quel con ! »

Voilà mon altération qui pénétrait mon intellect, bienvenue au pays des maux quelque part entre déraison et fiction. C'est ainsi qu'a débuté l'épopée de ma pathologie. Du haut de mon jeune âge, je ne portais pas trop d'importance à ces crises puisqu'elles s'effaçaient peu à peu au fil des jours. À tel point que, au bout de quelques mois, j'oubliais que j'avais été victime d'un schisme cérébral.

Pourtant, j'aurais dû prêter attention à cette paranoïa. Celle-ci allait bientôt monter crescendo, annonçant ainsi l'éruption de mes maux. Bientôt, je ne serais plus qu'une ombre, bientôt j'allais devenir pénombre, un être sombre.

Une descente en enfer où même ma mère ne reconnaîtrait plus sa propre chair. Ma prose allait se perdre dans l'antichambre de la folie, la schizophrénie d'une vie dans laquelle l'autre est l'ennemi…

J'étais seul face à la phobie, seul face au miroir de mon esprit. Petit à petit, mon psychisme s'est déformé et j'ai été déconnecté de la réalité. Ma pathologie se nomme « bouffée délirante », il s'agit d'une crise passagère et elle ne dure en général pas plus de quelques semaines. Il s'agit d'un épisode temporaire de rupture avec le réel. C'est une activité délirante qui touche le plus souvent les moins de trente ans de caractère psychotique, souvent déclenchée par des circonstances traumatiques.

Cette maladie peut évoluer vers la schizophrénie, de plus les risques sont nombreux, certains se suicident, d'autres sont capables du pire : se mutiler, exécuter une personne.

Lors de mon adolescence, je n'avais aucune conscience de mon état mental. Ce n'est que bien plus tard que je réalisai la gravité de la situation.

Tic tac, tic tac. La mesure battait le temps, je ne savais pas encore que chaque minute qui passait me guidait vers une impasse. La porte de la folie avait été ouverte par mon esprit.

Petit à petit, je pénétrais dans un univers chaotique fait de
pensées mécaniques. Mon destin, au fil des jours, m'échappait. Tragique était le chemin tracé par ma pathologie.
Revenons à l'époque de Nasser. Mon ami me manquait terriblement, sans lui je me sentais plus seul qu'un étranger.
J'étais si efféminé, des cheveux longs venaient masquer mon
regard verdoyant. Je passais des journées entières à écrire mes
délires, mes satires.
Sans m'en rendre compte, l'écriture me permettait de me
créer un univers dans lequel je n'étais pas rejeté par les autres.
Je m'inventais un personnage sociable et souriant, l'antithèse
de mon mal-être sous-jacent.
Nasser, le prince des vers, je l'imaginais jouer au basket en
Afrique, écrivant de nouveaux refrains. Lui qui avait si faim
de victoire, il était ma lueur d'espoir, mon modèle. Sans lui, je
n'étais plus qu'un jeune homme frêle. Seule cette lettre, vestige de mon Nasser, me rappelait son prestige. Son contenu
me faisait peur. Que voulait-il me dire ? Midi trente : « Ouvre-
moi, ouvre-moi ! » s'exclamait la lettre. Et voilà, je venais de
rentrer dans le monde très fermé des schizophrènes. Ma vie,
freinée par l'ascension fulgurante du délire.
Des voix se battaient dans mon cerveau. « Ouvre cette lettre
ou ton père finira dans un cercueil de verre ! » « Non laisse
cette épître, il s'agit de l'incarnation du démon ! »
L'information entre chaque neurone fut altérée, la réalité s'est
peu à peu éloignée. La maladie a travesti ma poésie. Mon
univers s'est écroulé, seul, esseulé, je me suis retrouvé piégé
dans une nouvelle matérialité.
Bienvenue dans une autre constellation, tout là-haut, dans
mon cerveau, résonnait le bruit de l'altération, un son aigu
façon piano. Des voix dansaient dans mon esprit, chaque
mot créant une symphonie hypnotique. Je n'étais plus qu'une
marionnette aux mains de la maladie. Une basse hypnotisait
mon cervelet, elle frappait avec allant sur mes tympans, voci-
férant des insultes à l'encontre de mes parents.
Telle une mélodie, les voix m'obsédaient, me guidaient vers
un monde inconnu dans lequel l'autre est l'ennemi. Chaque
passant croisé dans la venelle devint ainsi un danger pour
mon intégrité. Mon cerveau faisait dire à chaque personne
des horreurs sur mon entité.
Seul au monde désormais, chaque jour je me repliais sur
moi-même.
Je devenais turbulent. Dans ma chambre, la fièvre du délire
omnipotent, je jetais ma chaise par terre pour me défaire de
ces voix. J'aurais voulu me taper la tête contre les murs pour

masquer ces voix d'ordures.

Je passais des heures à me regarder dans le miroir sans me reconnaître. Mon regard lourd et ténébreux ne correspondait plus à l'être insouciant que j'avais été. Un inconnu se cachait dans la glace. Las, je ne me reconnaissais pas dans ce personnage. Ce mirage me faisait peur comme si un autre avait pris la gouvernance de ma spiritualité. Le miroir déformait-il la réalité ou avais-je réellement changé ? Étais-je aussi cerné ? Mais qui était cet être qui avait pris ma place ?

Emporté par la rage, énervé par ces voix dont je voulais me soustraire, je donnai un coup de poing dans la glace pour faire voler en éclats ces visages de moi. Une fois la psyché déformée, je fus envahi par un sentiment de vide, comme si la maladie habile m'avait subitement rendu versatile.

Et tous ces morceaux de moi qui gisaient par terre, tous ces bouts de verre reflétant ma chair. Tout ce plasma concentré sur le parquet de ma chambre. J'étais perdu dans un trou noir, noyé dans mon miroir...

Je ne pouvais me défaire de cette image de moi en train de faire voler en éclats le miroir. Quelque part, c'est mon subconscient qui venait de passer à trépas.

Pourtant, bien que cassé en partie, le miroir se reconstruisit subitement sous mes yeux ahuris ! Dans l'antre de la glace, mon double schizophrène faisait des siennes. Il voulait que je pénètre dans le miroir pour le rejoindre et ainsi briser mes chaînes. Il me défiait, rigolait d'une voix machiavélique.

Comme hypnotisé par cette vision, j'avançais vers la psyché lorsque la porte de ma chambre s'ouvrit brutalement. Maman avait entendu la déflagration du miroir et venait voir ce qui se passait. C'est alors que mon hallucination s'estompa. Ma mère, choquée par ce qu'elle venait de voir, crut que je faisais une dépression.

Mon état était le fruit de l'autre, ces voix, ces délires me guidaient vers une contrée inexplorée, là où tout est possible, là où tout est si fragile...

Il fallait que je chasse ces sons. Mon ami Nasser désormais parti, il n'existait plus personne capable de me faire sortir de mon délire, de mon univers. Mes parents tentèrent quelques approches, cependant j'étais adolescent et à cet âge, on n'écoute pas sa famille.

« Tu devrais sortir au lieu de rester enfermé dans ta chambre » m'interpellait ma mère. Pour ma famille, mon attitude était le fait d'arme d'une crise d'adolescence. D'ailleurs, comment voir ces imperceptibles premiers symptômes, comment mettre un mot sur une pathologie que personne ne connais-

sait, du moins dans mon entourage.
La maladie s'est glissée au fond de moi et elle réapparaît
lorsque je suis très fatigué, après une blessure sentimentale,
un choc émotionnel.
Comment faire pour lui résister, comment ne pas succomber
à ce dictateur qui s'était invité dans mon esprit ? Tel un roseau,
j'avais plié plusieurs fois mais je n'avais jamais rompu, j'ai
toujours voulu aller plus loin dans les ruelles de mes chimères.
« Ouvre-moi, ouvre-moi ou alors la terreur s'abattra sur ta
famille ! »
Voilà ce que j'entendais, l'altération mentale commençait à
faire effet. De plus, j'avais cette impression menaçante que
mon père voulait mon malheur. Chaque regard, chaque mot,
chacune de ses respirations étant déformés par mon hallucination. Lorsque papa me lorgnait, je pensais que cela dénotait une certaine agressivité.
Lorsque je regardais un dessin animé à la télévision, le personnage malsain me faisait inévitablement penser à mon
père. Dans ce manga, le personnage qui représentait mon
papa était l'incarnation du mal, machiavélique et maléfique.
Son regard perçant, ses sourcils épais, son menton carré
 cristallisaient une violence inouïe.
Chaque trait, chaque geste traduisaient la monstruosité du
scélérat. Je m'identifiais au héros qui devait sauver le monde
des griffes du démon. J'avais enregistré l'épisode du dessin
animé et je le repassais de manière névrotique.
Le combat entre les forces du bien et du mal faisait rage dans
mon esprit. Dans ma prison mentale, mon père symbolisait
la perversion, lorsque j'étais l'incarnation de la raison.
Je regardais en boucle l'épisode du combat fatal entre le bien
et le mal. Comme si je cherchais les défauts de mon adversaire, comme si je cherchais comment abattre mon propre
père ! Parfois papa entrait dans le salon, mon regard noir le
faisait inévitablement changer de pièce.
Pourtant, mon paternel avait toujours fait de son mieux. La
maladie ainsi avait choisi de déformer la réalité. Je n'étais plus
un homme, mais plutôt une chose ancrée dans une autre
dimension.
Mon esprit vacillait sous les coups de boutoir de la voix.
« Ton père veut ton âme dans une fournaise de flammes. »
voilà ce que me suggérait l'autre.
Ma deuxième bouffée délirante a duré deux semaines.
J'avais dix-sept ans, mon cerveau m'a trahi, il me murmurait des insultes à l'encontre de ma famille. J'entendais des
sons étranges, des chuchotements. Des images transper-

çaient mon encéphale, je me voyais en train d'égorger mes parents !

J'essayai en vain de chasser ces viles pensées de ma tête. Mais comment faire lorsque, chaque jour qui passait, le tableau de l'horreur devenait de plus en plus précis ? Du sang coulait, de l'hémoglobine flottait dans mon esprit. La mort dans chacune de mes poésies.

Rêve ou réalité, je n'arrivais plus à discerner la frontière. Petit à petit, le rêve m'avait emporté sur une autre planète dont j'étais le seul maître.

Ma bouffée délirante me donna un sentiment de puissance, toutefois tout cela n'était qu'une illusion. En période d'altération mentale, je voyageais au-dessus des gens, je dévorais Einstein et Newton. Malheureusement, au bout d'un certain laps de temps, mon esprit finissait par craquer et le délire pouvait alors s'emparer de moi. Le processus était toujours le même. C'est lorsque je me poussais mentalement que l'autre kidnappait mon cerveau.

C'est pourquoi, en pleine crise, l'autre devenait plus habile. « Regarde ce type-là, il a l'air si arrogant ! » s'exprimait un jeune inconnu aux yeux verts. Si je voyais une personne rire dans la rue, celle-ci se moquait forcément de moi.

Je luttais, je combattais pour ne pas réagir à toutes ces railleries que je croyais subir. D'un côté, je savais que j'entendais des voix, toutefois, chaque jour je plongeais un peu plus dans le délire, chaque jour mon esprit était emporté vers un autre univers.

Comment faire pour s'en défaire ?

Plus les jours passaient et plus la réalité s'éloignait de moi. Finalement, au bout de quelques journées, mon esprit céda. Bienvenue au pays des fous, ne vois-tu pas en moi l'ultime gourou !

Un jour, un groupe de jeunes bon chic bon genre passait devant moi l'air joyeux, je pris cela pour une insulte aussi je bousculai violemment un des jeunes de la bande. Ce dernier me dit de faire attention, l'air énervé, il pensait que j'étais distrait. Il se trompait, j'avais fait exprès.

Mon frère assista à la scène, stupéfait. Par hasard, il se trouvait au même endroit. Ensuite, je me suis caché dans un bar de peur que les jeunes ne me pourchassent.

Généralement, les crises allaient crescendo et cette scène où je malmenais un quidam annonçait une nouvelle bouffée délirante beaucoup plus dramatique.

Crescendo, l'altération de mon cerveau augmentait son niveau. Le mal gagnait du terrain, le bien tentait de trouver un autre chemin, en vain.

Reinald, mon petit frère, suite à mon accès de violence, vint me voir inquiet, le faciès plein de sueur en me demandant si j'allais bien. Je lui répondis que tout allait pour le mieux et que ces jeunes voulaient me nuire. Je vivais dans une fiction inventée par mon esprit. Reinald, lui, fit mine de me comprendre, toutefois il se doutait de quelque chose. Il appela ma mère pour exprimer ses craintes.

« Allo maman ne trouves-tu pas que Florent est étrange ces derniers temps ? »

« Effectivement, je crois que Florent fait sa crise d'adolescent. » Personne dans ma famille ne vit les desseins malsains du succube hautain qui habitait dans mon cerveau. Ces premiers signaux ne furent interprétés que comme d'imperceptibles maux.

C'est comme si j'étais divisé en deux êtres, d'un côté de mon cerveau, j'étais ancré dans la réalité, de l'autre, j'étais face à un démon qui voyait le mal partout. L'obscure clarté symbolise cet antagonisme latent, cette opposition constante.

« Ouvre la lettre ou le mal s'abattra sur ceux que tu aimes ! » s'exclamait la voix. « Non ne l'ouvre pas, on ne sait pas ce qu'elle contient ! » résonnait un autre petit cri venu de ma cervelle.

Je hurlais, seul dans ma chambre, les mains sur ma tête. Puis je me laissais tomber à terre en tapant du poing sur le parquet. J'étais vraiment à bout.

Au début de la bouffée délirante, j'avais conscience que mon intellect s'inventait un monde. Toutefois, comment faire lorsque, chaque jour, le mal prenait le pas sur le bien, lorsque, progressivement, ma conscience de la réalité était de plus en plus altérée.

Si mon Nasser avait su que sa lettre provoquerait tant de frayeur, sans aucun doute il ne me l'aurait pas confiée.

Tel un éclair cérébral, les maux de tête m'assommaient, pris au piège que j'étais. Ici, il n'était pas question de double personnalité car celles-ci peuvent très bien cohabiter, se conjuguer. Dans mon cas, il était impossible de concilier deux êtres que tout opposait ! Une seule solution : s'évader par la prose. J'écrivais comme un acharné, mes textes reflétaient l'irréalité d'un monde paranoïaque dans lequel l'autre n'est pas le bienvenu.

Mon esprit vacillait tel un jardin expérimental où s'affrontaient la voix du bien et celle du mal.

« Ouvre la lettre ou la fatalité s'abattra sur ton père ! » s'exclamait l'autre.

La voix du bien me rappelait que l'autre n'était qu'une

illusion fomentée par mon cerveau. Mais comment faire,
lorsqu'à chaque minute qui passe, le démon gagne du terrain ? Terrible dessein de celui qui se retrouve dans l'œil du
Malin.
Quelle était la solution ? Peut-être décacheter l'écrit de mon
Nasser. Peut-être que si je déchirais la lettre, les voix s'estom-
peraient.
Le vœu de mon Nasser voulait que je n'ouvre l'épître qu'en
cas de désespoir. En d'autres termes, je ne devais la décacheter qu'en cas d'affliction. J'aurais dû l'ouvrir, cependant un
des symptômes de ma pathologie est que le malade ne se rend
pas compte de sa souffrance.
Pour moi, tout était normal. L'autre, la voix ayant pris le
contrôle de mon cerveau, je n'avais plus aucune emprise sur
mes sensations.
Par un triste jour ensoleillé, l'autre a pris possession de mon
être, j'étais encore adolescent et j'ai frappé mon père ! La
clarté des cieux avait laissé place à l'obscurité de mes pensées.
La violence de la bourrasque s'était abattue sur mon esprit
noirâtre. Des feuilles tournoyaient dans mon cerveau, incarnation de mes maux. Une tempête glissait sur mes mots. Et
mon stylo qui perdait la raison. J'écrivais des textes sur mon
père, des missives en forme de vers pour lui déplaire.
Tic tac, tic tac, le compte à rebours vers la folie venait de résonner. J'allais bientôt assassiner ma personnalité en levant la main
sur celui que j'aime. L'autre allait déconstruire mon entité pour
me transfigurer en un vulgaire automate de sa majesté.
Dix-huit heures, nous étions à table. Depuis plusieurs jours
déjà, je croyais à tort que mon militaire de père était jaloux
de moi, de ma réussite juvénile au basket-ball. Lorsque je
gagnais au basket, j'avais l'impression que cela ne le touchait
pas. Simplement, mon père était du genre discret.
De plus, un sentiment oppressant exacerbait mes sens.
Toujours sur la défensive, question de pathologie, je me cherchais des ennemis. Je trouvai en mon paternel le rival idéal.
C'était un jeudi soir et depuis je suis en sursis, j'aurais pu
tout perdre ce jour-là.
Nous étions accoudés à la desserte, mon père cuisinait, sans
savoir que la fatalité allait bientôt s'acharner contre lui. Le
destin allait frapper à sa porte.
Toc, toc.
Voici le Malin qui pénètre ma chair, je n'étais plus qu'une
poussière aux mains du démon stellaire. Nous étions tous assis,
ma mère, mon frère Reinald et ma sœur Lætitia. L'atmosphère
était électrique. Reinald, m'ayant trouvé bizarre ces derniers

temps, me fixait du coin de l'œil. Le regard de mon frère, je ne l'oublierai jamais, il me scrutait comme s'il voulait me protéger de quelque chose. L'après-midi, il n'avait cessé de venir me parler. « J'ai l'impression que tu ne vas pas bien en ce moment Florent, tu es bizarre et tu t'emportes pour un rien. »
« Mais non, ne t'inquiète pas je suis juste un peu fatigué » rétorquai-je.
D'ailleurs, Reinald, depuis le jour où la maladie s'est emparée de moi, est devenu comme un grand frère. Pourtant l'aîné de la famille c'était bien moi.
La maladie en déciderait autrement. Mon frère, me voyant affaibli, sortit de son rôle de petit frère. Lorsqu'il voyait que je n'allais pas pour le mieux, il venait me voir et tentait de me détendre en mettant les Simpsons. Parfois il passait un après-midi entier à me distraire au lieu d'aller voir ses amis.
Pas facile pour Reinald de voir son grand frère tomber dans l'aliénation…
Mais revenons au déjeuner. Lorsque mon père apporta la salade, je sentis une rage m'envahir, comme si je n'étais plus moi-même. Je n'avais jamais ressenti cette sensation auparavant. Tel un volcan en éruption, la haine envahissait chacune de mes respirations. Mon émotion soudaine était le fruit de l'autre : « Ton père trompe ta mère depuis des années » me lançait la voix. Mon regard devint subitement rouge de colère, mes mains tremblaient sous l'impulsion de l'émotion. Je n'arrivais plus à tenir correctement mes couverts. Ils tombèrent un à un par terre. Un bruit creux et lourd vint tutoyer nos oreilles.
Mon père venait de rentrer d'un voyage au Brésil et la pathologie m'avait mis en tête que mon papa était coupable de légèreté avec les femmes. Ainsi chaque mot, chaque souffle de ce dernier devint soudainement le signe d'une certaine mélancolie. L'autre m'interpella en me disant que mon père s'ennuyait avec nous. Peut-être que, à l'heure de passer à table, il songeait à ses autres femmes. Peut-être avait-il d'autres enfants ?
Pourtant, mon père n'avait jamais fauté, simplement ma maladie en décidait autrement.
« Florent, veux-tu de la macédoine ? » me lançait mon père à table. « Non je ne veux rien de toi. » lui répondis-je en lui lançant un regard que je n'oublierai jamais. Je le fixais, je le dévisageais, tel un tueur sur sa proie, je ne le lâchais plus des yeux. Mes sourcils épais et froncés n'avaient qu'un seul but, soutenir mon regard.
Mon colonel de père prit cela pour une insubordination, il

avait raison. « Baisse les yeux ! » « Hors de question ! ». Puis, dans un moment de folie, je me suis levé et j'ai sauté sur mon père en hurlant : « Retourne avec ta brésilienne ! »
La voix m'ordonna de le détruire. Ainsi, j'ai levé la main sur celui que j'aime. Coups de poing au visage, coups de pied dans l'estomac, je ne contrôlais plus mon corps et les coups partirent telles des rafales. Des missiles de rage, voilà ce que reçut mon père. Paradoxalement, il ne chercha pas à se défendre.
Pourquoi cette résignation ? Cela ne lui ressemblait pas, lui si fier et robuste. Puis papa s'est affaissé à terre, sa chute a duré longtemps, comme si, conscient de mon erreur, le temps s'était volontairement ralenti dans mon esprit. L'effondrement de mon père, je le vis aussi dans le regard de ma mère, de mon frère et de ma sœur. Le miroir de leur âme eut le mérite de me faire réagir. En voyant les sanglots des membres de ma famille, je pris conscience de l'atrocité de mon geste.
Tic..
.... tac.
Le sablier venait de s'arrêter et la prophétie de la lettre s'était réalisée. Mon père fut emmené à l'hôpital, le visage et le corps plein d'ecchymoses. Je n'oublierai jamais le bruit de l'ambulance lorsqu'elle est arrivée.
Parfois, le soir, lorsque je ne trouve pas le sommeil, la sirène de l'ambulance résonne et sonne encore et encore dans mon âme. Oh satanée maladie, pourquoi m'as-tu condamné à vivre dans la peur de reproduire ce genre d'ignominie ? Comment aller à l'encontre de ce que je croyais voir et entendre ? Mon corps tout entier transpirait car je devais résister à ces cris qui montaient piano-piano dans mon cerveau. Triste sort de celui qui ne contrôle ni son esprit ni son corps. J'étais devenu un stylo sans âme aux mains de l'autre ! Il écrivait mon histoire, peignait au couteau de terribles maux. Comme prisonnier d'un labyrinthe infini, quelque part perdu dans mon esprit, l'ultime sursis. Je pensais que la police me suivait, que j'étais espionné par le gouvernement, sur table d'écoute.
D'ailleurs, un jour j'ai agressé un agent de sécurité, emporté par la rage. Le délire allait loin et chaque jour je tombais plus bas. Paradoxalement, mes textes n'ont jamais été aussi profonds que lors de cette période...
J'écrivais pour oublier mon délire, pour voyager et restructurer mes idées.
En période de crise, j'étais hyperactif, je dormais quatre heures grand maximum par nuit. Je dois avouer que pour

moi dormir est une perte de temps et si je pouvais ne pas
m'assoupir du tout, je gagnerais peut-être plus d'argent.
Au fond, ce qui me rend triste, c'est qu'à chaque fois que je
me pousse intellectuellement, je risque de ranimer l'autre. Tel
un équilibriste, je dois donc surfer sur la vague des maux, ne
pas pousser de trop mon cerveau.
Comment ai-je pu faire cela à mon papa ? Mon crime est
impardonnable, tel est mon drame. Un jour je serai jugé sur
la place publique. En attendant, je purge ma peine en silence.
Comment se relever après avoir commis l'impensable ?
Comment se regarder dans la glace sans avoir envie de régurgiter ?
Depuis ce jour où j'ai attenté à la vie de mon père, je me
réveille chaque matin avec cette impression que je vais vomir.
Un mal de ventre à chaque aurore me sort du lit. Pendant
longtemps, je n'osai plus me regarder dans la glace de peur de
plonger dans mon âme.
Si aujourd'hui j'écris ce livre, c'est que j'ai enfin accepté de
regarder au plus profond de moi. Dans mon regard coule une
certaine tristesse. Dans mes entrailles, entre mes neurones et
mes axiomes, se cache ce souvenir honteux. Au plus profond
de ma chair, entre mes muqueuses et mon cœur, se terre un
certain dégoût.
Je suis prisonnier de mon crime, enchaîné par des menottes
infimes, au fond de mon abîme vit ma maladie habile. Elle
se nourrit de mon désespoir, de mes doutes qui m'emportent
tard le soir. Ma pathologie s'est emparée de ma vie, depuis
ce jour je la maudis. Jamais elle ne me laisse de répit, jusque
dans mes rêves elle me suit.
Je caresse parfois l'espoir de guérir, toutefois l'autre me rappelle vite que je ne suis que son sbire. C'est pourquoi, dans
mon entité spirituelle, sommeille cette idée selon laquelle
seule la mort m'apportera la paix intérieure.
Mon frère, ma sœur furent très choqués par cet accès de violence. Ma sœur restait seule dans sa chambre à discuter avec
son copain au téléphone. Lorsque je tentais de lui parler, elle
me répondait d'un ton monotone comme si elle ne voulait
pas réellement converser avec moi. C'est à ce moment précis que nos rapports se détériorèrent. Depuis l'agression, ma
sœur ne me voyait plus comme un frère mais comme une
personne dangereuse...
Mon frère, lui, cherchait à comprendre, toutefois je n'avais
aucune réponse, seul mon silence se déguisait en réplique.
Les jours passèrent depuis mon attentat. Mon père et moi,
on se croisait parfois du regard. À vrai dire, on s'évitait. Mon

paternel blessé ne m'adressait plus la parole.
Simplement parfois, il m'appelait d'une voix fluette pour me
sustenter. Lorsque je le croisais, je baissais la tête de peur
d'être victime d'une nouvelle crise.
Malgré cet événement, ma famille ne se rendit pas compte
que mon étrange rébellion était le fruit de la maladie.
Comment faire alors que je faisais comme si tout allait bien.
La bouffée délirante n'est pas la pathologie la plus courante.
Comment faire pour guérir si je n'avais pas conscience de
mon état mental ?
Je ne fus pas soigné pour mon altération mentale, et c'est en
pleine crise que j'ai passé le baccalauréat. Le résultat fut sans
appel, pas de rattrapage.
Le lendemain, je m'étais assis au bord de la route en espérant qu'une voiture me percuterait, conscient que ma vie
tenait à un fil, que mon avenir semblait jonché de cirrus. La
maladie avait brisé ma jeune vie, elle m'avait éloigné de ceux
que j'aime. De plus, ma pathologie m'avait détourné de moi-
même. Je n'étais qu'une ombre fomentée par le simulacre qui
habitait mon esprit. Énigmatique poésie.
À n'importe quel moment, la maladie peut encore me terrasser comme si j'étais un simple esclave enfermé dans une cave.
Pourquoi ai-je donc si peur, moi qui ai réussi à rejouer au
basket-ball alors que cela semblait impossible ! La réponse est
simple. L'autre est la réincarnation du Malin.
Il se cache lorsque mon esprit et mon corps sont en symbiose, mais à la moindre faiblesse, il réapparaît tel un dictateur manipulateur.
Triste sort de celui d'un jeune homme qui ne souhaitait que
faire du sport. Dorénavant, je dois me méfier puisque le vent
est susceptible de tourner. C'est lorsque le ciel est bleu azur
que je peux me noyer.
Mes rares amis ne me reconnaissaient plus, moi le type si
charismatique. Par la force de l'autre, je ne suis plus qu'un
résidu névrotique.
Souvent, je commençais une phrase puis je m'arrêtais en
cours. Effectivement, dans mon esprit, je ne devais pas dévoiler aux autres les voix que j'entendais. Ils ne comprendraient
pas. De facto, je pensais être supérieur aux autres et mon
délire me donnait de l'importance. Les gens me voulaient du
mal parce que j'étais trop intelligent.
Je m'identifiais à Einstein qui n'avait pas eu son bac. J'étais
l'héritier des plus grands. D'ailleurs, le délire est allé si loin
que j'ai cru que j'étais un enfant adopté, digne héritier de la
famille carolingienne. Bien sûr, il n'en est rien.

Ma maladie est le fruit de mon ego, insatisfait de ma condition, je m'étais créé un personnage intéressant…
Je passais mes journées à étudier et à déjouer les pièges de
la police. J'étais l'ennemi public numéro un, à tel point que
lorsque la crise s'atténuait, je la regrettais. En effet, après ma
bouffée délirante, je redevenais un être banal, normal, moi
qui avais toujours voulu être différent.
Quelque part dans mon fort intérieur, un spleen m'envahissait petit à petit. J'étais là, assis devant mon bureau, et cette
lettre bizarre qui me narguait, qui me suppliait de l'ouvrir :

« Ouvre-moi et le monde sera à toi. »
Une lettre qui converse, quoi de plus paradoxal, quoi de plus
normal pour un homme victime d'altération mentale. À côté
de cette lettre, mon bureau se moquait de moi, l'inscription
« échec au baccalauréat » épousait les formes d'un billet.
Le jour des résultats, je vis la déception dans le regard de
mes parents, étrange sentiment. Mon père, rétabli de ses blessures, m'avait emmené voir mes notes. J'étais là devant tous
ces parents fiers de leurs enfants.
Je me souviens qu'un père avait dit à son fils en voyant les
résultats positifs : « Ne change surtout pas ». Mon paternel
ne dit rien à part ceci : « Bon on rentre. » Ce mutisme me fit
le plus grand mal car je savais que mon père était très déçu,
simplement il ne parlait pas de peur de montrer sa tristesse.
C'est à peine s'il osait poser le regard sur moi. Depuis mon
agression, mon père avait peur de moi. Sur le trajet du retour,
Jacques le militaire regardait loin devant comme pour éviter
mes yeux, moi je fixais le rétroviseur de la voiture pensant
que la police me suivait encore…
Arrivé à la maison, impossible de ne pas entendre des
pleurs qui glissaient par-derrière la porte de la chambre
de mes parents. Ma mère gémissait dans sa chambre, je le
sais puisqu'une fois revenue pour le repas, ses yeux étaient
encore noyés de désespoir. La vie, dès cet instant, n'avait
plus d'allant. Quoi de plus triste que de lire comme dans un
miroir la désillusion de ses parents.
Malgré cette déconvenue, mes créateurs m'ont permis de
digérer cet événement et d'aller de l'avant. Après un certain
laps de temps, deux semaines précisément, les voix mys-
térieuses de l'autre sont devenues moins menaçantes. Du
moins pour le moment…
Ainsi, je profitai de ce moment de répit pour déchirer cette
mystérieuse lettre qui avait animé ces voix de schizophrène.
Je pris la missive et je l'ai mise en morceaux. Est-ce le fait

d'avoir déchiré cette satanée lettre qui annihila la voix de l'autre ? L'avenir malheureusement me montrerait que le surnaturel n'avait rien à voir avec mon affection.

Aujourd'hui, je regrette parfois mon emportement pour détruire cet écrit. Ainsi je ne saurais jamais ce que Nasser voulait me dire…

La lettre est morte avec son mystère. Après plusieurs mois de réflexion, mon père me pardonna mon geste minable. Il prit même des cours de psychologie pour mieux me comprendre. Il savait que je voulais faire du droit alors il se renseigna et trouva un diplôme original, une équivalence au bac : la capacité en droit. Ainsi, je pus concilier mon envie d'aller à l'université sans avoir le bac.

Pour surmonter cet épisode tragique de ma vie, je m'en suis remis à ma grand-mère, perdue quelque part dans le ciel éphémère. Pendant de longues heures, je dévisageai l'album photo de son arrivée en France. Un long silence envahissait alors mon esprit. Une intense introspection se faisait l'écho de mon ego. Je l'imaginais tout là-haut, du haut de son expérience, du haut de sa science. Avait-elle honte de son petit-fils ?

Elle, qui, des bidonvilles était revenue, elle, qui, du courage avait bâti son âme. Je devais me ressaisir si je ne voulais pas détruire l'infime chance qui me restait encore. Ma grand-mère pour modèle, je gravis à nouveau les marches de mon destin. Je ne pouvais pas tomber plus bas, j'ai donc grimpé sur la montagne de l'espoir.

Je n'avais qu'un seul objectif, faire oublier à mon père ce moment tragique. C'est pourquoi une campagne de charme fut opéré afin de retrouver mon paternel. Je lui parlais en tentant de le rassurer. Au fil des mois, ses craintes se sont apaisées.

Cependant, ma sœur Lætitia avait plus de difficultés à me gracier. Elle ne me parlait plus, comme si le frère qu'elle adorait avait disparu au coin d'une rue…

Mon père, lorsqu'il me croisait, ne baissait plus la tête, il me regardait à nouveau.

Le tumulte de mon cerveau fut chassé grâce à son pardon. Je n'avais désormais qu'un seul but, réussir ma capacité en droit pour chasser l'affront du baccalauréat.

Chapitre 7 : Mention bien

Cette partie de mon histoire va nous mener vers une balade en apesanteur. Venez suivre le courant du vent. Ce souffle divin va vous guider par-dessus les grands immeubles de Rennes, par-dessus le Thabor, par-dessus les rues que les gens arpen-

tent, au-dessus des nuages quelque part entre ciel et terre, voyage dans l'atmosphère, périple au-dessus de la matière.
Nous arrivons à la place Hoche avec sa belle fontaine qui crache de l'eau scintillante, avec ses hirondelles si curieuses et ses pavés anciens. À deux pas, la bibliothèque de la faculté nous nargue. Elle vous attend. Du haut de sa science, elle vous accorde une chance d'accéder à la culture. Un parc longe la bibliothèque, conifères et roses fraîchement ouvertes se battent en un duel silencieux pour attirer l'attention. Un grand portail noir la masque quelque peu, il délimite la frontière entre la place Hoche, lieu d'échange de cannabis et drogues en tout genre, et le théâtre des esprits, celui de ma très chère maîtresse : la bibliothèque.
Ainsi, votre regard se pose vers cette gigantesque armoire à livres où tous les petits génies se réunissent pour apprendre. Ici, costard noir de rigueur et attitude hautaine exigée. Venez avec moi balayer la surface de la bibliothèque. Vous ne remarquez rien ? Concentrez-vous et dévisagez tous ces êtres d'apparat.
Regardez bien, derrière le code civil, se cache un homme étrange.
En effet, il n'a pas le look requis, cheveux longs, sourcils épais et piercing au nez. On dirait bien que monsieur veut provoquer, se faire remarquer. De plus, il ne sourit jamais quelles que soient les circonstances. C'est un peu sa marque de fabrique.
Le code civil de notre ami est entrouvert à l'article neuf : le respect de la vie privée. C'est curieux, cet article ne figure pas au programme de la capacité en droit. Soudainement, le code de Napoléon se referme et l'homme au piercing quitte sa table. Peut-être a-t-il remarqué qu'on l'observait.
D'un pas lourd et sûr de lui, il chemine vers la rue menant à la Faculté de droit. Chaque pas, chaque souffle le rapproche de l'université, il bouscule les personnes qui se trouvent sur son passage, monsieur n'a pas de temps à perdre.
L'homme accélère la cadence, le cours va bientôt commencer : Droit Commercial au programme.
La ruelle prend fin et laisse place à un immeuble immense ressemblant comme deux gouttes d'eau à une usine délabrée. Pourtant, cette entreprise n'a rien d'une vulgaire manufacture. Il s'agit de la faculté de droit de Rennes, l'une des plus prestigieuses de France.
Ici, on fabrique de toutes pièces les neurones des futurs avocats, des juges et juristes d'entreprise. Toute une armada de professeurs répète à qui veut l'entendre que seuls les meilleurs

seront acceptés. Le moindre écart est sanctionné. Parfois, on entendrait une mouche voler dans l'amphithéâtre.

Mais revenons à notre homme piercé, ce dernier s'installe dans l'amphithéâtre à côté d'un jeune homme qui semble anxieux. Vêtu d'un pantalon en velours sans goût aucun, cet individu doit avoir entre vingt et vingt-cinq ans, pourtant la façon dont il se pare laisserait croire à un triste vieillard.

Cela intrigue beaucoup l'homme au piercing, d'autant plus que niveau décalage, il a toujours été le maître. Question de suprématie.

Il ne veut pas se faire subtiliser sa couronne de provocateur. Ainsi, l'homme de velours et son regard fuyant ne font rien pour le rassurer.

L'homme au piercing lui tend la main et lui dit : « Bonjour, alors prêt pour ce cours de droit commercial ? »

Réponse hésitante : « Euh oui, euh non, enfin si je suis prêt. » L'homme de velours vêtu ose à peine serrer la main de son collègue juriste. Mais qui est donc cet étrange bonhomme enveloppé comme un ancêtre ?

Pas de bagues aux mains, pas de piercing, pas de coiffure de premier de la classe, pas de lunettes, mais un style tout droit sorti des années soixante-dix. De plus, lorsque le bonhomme parle, il bégaye, légèrement.

Son visage est tiré et des cheveux blancs soulignent ses traits. Ce type grand comme un joueur de basket ressemble à ces mecs qui bossent sans relâche jusqu'à l'épuisement. Coupé du monde, il semble être si différent que cela est presque effrayant pour l'homme piercé.

Est-ce un fou de plus faisant des études pour se racheter une conscience ? Ou tout simplement un être un peu à l'écart ? Avez-vous deviné de qui il s'agit ? C'est moi votre serviteur, l'auteur de ce récit. À travers cette petite description vue d'un autre, j'ai voulu vous faire plonger au plus proche de mon apparence physique et psychologique.

Quatorze heures, le rideau se lève, Monsieur le professeur Renan entre en scène. L'amphithéâtre était un théâtre où dansaient les mots, ici le vocabulaire juridique était pléthorique.

On apprenait notamment ce que voulait dire l'aliénabilité de la chose jugée. En d'autres termes, une fois tous les recours juridiques exercés, on ne peut qu'accepter le jugement prononcé.

Monsieur Renan, lui, semblait être un sacré acteur, il arriva avec son cigare en cours !

Pourtant selon la loi Evin, interdiction totale de fumer dans

les lieux publics. Habillé d'un costard bleu marine en soie et
d'une cravate bleu ciel, un certain lyrisme éclairait sa parole.
Sa gestuelle d'avocat, de plaideur, d'ensorceleur nous fit le
plus grand effet. Nous n'étions plus en cours mais plutôt
dans un tribunal en tant que membres du jury. Par ces gestes,
par ces mots, l'homme au cigare nous transportait.
Cela nous sensibilisa beaucoup avec la matière. Et rapidement, le droit commercial devint mon cours préféré.
Le droit civil était la propriété d'un professeur énigmatique.
La rumeur disait que Madame Bertin avait perdu son mari
dans un accident d'avion et qu'elle était la seule rescapée.
Depuis cet évènement tragique, elle n'était plus la même.
Renfermée et émotive, la moindre phrase pouvait la faire
fondre en larmes.
Par exemple, une fois je lui ai demandé de répéter un point
du cours que je n'avais pas compris, elle crut que je portais
atteinte à son intégrité de professeur et quitta la pièce pour
pleurer.
Toutefois, son cours était très vivant et ces quelques lignes
vous sont adressées Madame Bertin.
Elle avait toujours la phrase qui vous interroge. Si la contro-
verse était un art, elle en était le phare. Son phrasé subtile et
tout en souplesse démontrait une grande culture.
C'est pourquoi on lui pardonnait facilement son hypersen-
sibilité. Ses effets, eux, se conjuguaient sensiblement avec sa
personnalité.
De nombreuses couleurs venaient titiller nos pupilles. Un
soupçon d'originalité se mariait avec une certaine rigueur.
Tailleur de couleur et veste en velours venaient épouser les
formes de son corps fluet.
La faculté de droit m'a laissé un souvenir impérissable. Ici
j'ai appris l'histoire des institutions françaises, l'histoire de la
révolution, les guerres de religions. Je passais des heures à la
bibliothèque avec comme seuls amis mes livres chéris.
Mon amitié avec l'homme piercé s'est scellée un jour de
novembre. Nous étions en cours de droit civil lorsque la
pause débuta. Je me suis dirigé vers la machine à café. À mon
retour, l'homme au piercing lisait un livre au titre évocateur :
L'homme de la lumière, ouvrage retraçant la vie d'Einstein.
Surpris et enchanté à l'idée de trouver une personne avec qui
partager ma passion pour l'univers, je me suis soudainement
décidé à accorder du crédit à Yannick. Il faut bien avouer que
je le snobais quelque peu. Un type qui parcourt un livre sur
Einstein ne peut être complètement idiot et ceci malgré ses
piercings.

À l'époque, j'avais quelques préjugés sur les tatouages et les piercings. Rapidement, mon acolyte et moi sommes devenus inséparables. On refaisait la création de l'univers, on élucidait le mystère de la matière sombre.

À ses côtés, je me sentais normal, ma différence s'estompait dès que je lui parlais. Pour la première fois, je ne me cachais plus pour lire Einstein, je n'avais plus honte de ma différence. Si l'homme percé m'a bien appris une chose, c'est d'accepter ses particularités, de les épouser pour mieux les sublimer.

Yannick avait trente-cinq ans, il exerçait le métier de professeur à l'université scientifique de Beaulieu. J'ai bien dit professeur. Il s'était investi dans la capacité en droit pour deux raisons : premièrement il désirait bénéficier d'un savoir juridique, deuxièmement le faible nombre d'heures par semaine de cours l'arrangeait.

Cela lui permettait de concilier son travail de professeur et sa soif de découvrir le monde juridique.

Le moins que l'on puisse dire, c'est qu'il n'avait pas du tout le look d'un précepteur.

Atypique et touchant, ce type m'a réconcilié avec moi-même, il m'a permis de m'accepter tel que j'étais. Enfin, le voir pendant des heures durant le week-end travailler les cours de capacité à la bibliothèque me servit d'exemple.

Rapidement, je calquais mes méthodes de travail sur lui.

C'est ainsi que le déclic est apparu, je passais de huit sur vingt à treize sur vingt en droit civil. De cette façon, j'élevais mon niveau et désormais je visais la mention.

Par conséquent, il me fallait quatorze de moyenne général.

Je redoublai d'effort, je me levais à l'aurore pour aller à la bibliothèque, le soir lorsque celle-ci fermait, je rentrais chez mes parents, je mangeais puis j'écoutais un peu de musique. Et juste après ce bref répit, je reprenais mes cours.

Rythme effréné, pour la première fois de ma vie, j'avais soif de réussite scolaire. Cette capacité je la voulais plus que tout au monde.

D'ailleurs, après des mois passés à potasser, j'obtins enfin la mention tant attendue : quinze sur vingt, ni plus ni moins.

Je me plaisais tant en capacité. Nous étions peu nombreux, surtout au second semestre, pour cause, beaucoup avaient abandonné.

Un jour, alors que je faisais ma pause-café devant cette satanée machine qui ne rendait jamais la monnaie, Yannick vint m'apostropher avec un couple d'amis de la faculté, Jacques et Noémie. Le premier, dès qu'il parlait, ne pouvait s'empêcher de s'excuser comme s'il était désolé d'exister. Sa copine, quant à elle, passait son temps à épier son portable en cours comme si une annonce grave allait la foudroyer.

Bien entendu, son portable ne sonnait jamais. Ironie du sort, c'était plutôt celui de son petit copain qui bourdonnait, qui tintait pour un oui pour un non en cours.

Le professeur au cigare noir ne prêtait aucune attention à ce jeu de dupe. Il avait remarqué le petit manège des portables. Toutefois, il ne fit aucune remarque pendant les cours. La vengeance est un plat qui se déguste froid. Le professeur au cigare noir, Monsieur Renan, attendit donc son heure. Tranquillement mais sûrement, il fomenta un plan de destruction massive. Il laissa le couple jouer avec ses portables pendant l'année. Puis arrivèrent les examens, lors de l'oral de Jacques, le professeur au cigare noir en plein interrogatoire sortit de son pantalon son téléphone mobile.

Jacques, qui récitait sagement son cours, fut interrompu par les frasques du maître. Ce dernier fit semblant d'appeler un collègue en ignorant totalement son pauvre élève. Par conséquent, Jacques fut déconcentré et commença à exécuter quelques imprécisions sur son cours. C'est alors que le professeur retourna dans l'arène, il atteignit son portable et s'exclama : « Ah non comment osez-vous vous tromper sur une notion aussi simple ! Le droit commercial vient du troc, des échanges qui ont commencé dès l'antiquité, et sûrement pas d'une simple loi dans un code. »

Jacques, dès lors, devint blanc comme un linge. Lors des résultats, le bougre fit mine de ne pas comprendre son piteux cinq sur vingt.

Au terme des examens, nous nous sommes tous retrouvés autour d'un bon café. J'étais radieux, je venais de venger l'affront du Bac et je me sentais grandi, plus fort et plus sûr de moi. L'homme aux piercings, lui, affichait une mine impassible, rien ne transparaissait. Pourtant, il venait de finir major de la promotion avec un somptueux dix-huit sur vingt de moyenne.

Toujours en décalage, son attitude relatait assez bien son caractère. Notre couple d'amis, quant à lui, semblait gêné. Effectivement, la copine de Jacques avait eu la moyenne, ainsi l'année prochaine Jacques ne la verrait plus en cours.

« Un café et deux sucres s'il vous plaît », voilà le professeur au cigare noir qui s'invitait soudainement à notre table. Coup de théâtre, Jacques et Noémie à la vue de leur ennemi, quittèrent brusquement notre tablée.

L'homme au cigare noir ne dit pas un mot sur ce départ soudain. Il sortit de son sac les diplômes originaux avec les men-

tions gravées au front des copies. Pour mon ami Yannick,
l'homme aux boucles d'oreilles, une phrase attirait l'attention : « Avec les félicitations du jury ».
Quant à l'homme de velours vêtu, votre serviteur, la mention
bien était inscrite sous la signature du doyen de la faculté.
Le professeur, une fois les diplômes délivrés, partit retrouver
sa famille.
Mon ami et moi, nous conversions sur notre avenir. Yannick
désirait plus que tout voyager en Australie.
Il avait commencé à mettre de l'argent de côté pour réaliser son rêve. L'atmosphère lunaire du pays lui faisait envie.
Toutefois, pas un mot ne fut prononcé sur sa mention.
Pour l'homme au piercing, il ne s'agissait que d'un diplôme
en plus. Pour moi, c'était le Graal. La preuve par quatre que
lorsque l'on veut une chose très fort on peut l'obtenir. Je n'ai
pas de mots pour expliciter l'émotion et la fierté qui s'em-
parèrent de moi à la vue des résultats. Mon père, pour la
première fois depuis si longtemps, semblait fier de son fils.
Cela annonça une accalmie dans nos rapports. Mon papa
prit conscience de mes difficultés et accepta de me gracier.
Toutefois un vent violent et menaçant fit soudain son
apparition dans les couloirs du temps. L'édifice du sablier,
qui décomptait le temps qui m'était resté, fut menacé par
d'étranges bourrasques lunaires. Bientôt, ma chair allait
devenir un amas stellaire. Les heures passaient plus vite et
allaient bientôt se jouer de ma vie.
J'étais en sursis, seul face aux couloirs du temps, rien ne
résiste à l'horloge universelle, pas même l'étincelle sensuelle de mon nouvel allant. Les couloirs du temps ou un
évènement traumatisant…

Chapitre 8 : Les couloirs du temps…

**Tic tac, tic tac, tic tac, les secondes défilent par de subtils
jeux de rimes. Ma vie ne tient plus qu'à un fil. Le sablier
du temps crache son venin, chaque grain de sable me rapproche petit à petit de mon agression. La dénomination du
démon se cache dans chacun de mes mots. Une église mystérieuse hante mon esprit, un ange, lui, m'a sauvé la vie…**

Septembre, rentrée des classes, rentrée sportive. Je m'étais
lié d'amitié avec le couple de la capacité en droit, Jacques et
Patricia. On se voyait entre deux séances de basket-ball. Ils
étaient si rafraîchissants, si attachants. Par exemple, Patricia
avait un léger rictus au niveau de la lèvre. On avait l'impression qu'elle était énervée lorsqu'elle s'exprimait. Il n'en était
rien.
De mon côté, l'impatience irriguait mon esprit. Subitement,
j'avais hâte de débuter l'année universitaire mais aussi l'année
sportive. J'avais passé l'été à m'entraîner au basket-ball.
Musculation et corde à sauter m'avaient forgé un corps
à toute épreuve. La sueur comme alliée, j'éprouvais une
 certaine fierté à progresser chaque semaine. La fonte et l'acier
de mes altères comme meilleurs amis, j'étais parti en croisade
contre moi-même. Fini le mec maigre et filiforme, mon seul
but : prendre du poids, du muscle. Grâce à cet entraînement,
j'espérais progresser au basket et plaire aux filles de mon âge.
Yannick, lui, était parti en vacances en Corse. Parfois, il
m'appelait pour prendre de mes nouvelles.
Fatigué par toutes ces séances d'acharnement physique, mon
corps commença à montrer des signes de faiblesse au bout
de deux mois d'acharnement. Mon genou, lors d'un ultime
exercice, me fit souffrir. Cela tombait mal, je devais participer à un match de basket-ball dans cinq heures.
Je pris la décision de ne pas aller à cette rencontre sportive.
Ce contre-temps marqua un tournant important. Ce qui allait
m'advenir peut aussi m'être imputé. Encore aujourd'hui, je
regrette de ne pas avoir joué ce match. Ma douleur n'était
pas assez vive pour m'empêcher de jouer. Cependant mon
expérience passée m'avait suggéré de lever le pied.
Pourquoi ai-je préféré sortir avec Jacques et sa copine Patricia
en discothèque au lieu de disputer ce match ? D'ailleurs je
n'ai jamais pu aller danser, le destin m'ayant rattrapé avant.
Je suis de ceux qui peuvent travailler des mois sur un objectif
puis tout laisser tomber suite à une déception. Ce match, je
savais que je pouvais y participer, mais ce mal aurait altéré ma
performance. Et je ne voulais pas décevoir mon entraîneur.
Tic, tac, tic, tac.
Vingt-deux heures trente, je pris mon scooter. Pour me félici-
ter de ma mention, mes parents m'avaient acheté un moyen
de locomotion. En partant, je vis le regard de ma mère se
poser sur moi. Il semblait perdu, comme si elle voulait me
mettre en garde. J'aurais dû me méfier, écouter cette petite
voix qui me disait de ne pas sortir.
L'œillade de ma mère aurait dû m'alerter. Elle avait l'air

inquiète. Elle me souhaita une bonne soirée en regardant du coin de l'œil l'horloge du salon sans savoir que les heures m'étaient peut-être comptées. Avant de partir, impossible de quitter mon miroir brisé, je regardais la psyché comme si je me cherchais à l'intérieur une nouvelle âme.

Tic, tac, tic tac. Je venais de pénétrer mon triste reflet dans le miroir.

Les couloirs du temps venaient de s'immiscer dans la matière de ma chair. Le temps qui passait, l'oubli qui me menaçait, l'orage de mon écriture et cette satanée glace qui ne me lâchait pas.

Depuis l'agression de mon père, je passais de plus en plus de temps à regarder l'image difforme de mon ombre. La notion de la relativité du temps prit soudainement tout son sens. Ce dernier s'écoulait dorénavant si lentement. L'ennui me guettait, c'est pourquoi je décidai de partir danser pour chasser ces idées mortifères. Il fallait que je quitte mon sanctuaire…

Mes yeux et mon esprit sortirent du miroir, un son étrange attisa mon attention. Le bruit du carillon semblait plus fort que d'habitude comme si le destin voulait me faire un signe. Les battements de la mesure annonçaient mon imminent déclin. Aussi en empruntant la route pour rejoindre mes deux amis, j'eus un mauvais pressentiment. Mon cœur se noua soudainement.

L'espace d'un instant, je songeai même à faire demi-tour. Les arbres défilaient devant mon scooter, les lumières de la pénombre s'agitaient devant moi sans que je sache qu'au coin de la rue j'avais rendez-vous avec les vicissitudes de mon jeune destin. Si j'avais su ce qui m'attendait aux portes de cette ruelle, en un éclair, je serais rentré chez moi. Le destin allait bientôt s'acharner.

Étais-je prêt à accepter le sort que me réservait la fatalité ? Je roulais prudemment sur le bord de la route. L'herbe aux abords de la voie venait longer le chemin.

La pluie coulait, sur mon casque défilait le panorama d'un décor aux allures pittoresques. Par ici, un chêne arrogant me dévisageait, par là un saule pleureur exprimait une certaine tristesse. Ses branches ne tenaient plus qu'à un fil. La mort rongeait cet arbre. Signe du destin ou coïncidence, ma vue s'était attardée sur cet arbre agonisant, sans savoir que quelques minutes plus tard je serais à mon tour dans les bras de mon destin.

Une tempête avait été annoncée à la météo. Je sentais les prémisses de la bourrasque. La pluie suivait les caprices du vent.

À droite, à gauche, en haut, en bas, le zéphyr annonçait la terrible tourmente. Les voitures circulaient, me doublaient, quoi de plus banal, lorsque tout à coup, une rafale me fit tanguer vers le trottoir. Je manquai de tomber avec mon scooter tandis qu'une R5 profita de ce moment délicat pour me faire une queue de poisson. C'est alors que mon scooter s'écroula sur le trottoir. Je ricochai alors sur le goudron de la route, emporté par la vive allure de la petite voiture rouge.
Pourquoi cette automobile, qui semblait rouillée, avait-elle surgi de nulle part ?
La R5 s'arrêta à quelques mètres de moi. Immatriculée soixante-quinze, je devinai qu'il s'agissait de franciliens. Quatre hommes se glissèrent en dehors de la voiture avec ce regard que je n'oublierai jamais. Je sentais la haine dans leur regard, l'odeur de la souffrance, la jalousie aussi.
Leur automobile n'avait rien d'extraordinaire, mon scooter, lui, était tout neuf. Sûr qu'il valait beaucoup plus que leur modeste moyen de locomotion. Par conséquent, commençaient à se dessiner les viles intentions de ces messieurs parés de tee-shirts à l'effigie de leur département.
Je dois avouer que je n'étais pas très malin À la vue des bandits, j'ai enlevé mon casque pour engager la conversation. On ne discute pas avec des malfrats.
Je n'eus pas le droit à un mot mais plutôt à une tornade de coups de poing. Sur l'estomac, sur le visage, le nez, le dos, aucune partie de mon corps ne fut épargnée. Brusquement, un des hommes de la bande prit mon casque et me mit le coup de grâce. Il visa l'œil gauche.
« Tue-le, tue-le ! » s'exclamait l'autre individu à la voix rauque et à la casquette portée sur le côté.
Je n'oublierai jamais cette voix, à la fois grave et nonchalante. Parfois encore elle hante mes nuits, parfois encore elle résonne dans mon esprit. Cet homme se rendait-il compte de ce qu'il venait de faire ? Rien n'est moins sûr.
Toutefois, l'homme à la voix rauque n'arriva pas à m'exterminer. Je me suis retrouvé un pied à terre, agonisant, l'hémoglobine coulant sur mon visage.
Tic tac, tic tac.
Les trente minutes qui suivirent furent les plus longues de ma jeune vie. Dans un premier temps, je voulus me cacher derrière une voiture de peur que les voleurs ne reviennent pour finir le travail. En effet, je les avais bien vus, ils ne portaient pas de masque. Ainsi la logique aurait été de m'ôter la vie. Il n'en serait rien.
Pris de peur, je réfléchis et ma cachette me sembla soudai-

nement ridicule, c'est alors que j'ai entraperçu une église monumentale. Canonique et couverte de statuettes religieuses, l'église aiguisa ma vue. Ainsi je pénétrai avec peine dans la cathédrale. Je fus alors ébloui par la beauté des vitraux ornant les murs.

Il s'agissait manifestement de vitraux du XIIe siècle puisque deux personnages étaient symbolisés. Or avant le XIIème siècle, les vitraux ne représentaient qu'un seul personnage. La guerre entre le bien et le mal semblait cristallisée par les vitraux de l'église. Un ange tenait dans sa main droite la bible, le démon, lui, se servait d'un couteau pour le menacer. Un subtil jeu de lumière vint me caresser la vue. La noirceur des traits du succube était saisissante.

La dureté de son âme dépeinte dans chacune des nuances du vitrail. L'obscure clarté de l'œuvre des vitraux me laissa songeur. Le Chérubin semblait me regarder. Son regard pénétrant semblait lire dans mon âme.

Ainsi je me suis raccroché à ce séraphin pour sauver mon jeune destin. Ce chérubin, cet archange, venu me délivrer des mains du Malin. Un sentiment de réconfort m'envahit alors. Comme si l'ange était venu m'aider à surmonter cette épreuve.

Était-ce le traumatisme de mon agression qui me faisait délirer ?

Quelques minutes plus tard, je sentis un mal atroce me dévorer le cerveau. Un calvaire sans nom épuisa alors mon corps. Les couloirs du temps ou l'apologie de la survie, l'ultime folie d'un homme perdu entre la vie et l'évanouissement de sa poésie.

Je n'avais plus de force, mes muscles me lâchèrent un à un, je luttais pour rester debout. Tel un homme drogué, je voyais trouble. Les vitraux, pourtant si saisissants de justesse, devinrent subitement flous.

Le regard de l'ange n'exprimait soudainement plus rien, il semblait si lointain. À chaque seconde qui passait, je semblais m'éloigner de son regard. Pourtant je n'avais pas bougé depuis.

Les couleurs des vitraux, d'un seul coup, perdirent de leur éclat. Je m'adossai aux murs, puis je mis un genou à terre avec ce sentiment menaçant que si je m'évanouissais, je tomberais dans le coma.

Les vitraux m'éblouissaient dorénavant. Je m'accrochai au regard brumeux de l'ange pour ne pas m'évanouir. Toutefois comment faire lorsque vos sens vous trahissent, lorsque vos muscles vous méprisent ?

Mon esprit dut lutter plus que jamais pour ne pas poser un deuxième genou à terre. Je n'étais plus que poussière sans matière, ma volonté forgée par mes épreuves précédentes m'a permis de ne pas m'effondrer tout de suite comme une vulgaire feuille de papier.

Et cet ange, qui me fixait, m'aidait à surmonter cette douleur stridente au niveau du cerveau. Puis, l'espace d'un instant, le regard de l'archange devint encore plus trouble. C'est alors que le démon des vitraux entra dans l'action. Son couteau se mit à bouger, à sortir du tableau, d'un coup il me transperça. L'effet fut immédiat, je tombai à terre, un bruit sourd résonna dans le sanctuaire. Celui de mon corps gisant sur la pierre. J'étais au plus mal, en témoigne cette scène dans laquelle je crus voir le couteau du démon bouger.

Ainsi, l'ardeur des œillades de l'ange n'avait pas réussi à me maintenir éveillé. Peut-être était-ce simplement une épreuve voulue par le Très-Haut lui-même. Peut-être que l'ange ne pouvait que m'aiguiller. C'est seul que je devais affronter cette expérience.

Lorsque je repris conscience, mon regard se posa sur une toile de l'église. Un ange semblait me tendre les bras sur un des tableaux.

Émerveillé par la lumière blanchâtre de cet archange, l'espace d'un instant, je crus que j'étais passé dans l'autre monde.

C'est alors que j'entendis des pas derrière l'une des portes de l'église.

Étaient-ce les franciliens revenus sur leurs pas pour me tuer ? Les pas se rapprochaient dangereusement...

C'est alors qu'un crissement doux et calme résonna dans mon encéphale. La porte venait de s'ouvrir. Les pas légers de l'homme me rassurèrent.

« Que se passe-t-il jeune homme ? Tu as mal ? Peux-tu te lever ? Ou dois-je appeler les secours ? »

Je tentai bien de répondre, cependant les mots ne sortaient pas...

L'homme, voyant mon état, prit mon téléphone portable et appela mes parents. Peut-être que l'individu venu à mon secours était symbolisé par l'ange des vitraux et du tableau. L'homme au pas léger était le prêtre de l'église. Vêtu d'une aube blanche, il me fit penser à l'ange des vitraux avec son regard perçant. Puis mon père arriva essoufflé.

Sa respiration saccadée dénotait une certaine inquiétude. Ma mère, choquée par le sang qui coulait sur mon faciès, osa à peine regarder au fond de mon cristallin. C'est en voyant la réaction de mes parents que je compris mon état. Mon père

voulait aller tout de suite porter plainte. « Qui t'a fait cela ?
Tu te souviens de leur visage ? Il faut sur le champ aller à
l'hôtel de police porter plainte ». Toutefois, je ne me sentais
pas capable de répondre à un interrogatoire et seul l'hôpital
me semblait être la bonne option.
Ma famille et le prêtre m'aidèrent à me lever. Je boitais et
chaque pas me faisait terriblement souffrir. À chaque mouvement que j'effectuais, une goutte de sang venait souiller
l'église. Puis j'entrai dans la voiture de mes parents.
Plusieurs fois durant le trajet qui mène à l'hôpital, j'eus envie
de vomir. Ce n'est qu'arrivé aux urgences que je me libérai.
Je venais d'être passé à tabac. Je dus faire des radios pour
une suspicion d'os cassé. L'armature de mon os en dessous de
mes yeux était fracturé. Une opération chirurgicale d'urgence
s'imposait si je ne voulais pas avoir le visage défiguré.
Le démon me voulait… Du haut de sa tour, il me dévisageait.
Mon minois risquait tout simplement de s'écrouler. Sans
intervention je me serais retrouvé avec une symétrie faciale
non respectée.
Le lendemain, Jacques et Patricia, inquiets de ne pas m'avoir
vu en discothèque, me passèrent un coup de fil.
« Coucou Florent pourquoi n'es-tu pas venu hier au rendez-
vous ? Cela ne te ressemble pas. »
« J'ai été agressé sur le trajet, quatre hommes m'ont agressé et
ont volé mon scooter.
« C'est terrible, tu es à l'hôpital ? On peut venir te voir ? »
« Non je ne préfère pas, je ne suis vraiment pas agréable à
 regarder. »
Cette réponse négative scella la fin de notre amitié dans la
roche. Le couple d'amis que formaient Patricia et Jacques
n'ont jamais accepté mon attitude. Ils auraient voulu m'aider.
Toutefois j'avais tellement honte, je n'aurais pas supporté
qu'ils me voient dans cet état. Je n'avais jamais subi d'opération et ce même pour mon genou. Anxieux et stressé à
l'intérieur, je n'ai rien montré à ma famille. J'ai joué le mec
courageux alors que j'avais peur.
Yannick apprit la nouvelle par Jacques et Patricia, il prit
l'avion et vint aussitôt à mon chevet.
Cela me fit le plus grand effet. Cependant, le couple d'amis
ne comprit pas ce favoritisme soudain.
Toutefois je ne pouvais pas dire non à Yannick qui venait de
Corse spécialement pour me voir.
Lors de notre entrevue, Yannick parut inquiet pour moi,
néanmoins il tenta de masquer ses craintes. Nous conver-
sâmes de l'univers et Yannick m'apporta quelques magazines

scientifiques pour m'occuper. Cependant l'homme percé
m'annonça une triste nouvelle. Il partait vivre en Australie
conformément à son rêve de gamin.
Décidément, mes véritables amis semblaient me fuir. Après
Nasser, le prince des vers, c'était au tour de Yannick de voguer
vers une nouvelle contrée. Avant de quitter ma chambre
d'hôpital, Yannick me glissa :
« À un de ces jours peut-être, mon ami. »
Ce n'est pas sans une certaine émotion que je lui ai souhaité
un bon voyage. Toutefois, je devais penser à mon opération
au lieu de me laisser glisser dans la nostalgie.
Effrayé à l'idée de me retrouver après l'opération avec un
visage qui peut-être ne serait plus le mien, j'avais peur d'une
erreur chirurgicale, peur de passer sur le billard…
Chez moi, je ne cessais de me regarder dans mon miroir
brisé, les fêlures de la psyché, mon psychisme torturé et ce
temps qui ne passait pas. Je venais de pénétrer dans les couloirs du temps, dans un endroit exprimant le néant. Je n'étais
plus rien, mon miroir reflétait la multiplicité de mes visages
à travers ses fêlures.
Je ne me reconnaissais plus. Seule subsistait cette sensation
d'avoir perdu mon honneur au coin d'une rue.
Les couloirs du temps et ce miroir omniprésent. Il m'obsédait, je repensais à ce moment de folie où j'avais fait voler en
éclat mon miroir. Je restai là devant la psyché à attendre sans
raison. Les couloirs du temps ou lorsque mon visage restait
figé dans la glace, ces minutes qui passent et mon âme si
lasse…
Et cet archange qui me hantait le soir lorsque je n'arrivais pas
à trouver les bras de Morphée.
La manipulation fut programmée quelques jours après mon
admission aux urgences. Ainsi pas question le matin de manger, je devais rester à jeun.
Drapé d'une blouse blanche, j'étais méconnaissable, mon
visage commençait déjà à se déformer, à tomber sous le poids
de la peau. Effectivement, l'os cassé ne retenait plus mon
faciès. Mon frère Reinald, à l'hôpital, n'osait même pas me
regarder en face, ma sœur Lætitia prenait sur elle pour ne pas
dévoiler son inquiétude.
Mon père, lui, a une aversion pour les hôpitaux, ainsi il n'a
pas pu venir me voir. La mort de son père résonne encore
dans son esprit.
Triste mélodie…
Tic, tac, tic, tac.
Dix heures trente, nous étions tous réunis ma mère, mon

frère et ma sœur. Plus que quelques minutes avant l'opération. Mon rythme cardiaque augmenta peu à peu au fur et à
mesure que les minutes défilaient. Et cette horloge qui avançait en me narguant.
Tic tac, tic tac.
Un homme vêtu de blanc vint me chercher : « Il est l'heure,
jeune homme. » Je devais remettre les clés de mon corps à
des inconnus. On me fit signer un papier dégageant de toute
responsabilité le chirurgien. L'homme paré de blanc me
plaça sur un brancard pour me conduire en salle d'opération.
Étrange ballet que celui de tous ces brancards qui circulaient
dans l'établissement de soins.
Mon taxi ne grilla aucune priorité à droite, il respecta les sens
interdits, et par politesse, laissa passer les sujets plus âgés.
Après avoir pris l'ascenseur, on arriva dans un couloir long et
froid avec cet écriteau placé au bout : salle d'opération. Ma
respiration devint brutalement stridente. Lorsque l'obscure
clarté de l'ange transporta ma conscience, il se refléta dans les
yeux du chirurgien.
La salle de charcuterie s'ouvrit, couteaux et bistouris entre les
mains, les docteurs me firent un signe de la tête en guise de
salutation. Je répondis en faisant un hochement de la tête.
On me mit un masque à gaz, une charmante demoiselle me
dit : « Ne vous inquiétez pas, c'est de l'air. »
Je n'étais pas dupe, toutefois j'acceptai d'inhaler le poison.
Je m'envolai au pays des merveilles. Dans mon sommeil, je
fus ébloui par une présence étrange. L'archange, vu sur les
vitraux de l'église, vint à mes côtés, il me mit en garde contre
les effets de mon traumatisme crânien. L'ange et son regard
bleu azur, hallucination ou rencontre divine ?
Qui était-il ? Un envoyé du Tout Puissant ? Moi qui n'ai
jamais été croyant je fus transporté par cette rencontre majestueuse. Quelle était la mission du chérubin, me sauver des
griffes du démon ?
Dans sa main droite, une feuille en or attisa mon attention.
Cette planche m'intriguait, qu'était-il marqué sur cet étrange
feuillet ?
Au moment où l'homme de l'au-delà me tendit la curieuse
feuille, je fus réveillé par l'équipe médicale. Ce réveil sonna
le glas de ma rencontre divine. Je ne saurais probablement
jamais ce qui était inscrit sur ce feuillet. Toutefois, je suppose
qu'il s'agissait d'une mise en garde. Peut-être que l'ange souhaitait me prévenir des malheurs à venir…
Tic tac, tic tac.
Dix heures tapantes, à mon réveil, un homme imposant me

dit que tout était fini. Le mal semblait avoir perdu la bataille.
Dans la salle de réanimation, je fus ébahi à la vue d'une
reproduction du tableau de la cathédrale. Et si je n'avais pas
rêvé ! Et si l'ange était venu me voir pendant mon opération ?
Ma première sensation, à mon réveil, fut un grand soulagement. Une fois dans ma chambre d'hôpital, ma mère, mon
frère et ma sœur vinrent voir le rescapé.
« Eh bien, tu as frôlé la mort ! » ironisa mon frère. Encouragé
par les miens, rapidement je me sentis mieux.
Cependant, la visite d'un des chirurgiens m'ayant opéré
aurait dû m'alerter. Il me dit que l'opération avait été très
dure car c'est avec difficulté qu'ils avaient réussi à redresser
mon os qui avait commencé à tomber. Une phrase anodine : « Vous n'aurez pas de séquelle tout de suite » prendrait
son ampleur par la suite. Seul dans mon lit, je songeai à la
suite. Combien de temps allait-il me falloir pour reprendre
confiance en moi ? Seul le temps me donnerait une esquisse
en guise de réponse.
Les couloirs du temps, un être défiant le vent des heures qui
passent, et ce décompte qui menace mon intégrité. Un sentiment oppressant exacerbe mes sens, ma vie ne m'appartient
plus, je ne suis qu'une poussière qui erre dans les couloirs du
temps. Un trou noir absorbe mon âme, l'obscurité recouvre
la surface de la terre, la lumière s'envole dans l'atmosphère.
La constellation, prise de spasmes cérébraux, mon esprit se
bat contre la maladie, ma volonté irradie l'univers tout entier.
Je ne suis ni d'acier ni de marbre, mes larmes sont la preuve
que j'existe, et cette satanée musique du temps, ces couloirs
oppressants. Je ne suis pas d'ici, je suis d'ailleurs. Quelque
part, depuis mon agression, j'ai perdu mes armes. Mon
charme s'est estompé, ma confiance désormais enrobée de
doutes...
Les couloirs du temps ou lorsque un être se retrouve perdu
dans ses chimères, un homme qui erre dans la sphère de
sa chair. L'inquiétude me transperce, je régresse, sans cesse
mon allégresse verse des larmes. Je voulais défier mes limites
 mentales, je me suis retrouvé en face d'un mur infranchis-
sable, telle est ma fable.
Les couloirs du temps ou lorsque ma maladie crescendo allait
élever le ton...

La courbure de l'espace-temps allait se déformer sous le poids de mon cerveau, ce dernier, victime de spasmes cérébraux. Tout là-haut, dans mon intellect, mon agression résonnait encore et encore, telle une cloche qui ne voudrait plus s'arrêter. Tel un animal blessé, je marchais sur le chemin de la vie sans me rendre compte que ma maladie allait bientôt profiter de mon mal-être pour réapparaître. Le bus soixante et un ou le silence du destin...

Je n'ai pas tout de suite fait le rapprochement entre les propos du chirurgien et ceux de l'ange. En effet, je ne pouvais accorder de crédit à ce qui ressemblait plus à une hallucination, à un délire du à l'opération qu'à une réelle rencontre.
Ainsi ma vie reprit son cours comme si de rien n'était.
Cependant, une impression étrange s'immisça dans mon être.
Comme si je sentais que quelque chose ne tournait pas rond.
Un sentiment oppressant coulait dans mes veines, une certaine haine comme l'écho de mon ego irradiait mon cerveau.
Une rage m'habitait dorénavant, parfois je marchais seul dans les ruelles de Rennes dans l'espoir de retrouver ces brutes qui m'avaient envoyé au tapis. Un jour, je crus croiser dans un centre commercial le scélérat qui m'avait donné le coup de casque fatal. Ce dos droit et ces mains de charpentier je les reconnaissais. Cet accoutrement de joggeur, ce regard moqueur. Tout me rappelait l'infâme leader de la bande. Subitement, le sang me monta au cerveau, je devins un vulgaire robot. Ce type arrogant devant ce magasin de sport ressemblait à l'un de mes malfaiteurs.
Grand et costaud, il avait un casque de scooter dans la main.
Simple coïncidence ou vérité effrayante !
Il discutait avec ses amis, j'étais seul. Pourtant, l'envie d'en découdre paralysa ma pensée, l'espace d'un instant. Une image me décapita le cerveau, je me vis en train de tuer l'homme arrogant à coups de casque. Il était là, devant moi, gisant par terre, toutefois ma volonté était en acier inoxydable.
Pour annihiler cette étrange vision, je pensai à ma famille. Je revécus l'agression de mon père et le bruit de cette ambulance avec laquelle s'était envolée mon adolescence. Je trouvai ainsi

la force de me raisonner. Mes veines, gorgées de sang, qui
ressortaient tel un boxeur assoiffé, se détendirent subitement.
Cet épisode où je manquai de tuer un innocent quidam marqua le début d'une lutte sans pareille dans mon esprit. Chaque
atome fut mis à profit, chaque parcelle d'énergie concentrée
pour vaincre ces maux de tête, cette quête de violence.
Suite à mon agression, le doute devint mien, à tel point que
j'arrêtai subitement le basket. Je n'avais plus de passion, plus
de raison de vivre. Ma sœur Laetitia ne pouvait s'empêcher
de penser que je ne me remettrais jamais. Elle voyait bien que
j'avais changé. Je la délaissais au profit de mes chimères.
«
Tu devrais reprendre le basket au lieu de gâcher ta vie à vivre
dans la folie.
»
Durant ma convalescence, je prenais le bus soixante et un
pour aller à Rennes. Tous les jours, je passais à côté du sanctuaire devant lequel j'avais été mis à tabac. Dans le bus, au
moment de passer devant l'église, des spasmes cérébraux
m'assommaient littéralement. L'espace d'un instant, je revi-
vais mon agression. Je voyais le casque entre les mains des
truands m'assommer.
Mon cerveau se bloquait comme pour mieux me protéger.
Comment oublier lorsque, chaque jour, le chemin du bus
me rappelait l'horreur de ce cauchemar ? Comment m'évader
alors que mes souvenirs me revenaient plus vifs et plus fins à
chaque voyage ?
Le sang, glissant sur mon visage, me revenait telle une photo
macabre. De sorte que le bus soixante et un devint rapidement mon pire ennemi. Ma sœur ne comprenait pas pourquoi je détestais le bus.
De peur de l'effrayer, je ne lui disais pas la triste réalité. Je
restais enfermé entre ces barreaux, ceux de mon cerveau.
Depuis mon agression, j'ai horreur des transports en commun, j'étouffais avec toutes ces réminiscences qui, si elles
devaient finir par sortir, m'avaient enlevé tout sourire.
Cette épreuve a sans nul doute structuré ma pathologie.
Quelque part, j'aurais dû en parler à mes parents. Pourtant,
c'est seul que j'affrontais tous les jours ce triste parcours. Des
gouttes de transpiration parcouraient parfois mon visage
lorsque mon esprit vacillait.
Je survivais lors de ce trajet, je m'épuisais mentalement à vouloir faire semblant, vouloir faire comme avant. Et cette image
de moi à terre...
Terrassé par d'horribles pensées, par ces voix qui me disaient

de me suicider, je n'arrivais même plus à réfléchir, paralysé
par le reflet de ces souvenirs sombres. L'espace de ce trajet,
tel un fantôme, je n'étais plus moi-même, juste un amas de
matière sans âme. Ce voyage scelle une époque noire de ma
vie.
Parfois, je reprends le bus soixante et un pour aller voir
mes parents, tel est mon triste chemin. Je me noie dans le
passé, comme si je ne pouvais m'en passer. Je le fuis, peu lui
importe, chaque jour il frappe à ma porte. À chaque fois que
je reprends ce bus, des images de mon naufrage me tétani-
sent. Cet accident a transformé la matière de mon caractère,
aux oubliettes, le mec sûr de lui.
Depuis mon agression, je ne suis que chimère, je ne suis plus
cet homme qui voulait décrocher la lune. Je vis tapi dans les
dunes. Cette agression a violé ma personnalité. Depuis, une
certaine peur m'habite constamment. L'autre, suite à cet inci-
dent, est devenu un ennemi potentiel. Sans nul doute cette
agression a amplifié ma paranoïa.
Depuis cet événement, lorsque je marche dans une venelle,
j'analyse le comportement des gens qui traversent la rue. Cet
homme-là marche d'un pas assuré, celui-là a une main dans
la poche, peut-être y cache-t-il une arme.
La méfiance est devenue mienne, elle fait dorénavant corps
avec mon esprit, prémisse de ma maladie.
Tic tac, tic tac.
La folie s'est immiscée dans mon esprit depuis cette agression. Petit à petit, l'autre s'est invité dans ma vie, je suis
devenu un pantin aux mains de la maladie. Néanmoins si ce
dernier s'est tapi au fond de mon cerveau, je n'ai pas tout de
suite contracté le démon. Quelques mois après l'agression, je
fus rétabli, sur le plan physique du moins. Une accalmie permit à ma sœur de retrouver le frère qu'elle chérissait tant. Le
sourire recouvra à nouveau mon visage lorsque je décidai de
reprendre le basket. Mon club fit tout pour que je revienne.
C'est pourquoi j'optai pour un retour aux sources. Je désirais
redevenir comme avant, recouvrer ma confiance et mes sens.
Le sport me permettrait-il de retrouver mon esprit ?
Mes parents, pour me permettre d'oublier mon agression,
m'ont envoyé dans un stage de basket-ball dans un centre à
Paris.
Là-bas, j'ai rencontré une certaine fille aux cheveux longs. Ce
fut ma première histoire d'amour.
Malheureusement cette romance fut stoppée par l'ascension
fulgurante de ma pathologie. Après mon agression, ma maladie se mit en hibernation, puis lorsqu'elle jugea le moment

opportun, elle se réveilla brusquement.
Voici le portrait d'une grande injustice...

Chapitre 10 : La fille aux cheveux longs...

**La fille aux cheveux longs ou l'histoire d'une chanson sans
nom. Le compte d'un roman singulier, l'apologie d'une
fille pas comme les autres. Le courage de son regard, je ne
l'oublierai jamais. Tout comme la tristesse de son faciès
lorsque la maladie a scellé notre histoire. Parfois, le soir je
pense à elle, parfois dans le noir, mes syllabes la réclament.
Ma plume se souvient encore de son âme...**

La veille de mon départ pour le camp, je préparai ma valise. Je
pris le strict minimum puisque je partais pour deux semaines,
livres sur Einstein et sur l'univers se bousculaient dans mon
sac de sport pour mettre de côté mes affaires de basket-ball.
Mon sac reflétait ce conflit qui s'éveillait petit à petit dans
mon esprit. Quelle était ma passion la plus essentielle ?
L'écriture et l'univers gagnaient du terrain dans mes neurones
tandis que le sport perdait peu à peu de sa superbe. La nuit
précédant mon arrivée à Paris parut très longue, impossible
de trouver le sommeil.
Souvenance de ces coups de poing, souvenir de cette nuit tragique où j'ai vu ma dignité voler en éclats. De plus, mon esprit
était surexcité à l'idée d'aller dans la capitale. L'effervescence,
le matin de mon départ, était palpable. Mon père m'emmena
à la gare pour prendre le train.
J'allais être un électron libre pour deux semaines, sans mes
parents, j'allais découvrir Paris et un autre aspect du basket-
ball. Cependant, ma plus grande trouvaille n'allait pas être
cette nouvelle cité, ni même une nouvelle manière de faire
du sport...
Seul j'ai toujours été et c'est avec difficulté que j'appréhendais la vie en couple, je m'étais construit à côté de la maladie,
la souffrance psychique faisait partie de moi, je m'étais inter-
dit le moindre émoi sentimental.
La fille aux cheveux longs allait balayer tout sur son passage,

toutes mes certitudes se sont envolées tel un amas de fumée.
Une fille courageuse et intelligente, cela ne pouvait exister,
du moins dans la réalité, puisque ayant conscience de ses
qualités, la demoiselle devenait subitement hautaine, ce qui
annihilait totalement son charme.
Telle une apparition majestueuse, la déesse a touché mon
esprit, transporté ma vie vers d'autres rivages moins nuageux,
là où le soleil ne se couche jamais, là où le ciel conserve toujours son bleu azur.
À compter de ce jour où la princesse avait été parachutée
dans ma vie, je fus épris d'un lyrisme nouveau, à fleur de
mots ! En voyant la belle aux yeux bleus, j'ai soudainement
eu envie de m'apprêter comme un jeune de mon âge et non
comme ce grand-père que j'imitais.
Ainsi, je quittai mes vieux tricots gris et mes pantalons de
velours pour un costard bleu ciel. Certes je ne m'habillais pas
encore comme un jeune mais au moins je fis un effort.
Mes nouveaux vers semblaient bercés par une légèreté nouvelle, une atmosphère moins tragique se dégageait de mes
textes comme si, touché par la grâce de ses yeux, une nouvelle chaleur guidait à présent mon imagination. Comment
ai-je croisé son regard ?
Nos chemins se sont embrassés un jeudi après-midi, le gris
de la pluie avait submergé Paris et les hirondelles dans leur
élan avaient effectué un étrange ballet, comme annonçant
l'arrivée imminente du soleil, comme si les oiseaux avaient
chassé les nuages vers d'autres rivages. Je sortais de la salle de
basket-ball, épuisé comme si j'allais m'écrouler, lorsqu'une
aura enveloppa mon corps et intrigua mes sens. Je sentis une
présence derrière moi.
Était-ce l'entraîneur de basket ? Ou bien un quelconque individu ?
Était-ce un tueur avec un couteau, prêt à m'envoyer dans
l'autre monde ?
Une présence énigmatique venait s'immiscer dans mon âme,
quelqu'un voudrait-il de mes larmes ? Rien de tout cela,
impossible de me retourner, j'étais comme paralysé devant le
mur grisâtre. Immobile, je n'arrivais plus à penser, lorsqu'une
voix cristalline prononça : « Alors tu ne me regardes pas ?
»
Mon esprit se reprit soudainement comme si j'étais revenu
d'un voyage dans le temps. Me retournant, ce ne fut pas un
être que je vis, mais une lumière brillante dans ses yeux, une
lueur angélique, atmosphère féerique. Accoudé à un arbre
étrange dont les feuilles oscillaient entre la mort et la vie, je

fus transporté par le regard perçant de la demoiselle.
Sa chevelure longue et épaisse reposait sur ses seins, irrésistible dessein. Son visage était marqué par les rides de la vie, comme si la petite fille que son corps trahissait était devenue femme suite à un drame. Un léger grain de beauté venait orner le coin de son regard.
Malheureusement, je ne pus lui parler car l'entraîneur, ce bourreau des cœurs, m'appela de vive voix !
« Florent, l'entraînement n'est pas terminé, reviens. »
C'est avec désarroi que je dus la quitter. Qui était cette fille aux cheveux longs ? Je dus reprendre la séance d'entraînement. Mon entraîneur était un ancien joueur professionnel et il m'avait pris sous son aile après m'avoir observé.
J'étais aux anges car il me faisait progresser tous les jours et chacun de ses conseils me permettait de grandir. J'appris notamment quel doit être le positionnement parfait lors d'un shoot, comment récupérer plus vite et comment communiquer sur le terrain.
Cependant, même si le basket m'intéressait au plus haut point, je ne pouvais m'empêcher de songer à cette mystérieuse rencontre.
La reverrais-je un jour ? Telle était la question. Pas une seconde ne passa sans que je ne pense à la fille aux cheveux longs. Le matin, avant d'aller avec l'entraîneur et les autres basketteurs pour travailler, je regardais soigneusement autour de moi, espérant ainsi revoir la petite fée qui troublait tant mes pensées. Lorsque je passais devant le tronc imposant de l'arbre curieux, je ne pouvais m'empêcher de penser à cette fille…
Les jours se suivaient sans que je la revoie à tel point que je me suis demandé si je n'avais pas rêvé. Existait-elle vraiment ? Ou était-ce une vision de mon cerveau ? Était-ce la maladie qui l'avait créée ? Étais-je condamné à vivre sans la retrouver, alors que je lui avais écrit dans mon cœur une symphonie de poésie ?
Tous les jours après l'entraînement, je m'enfermais dans ma chambre et j'écrivais pour elle jusqu'à ce que le sommeil m'arrache de mon stylo, jusqu'à ce que mes yeux se ferment sous le poids de la fatigue. Alors je rentrais au pays des rêves la retrouver.
Mon réveil nous séparait et une profonde tristesse m'envahissait. Puis le jour que j'attendais arriva enfin, la providence sonna à ma porte. Le venin devait couler dans ses veines pour m'avoir hypnotisé de la sorte, moi le cœur de pierre !
C'est par un temps orageux que j'ai à nouveau croisé la fille

sans prénom, la fille qui errait dans chacun de mes mots. Je
sortais de la salle d'entraînement sans allant, quand, tout à
coup, une main s'agrippa à moi : « Ah non, tu ne partiras pas
cette fois ! »
Mon cœur s'arrêta et je n'étais pas loin de la crise cardiaque
tellement mon corps tremblait, je pris mon courage à deux
mains. Mais voyant que cela ne suffisait pas, impossible de
décrocher le moindre mot, je sortis de mon jogging mon dernier texte qui lui était dédié.
Elle était là, en face de moi, le regard posé sur mes mirettes,
ses yeux ne me quittaient pas. Je lui tendis mon poème. À
sa lecture, elle se mit à rougir, sa main tremblait comme si
Parkinson la frappait subitement. Mon poème manqua de
tomber par terre, puis, arrivé au terme de sa lecture, la belle
disparut sans un mot. Elle partit au loin, ma prose au creux
de sa main.
Elle traversa l'allée des arbustes, puis celle des sapins qui
menait au métro. Je n'ai pas cherché à la rattraper, trop surpris par sa fugue soudaine. Avec elle s'étaient envolés mes
derniers espoirs de lendemains romantiques.
Subitement je fus foudroyé par des tics, mon faciès se décomposait, se reconstituait de manière névrotique, ma bouche effec-
tuait des mouvements cycliques, des tournures pathétiques.
Qu'avais-je fait de mal pour qu'elle s'enfuie de la sorte ?
À ce moment, seule la mort trouvait grâce à mes yeux, le
monde venait de s'écrouler et l'édifice de mes vers devenait
de plus en plus amer comme si une nouvelle traversée du
désert me guettait. La pratique du basket ne me suffisait plus,
je la voulais elle et pas une autre.
Elle était ma lueur d'espoir, moi l'homme à l'âme si noire.
Une bourrasque m'avait emporté en ce beau jour d'été vers
une mélodie électrique. Elle, la plante verte, avait la grâce
d'une rose pourpre, l'éclat de ses yeux noyés dans le feu de la
foudre me rendait fou.
Ivresse instantanée, sentiment d'éternité, éternelle anxiété
à l'idée de la revoir un jour. Un jour peut-être elle serait
mienne, un jour peut-être à Vienne.
Dorénavant, j'avais une mission : retrouver la belle de mes
pensées avant mon retour chez mes parents. Je partais dans
deux jours et toujours pas de nouvelles, même pas un prénom, juste ce surnom : la fille aux cheveux longs.
Je harcelais les gars du basket pour savoir si l'un d'entre eux
l'avait par hasard aperçue mais personne n'avait remarqué
cette petite fée, quel scandale !
En rentrant dans ma chambre, je ressentis un sentiment

étrange, un manque affectif. Elle me manquait, moi l'éternel
solitaire, éphémère étincelle. Je n'avais pas connu l'amour du
haut de ma grande tour, je n'avais jamais attisé comme cela
le regard d'une fille. D'ordinaire, les demoiselles ne s'intéres-
saient pas à ma sphère. Lorsqu'on n'a rien, on s'accroche au
peu qui nous vient dans les mains...
Pour des hommes plus expérimentés, peut-être que ces
quelques regards échangés dans la ville des lumières n'expri-
meraient rien, pour moi ils cristallisaient un jour nouveau.
Cette rencontre résonnait dans mes neurones tel un écho traversant les murs, une note de violon apaisant mes maux !
J'avais cette sensation unique de savoir pertinemment que si
je ne la revoyais pas, ce serait le plus grand gaspillage de ma
jeune vie !
Comme si tous mes sens exacerbés me réclamaient la demoiselle enjouée, comme si mon corps et mon esprit n'avaient de
sens que conjugués avec ceux de la fille aux cheveux longs.
Mon jeu de basketteur devint moins brutal, plus subtil, grâce
à cette volupté volée, ces quelques instants passés avec la
demoiselle m'avait transporté ailleurs, là ou je n'avais jamais
été, là où mon cœur était enraciné !
Il semblait si poussiéreux, je n'avais jamais pris la peine de
l'écouter, je ne possédais pas la clé de mon palpitant, la fille
aux cheveux long me donna l'occasion d'explorer une contrée
nouvelle : le temple de mon cœur, berceau de tant de peurs.
Le temps et les jours passaient lentement, ma montre ne
voulait plus avancer, comme obnubilée par cette rencontre,
 j'aurais voulu être magicien, traverser le temps en arrière,
pour dénouer mes chimères, retrouver l'être cher.
Bip bip le réveil sonna ce matin, il s'agissait de mon dernier jour à Paris, je partais à midi trente, et il était déjà dix
heures, les minutes défilaient et sans cesse je me demandais
où était donc la belle de mes pensées. Peut-être avait-elle
fait un simple séjour à Paris, peut-être était-elle déjà repartie. Peut-être dans les bras d'un autre avait-elle trouvé du
réconfort ?
Je sentais sa présence. Je n'aurais pas assez d'une vie pour
décrire ce que je ressentais à ses côtés, pas assez d'une mélodie
pour transcrire la sensualité épousant chacun de ses gestes.
Pourtant, je ne l'avais vue que durant quelques instants volés.
Comment ai-je pu tomber amoureux d'une aura, d'un geste,
d'une voix ?
Il est des choses qui ne s'expliquent pas.
La relativité de la notion du temps me semblait prendre ici
toute son ampleur. Jadis, en jouant au basket, je ne voyais pas

le temps passer. Depuis cette rencontre, ce dernier s'écoulait si lentement qu'il aurait presque pu reculer. L'horloge se bloquait.

À mon réveil, je pris un café noir comme mon âme, noir comme mes larmes. Pour la première fois, je pleurai de peur de ne jamais la revoir, destin dérisoire. Je devais aller à la gare pour midi mais avant, un petit tour à la salle de basket s'imposait pour dire au revoir à mon entraîneur, avec, il est vrai, l'arrière-pensée que je croiserais peut-être la fille aux cheveux longs. À mon arrivée, je ne vis personne, pas même l'entraîneur ! Tant pis, je ne pourrais lui dire tout le respect que j'avais pour lui. Lorsque je sortis, le crachin était de retour, les oiseaux perchés dans l'arbre de ma dulcinée invitaient mon esprit à de subtiles envolées.

Il ne me restait désormais plus que quelques minutes avant de prendre mon train. Je pris le métro pour aller à la gare, conscient qu'il était sans doute déjà trop tard. Je traversai donc l'allée des arbres curieux puis celle des sapins. À droite, à gauche, je jetai mon regard dans l'espoir de revoir la belle. Peut-être se cachait-elle derrière ce buisson ?

Peut-être était-elle dans cette cabine téléphonique ?

Je ne la voyais nulle part. Je l'imaginais dans les bras d'un autre…

Vertige de mon âme, vertige de mon drame, je n'avais plus les pieds sur la terre, j'étais perdu dans mon atmosphère entre passion et déraison, entre folie et envie.

Tel un phare, elle avait illuminé ma poésie pendant quelques moments perdus dans le temps. Mais je devais retrouver mes parents, je pris donc le train, bien que l'idée de rester à Paris m'ait plus qu'effleuré. J'étais placé dans le wagon B, personne à côté de moi. Cela m'arrangeait, je n'avais pas envie de parler à autrui. Mes tics ne m'avaient pas quitté, mon faciès était resté prostré devant la fuite de la fille aux cheveux longs, il semblait paralysé. Mon visage n'exprimait plus aucune émotion, telle une pierre je m'étais arrêté de vivre depuis que la belle avait quitté mon chemin.

Je m'assoupis avant même que le train ne parte. À mon réveil, quelque chose avait changé. Une personne s'était assise à mes côtés. Impossible d'ouvrir les yeux, une présence me perturbait. C'est ici que ma vie a basculé, la fille aux cheveux longs venait de s'installer à côté de moi ! Il est des choses que l'on ne contrôle pas, pourquoi le destin nous avait-il réunis de la sorte ? Paniqués, mes muscles tremblaient subitement comme si mon corps venait de sortir d'un long coma !

Cependant, je trouvai la force de lui parler en commençant

par ces quelques mots : « Alors mon poème ne t'a pas plus ? »
Elle se mit à rougir comme la première fois. J'eus un instant
peur qu'elle ne s'échappe de nouveau ! Sa réponse me transperça telle une balle en plein cœur : « Tu es si différent et tes
vers sont le fruit d'une certaine souffrance. »
Elle avait vu juste et m'avait analysé mieux que quiconque.
On engagea alors la conversation, c'est ainsi que j'appris
qu'elle habitait bien Paris, simplement elle allait rendre visite
à sa tante qui résidait en Bretagne.
Génial, elle s'arrêtait aussi à Rennes. Comment s'appelait la
fille aux cheveux longs ?
Elle n'était pas du genre à divulguer son prénom à n'importe
qui. Pas le style de fille à donner facilement son numéro de
téléphone. Pourtant, c'est elle qui m'avait abordé. Elle devait
bien avoir un mobile. Gageons que ce voyage serait l'occasion pour moi de trouver la raison de mon interpellation.
Pas facile de draguer quand on n'est pas doué, quand on n'a
jamais vraiment essayé. J'arborais fièrement un beau costume
bleu et une cravate noire, comme si mon être avait voulu se parer
de ses avantages, comme si, inconsciemment, j'espérais la voir
dans ce train, dans ce voyage vers mon destin, curieux refrain.
Je regardai ses mains, pas d'alliance, avais-je donc mes
chances ? Son regard trahissait à la fois un certain espoir, mais
aussi une crainte évidente d'être déçue.
Serais-je à la hauteur ! Pouvais-je, pour un instant, me transformer en l'empereur de son cœur ? Pourrais-je un moment
oublier la notion de temps, pour faire de ce moment un instant magique, comme si l'espace-temps se déformait en sa
présence, absorbé par tant d'aisance.
Nous nous regardions dans les yeux sans arrêt, telle une évidence, j'aurais dû l'embrasser à ce moment mais une certaine
timidité semblait enracinée en moi, il fallait donc que je tra-
hisse mon essence.
Pour ce faire, je jouai un rôle, je ne voulais plus être un
vulgaire atome que l'on ne remarquait pas. C'est pourquoi
j'imaginai une pièce de théâtre dans laquelle j'étais le bellâtre.
J'acceptais ainsi de maquiller mes vers de couleurs nouvelles.
Mon personnage était sûr de lui et quelque peu arrogant.
Toutefois, une certaine fragilité émanait de son phrasé. En
effet, il balbutiait légèrement. Ce qui visiblement attendrit la
fille aux cheveux longs.
Durant ce périple, nous avons parlé de ses passions, elle adorait la littérature et les poèmes ! Quelle coïncidence ! Mais la
brèche dans l'espace-temps touchait à sa fin puisque le train
arrivait à Rennes.

Tic tac, tic...
.... tac.
Bien sûr, je n'oubliai pas de lui demander son numéro de
téléphone, elle accepta avec le sourire. À la gare, mes parents
passèrent devant moi sans me reconnaître, c'est que ma
timidité venait brusquement de s'envoler. Impossible alors,
même pour ma famille, de voir en ce jeune homme sûr de
lui et avançant d'un pas militaire, leurs fils jadis si hésitant.
À mon arrivée, je vis Angélique s'éloigner de moi puis rejoindre
sa tante. Elle me dit simplement « Au revoir » Était-ce un
«
Salut à bientôt ! » ou plutôt un « Adieu
»
? Gageons que je ne
tarderais pas à le savoir...
À notre retour à la maison, mon père me demanda si tout
allait bien, surpris que je m'enferme dans ma chambre
pendant de nombreuses heures. Je lui répondis que tout allait
pour le mieux et que j'étais juste un peu fatigué. En réalité,
j'étais exténué, le stage m'avait amoindri physiquement. Je
n'étais pas habitué à soutenir un tel rythme physique.
C'est ainsi que, profitant de la brèche, le démon s'immisça à
nouveau dans mon château. Dans ma forteresse mentale, il
existait une porte dissimulant mes failles, la maladie réappa-
rut subitement, profitant de ma fatigue physique.
Une migraine épouvantable m'habitait dorénavant, elle ne
me quitterait que lorsque j'aurais rendu les armes, lorsque
le démon serait devenu le seul ministre de mon cerveau.
Pendant ce temps, la belle ne se doutait de rien, elle se
demandait peut-être pourquoi je n'appelais pas. J'attendais
d'aller un peu mieux, de retrouver mon libre arbitre en lieu et
place de ce monstre sordide. Il avait des plans machiavéliques
pour moi.
Éternelle pyromanie de ma poésie, mon âme partit en
flammes. Mes vers n'avaient qu'un seul but : séduire la fille
aux cheveux longs, j'écrivais aussi pour chasser mes névroses.
Tristesse ultime, victime d'un double, je cherchais la clé pour
le tétaniser et ainsi reprendre ma destinée. Je priais tous les
soirs que Dieu fait, mais chaque matin c'est le diable qui me
réveillait par cette migraine infernale jusqu'au jour où la fille
aux cheveux longs m'appela !
C'est alors que je trouvai en moi la force de terrasser le sbire,
sublimé par cet espoir retrouvé, je me suis décidé à méditer
pendant des heures pour récupérer au plus profond de mes
neurones le trône de mon être, le contrôle de mon esprit.

Quel retour à la vie ! Cependant, cette introspection m'avait
mis KO, comme si pour chasser le mal, je devais me vider de
mon sang, me vider de toutes ces pensées contradictoires, ne
plus écouter ces voix qui me parlaient.
Après deux semaines, je repris mes esprits et mes premières
pensées, à nouveau éclairées, furent pour la fille aux cheveux
longs. Était-elle encore à Rennes ?
Non. Au téléphone, elle me dit d'un ton mélancolique
qu'elle était retournée sur Paris, triste mélodie que celui qui
se réveille sans son alter ego. L'on décida de s'écrire en attendant de se revoir. La vie reprit son cours, transportée par ce
nouvel allant comme si dorénavant un ange veillait sur moi.
Bien sûr, la demoiselle ignorait tout de ma maladie, mais le
fait de savoir à travers ses lettres que je comptais beaucoup
pour elle me fit grande impression.
Je ne faisais pas attention à l'orthographe poussiéreuse de ses
écrits mais plutôt à son sens de la mélodie, il se dégageait une
certaine musicalité de ses poèmes comme si elle écoutait de
la musique en les écrivant, par ici je devinais le piano, par
là je sentais un zeste de violon, que d'émotions ! La jeune
fille avait vingt ans, cependant son être dégageait une grande
maturité, un certain courage se cristallisait dans ses récits,
comme si la belle avait vécu trop jeune un drame, le poids de
ses mots me transportait ailleurs. Mais quel était ce mystère
qui transpirait de son être ?
Elle construisait des pyramides de mots, des rivières de vers,
je fus si impressionné par ses écrits que je me surpris à décortiquer chacun de ses textes. La fille aux cheveux longs bâtis-
sait des sculptures d'exclamation, des rimes volatiles volaient
au-dessus de moi à chaque fois que j'ouvrais ces lettres, les
mots dansaient subitement sous sa plume. Suffixe, préfixe et
cette idée fixe : la revoir.
134 135Impressionné, je n'avais jamais rien lu de pareil, soudain je
me suis mis à douter, la belle attendait un poème en retour,
serais-je à la hauteur ?
J'ai décidé de me montrer tel que j'étais ! Cependant, aucun
de mes textes ne soutenait la comparaison, je devais donc
élever mon niveau, transcender mes vers, me transformer en
stylo, ne vivre que pour poser quelques mots sur un air de
baryton, gravir l'ultime ascension.
Celle qui mène ailleurs, là où il n'y a plus d'apesanteur, dans
l'antre de sa fleur ! Je dus mettre le basket entre parenthèses
pour me concentrer sur mon poème, je le voulais grand, moi
l'être déficient, je voulais me soustraire du néant, quelque
part entre présent et futur, créer un lien unique cristallisé par

mon feuillet. Pour ce faire, je m'enfermai dans ma chambre de longues semaines sans aller en cours. Le matin, je faisais semblant de partir à la fac puis, lorsque mes parents étaient au travail, je revenais accomplir ma mission. Pour bâtir l'ultime prose, je devais oublier tout ce que j'étais, quitter mon essence spirituelle pour toucher le ciel, devenir une hirondelle voguant au-dessus des immeubles, observer et recréer un monde différent, sans cesse aller à l'encontre du vent, sans cesse aller à contre-courant.
Je pris ma plume un soir en regardant Neptune, je pris ma plume un matin en admirant les dunes, je pris ma plume comme si c'était la dernière fois, comme si, atteint d'une maladie incurable, je devais mourir demain ! J'accouchai, non pas d'un poème, mais d'un testament à tout juste vingt ans, chacun de mes gènes fut gravé dans ces feuilles volantes, chacun de mes synapses transposé dans cet écrit ! Mais comment s'appelait cette étrangeté ?
L'irrésistible idylle, voici la genèse de ma thèse sur la fille aux cheveux longs. L'histoire d'une chanson sans nom, un roman volant, des sentiments ardents.
Je lui envoyai alors mon testament. Le jour même où elle le reçut, la fille aux cheveux longs m'appela, charmée visiblement par ma prose. Cette fois, j'avais son cœur entre mes mains, elle m'invita à passer deux semaines chez elle avec sa famille.
Le ciel dehors était gris et ombrageux, qu'importe, puisque brusquement dans mon esprit s'allumait un feu verdoyant, le soleil illuminait mon cœur, l'ultime chaleur d'un homme qui part pour ailleurs...

Chapitre 11 : La chute

Le continuum espace-temps s'était brusquement arrêté dans les bras de ma dulcinée. Le sablier ne vidait plus son sable, comme prostré devant l'éternité. J'étais si heureux, je m'épanouissais à ses côtés. Puis les battements de la mesure reprirent de plus belle. Le sablier déversa son sable, la maladie pénétra à nouveau mon âme...

C'était pendant la Toussaint que je devais retrouver la fille
de mes pensées. Je n'avais pas effleuré le sujet avec ma mère.
Pourtant, pour revoir l'élu de mon cœur, j'avais besoin de
son aval.
« Mais qui est cette fille ! » s'exclama ma mère lorsque je lui
racontai mon intention de la retrouver. J'étais très pudique à
l'époque et divulguer mon inclination pour elle à mes parents
m'était impossible. Je répondis simplement que c'était ma
nouvelle copine. Ma mère rit en disant « Nouvelle ! Parce que
tu as déjà eu d'autres petites amies ? Laisse-moi rire, allez
vas-y retrouver ta chérie ! »
Génial j'avais réussi à convaincre ma mère et dans notre
famille c'est elle qui gouverne.
Revenons à ce périple vers Paris. Je pris le train direction
la Seine Saint Denis, la fille aux cheveux longs venait d'un
quartier difficile, cela explique peut-être ce courage qui me
plaisait tant en elle ! Pour digérer ce voyage, j'ai horreur des
trains, je m'étais acheté un CD d'un artiste qui m'intriguait
beaucoup, j'avais pris mon lecteur CD portable, à l'époque
pas de mp3. J'allumai donc au départ du train mon lecteur
CD, et je fus parachuté vers un monde inconnu, quelque
part entre exaltation et imagination.
Mais qui était ce type ? Comment pouvait-on avoir tant de
talent ? Voilà ce que je me suis dit à l'écoute de son album.
Pourtant j'adorais la musique et je pensais avoir une bonne
culture musicale, cet homme d'un mètre cinquante-huit tout
juste balaya tout l'édifice de mes bases musicales. Telle une
révolution en notes, il annihila toutes mes certitudes sur la
musique. Ce type dégageait une soul incroyable, une atmosphère imparable, il jouait de tous les instruments, chantait
avec une voix cristalline, mais le plus étonnant c'était la vir-
tuosité qu'il exprimait dans chacune de ses notes.
Généralement, un artiste maîtrise un instrument, c'est déjà
énorme, lui jouait de la basse comme Larry Graham de la
guitare comme Hendrix et ces notes de piano touchaient le
divin comme si Mozart était redescendu sur terre pour nous
sortir de l'enfer.
Son falsetto me fit la plus grande impression, à tel point
que, l'espace d'un album, j'oubliais que je devais revoir ma
jeune amie et sa famille. Tant mieux, car cela me soustrayait
au stress et, lorsque le train arriva, j'étais détendu comme
si cette étrange artiste, haut comme trois pommes, m'avait
donné la voie.
À la gare Montparnasse, une fois le CD de Prince terminé,
j'étais comme contaminé par sa grâce, comme si l'art concen-

tré dans cet homme pouvait se partager.

Cependant, un autre tableau m'intéressait au plus haut point, celui de la belle aux yeux cristallins. À la sortie du train, je scrutai au loin, pour revoir la lueur d'espoir qui m'avait guidé pendant tous ces mois, celle qu'on ne nomme pas, la fille aux cheveux longs.

Personne à l'horizon, mais où se cachait-elle ? L'espace d'un moment, je crus qu'elle n'était pas venue ! Je scrutais les gens, plus précisément les jeunes femmes, afin de repérer l'être de mes pensées. Je fus étonné de constater à quel point ici les gens avaient l'air pressés. Une vieille dame manqua de me faire tomber, pas un geste d'excuse, c'est tout juste si elle ne me donna pas un coup avec son vieux sac à main. Rester immobile dans un lieu de passage, voilà un véritable danger. Les quidams passaient, mon cœur trépassait, je ne la voyais pas. Seul au milieu du sous-sol parisien, seul avec tout ce monde qui se hâtait. Les campagnes d'affichage du métro vantaient les mérites d'un site de rencontre très connu. Une jeune fille tendait la main à un homme qui n'osait pas la regarder. Je restai là à regarder cette annonce publicitaire. Elle me parlait, comme si elle symbolisait ma relation. En effet, c'est la belle qui m'avait tendu la main dans l'espoir de meilleurs lendemains. Je me remémorai cette phrase : « Alors tu ne me regardes pas ? »

Je la cherchai dans ce fourmillement oppressant de gens. Toutes ces personnes tassées les unes contre les autres, cet amas de chair. Un homme avec ses lunettes qui tombaient sur son nez me fixait étrangement. J'étais l'intrus, celui qui attend lorsque tout le monde s'empresse. Une femme avec ses enfants perdait presque la raison à ma gauche, elle venait de rater le train. Son regard exprimait un certain désarroi. Et moi qui voyais les minutes défiler sans voir ma dulcinée. La gare, son odeur nauséabonde, ses poussières volant au-dessus du monde. C'est alors que, tout à coup, j'aperçus une fille assise sur un banc au loin, les cheveux longs. Je n'étais pas sûr qu'il s'agis- sait bien d'elle. Je me rapprochai rapidement, une horde de gens masqua soudain le banc. Lorsque j'arrivai devant la banquette, la belle avait disparu. Je pestai ainsi contre cette meute qui m'avait éloigné de la fille de mes pensées.

Mais où était-elle ?

Fatigué par cette attente, je décidai de m'installer sur le banc. J'imaginai le pire : et si la belle avait subitement changé d'avis ? Et si, tout simplement, notre rendez-vous devant une porte de la gare était trop imprécis ? Peut-être était-elle repar- tie, faute de m'avoir trouvé.

Pendant ce temps, le fourmillement des gens continuait, je
les entendais, certains constataient à voix haute que le train
était déjà parti.
D'autres couraient comme si leur vie en dépendait. La police,
quant à elle, faisait des tournées pour traquer les pickpoc-
kets. D'ailleurs, je devins rapidement un suspect, à tel point
qu'un homme en uniforme vint à ma rencontre : « Bonjour
monsieur, que faites-vous depuis une heure à épier les gens ?
Puis-je voir vos papiers, s'il vous plaît ?
»
Par chance, je n'étais pas en bouffée délirante, j'acceptai sans
discuter de lui montrer mes papiers... Une fois les craintes de
l'agent dissipées, je lui expliquai la situation. Il me souhaita
bonne chance.
Puis il repartit dans le brouillard de la foule.
C'est alors que quelqu'un me poussa violemment dans le
dos : « Alors on se fait arrêter par les policiers !
»
Je me retournai, la peur au ventre, lorsque j'aperçus les yeux
cristallins de la fille aux cheveux longs.
Mon cœur, électrocuté par tant de beauté, subjugué de la
revoir enfin, s'arrêta quelques instants, comme si l'espace-
temps lui-même perdait la raison.
Il me fallut quelques secondes pour reprendre mes esprits et
la serrer très fort contre moi. Dorénavant, mon visage rayon-
nait telle une étoile en fusion, une lointaine constellation !
Dans ses bras, j'aurais pu passer de vie à à trépas tellement la
plénitude m'envahissait.
La fille au regard cristallin, j'aimais tant sa prestance, son
aisance. Elle se tenait toujours très droite ce qui soulignait la
longueur de ses jambes. Son menton carré venait peaufiner
un visage singulier. Son faciès, tout en finesse, était décoré de
rides étranges pour une fille de son âge.
Cela exacerbait l'expression de son minois. Elle n'avait pas
besoin de me parler de ses blessures, son visage trahissait son
armure. Il semblait marqué par la vie, comme une feuille
subissant les coups de ma plume.
Sa chevelure masquait l'un de ses yeux, cela lui conférait un
côté énigmatique qui n'était pas pour me déplaire.
Sa différence me plaisait énormément, tout comme ces longs
silences à l'aube du printemps.
À notre arrivée chez ses parents, l'accueil fut très sympa-
thique. Je me rendis compte que la fille de mes pensées vivait
dans un trente-cinq mètres carrés, loin de ma maison spa-
cieuse et de mon quartier bourgeois.

Dans les ruelles de la Seine Saint-Denis, on voyait des ordures jetées par terre sans sac, l'odeur était nauséabonde. Cette zone de non-droit était sous le contrôle des jeunes du quartier, drogue et violence, l'apologie de la souffrance. La violence de ces jeunes à qui l'ont avait enlevé tout espoir. Leur seul but : s'en sortir par tous les moyens.

Qu'importe ! Dans ses bras, j'oubliai tout. Le père de ma princesse était ouvrier dans un collège, sa mère s'occupait de ses enfants. À cet instant, je pris conscience de la chance qui était la mienne et mes problèmes me parurent soudain bien futiles !

En effet, la fille de mes pensées, à mon arrivée à la gare, portait des chaussures trouées sur le côté, un ensemble fait de bric et de broc, un haut couleur pourpre sembla si abîmé qu'il pouvait tomber à n'importe quel moment. Néanmoins son charisme transcendait le côté miséreux de ses effets. En la regardant dans les yeux, je sentais l'ivresse du feu.

Sa famille me fit forte impression, soudée et solidaire. Je les admirais. Particulièrement son père, André. À première vue, il faisait presque penser à un vagabond, barbe de dix jours et traits du visage si tirés qu'il peinait à dissimuler cette tristesse du patriarche qui tente de nourrir sa famille. Cependant, derrière cette apparence de pauvreté se cachait en réalité une grande richesse intellectuelle.

André, petit par la taille, ne dépassait pas le mètre soixante-cinq, mais dans son esprit, je devinai une grandeur d'âme, celle d'un père dévoué à ses enfants et à sa femme, celle d'un homme qui travaillait dur chaque jour pour nourrir sa famille. Ses cheveux mi-longs, bouclés et très épais, sa barbe de trois jours et son ensemble très classe lui donnaient une allure originale. Cela faisait sa vétusté. Robuste et sûr de lui, André dégageait une certaine aura, inévitablement celle-ci m'attira.

Chaque semaine, le patriarche faisait les ordures pour réparer les objets abandonnés. Cela attisa ma curiosité, moi qui ne savais rien faire de mes mains à part écrire. J'avais beaucoup d'estime pour lui, il me répétait sans cesse : « La richesse ne peut être qu'intellectuelle, les pauvres ce sont les gens qui ne peuvent étudier. »

Cet homme cachait bien son jeu. Lettré et cultivé, je le surpris plusieurs fois en train de lire des livres d'histoires, Napoléon et le roi soleil, Louis XIV, le passionnaient

Ce qui me plaisait chez cet homme, c'était avant tout son incroyable capacité à désosser un téléviseur apparemment cassé puis à le rafistoler sans dépenser le moindre sou. Son acuité intellectuelle s'exprimait en restaurant tout ce qu'il trouvait, du simple téléviseur à la plus complexe des motos. Son art se manifestait, non pas par les mots, il ne dressait pas des tableaux, mais par le biais de ses mains. Sa dextérité manuelle m'impressionnait à tel point que rapidement il me prit sous son aile pour aller faire les poubelles du quartier. Non André n'avait pas honte de cela, au contraire. Cela lui permettait d'arrondir ses fins de mois et d'offrir à sa famille des objets qu'ils ne pouvaient se payer, neufs ou même d'occasion ! Je me souviens qu'un jour, il m'interpella à table et me demanda de dire à voix haute ce que l'on avait réparé ensemble : « Une table, un écran, un walkman… » comme si chaque objet restauré était un trophée.

Parfois, nous passions la journée à décortiquer un processeur, il m'apprit à souder des diodes. Quelle excitation de partir en vadrouille sans savoir ce que nous allions ramener, de plus cet homme aimait les challenges et plus l'objet paraissait impossible à ranimer, plus il s'évertuait à tenter l'expérience. D'ailleurs, le garage avait tout d'une salle de montage, soudeuse et perceuse fixées au mur, tournevis et marteaux posés par terre, poussière tapissant les murs et, bien sûr, toujours un tas de matière électronique. Certains diront « Un tas d'ordures sans intérêt », mais pour André et moi il s'agissait du reflet de la société de consommation, achetant puis jetant sans même prendre le temps de réparer.

Cet homme sut me donner le goût du travail bien fait, sa curiosité envers moi se développait chaque jour. Ainsi une complicité se noua rapidement entre nous.

La fille aux cheveux longs et moi ne nous quittions jamais des yeux. Plus les jours passaient et plus notre amour grandissait, nous prenions des cafés au lait dans des bars, je me noyais dans son regard, vision de l'ultime espoir. Ma dulcinée semblait heureuse de voir que son père André m'acceptait.

Lorsqu'elle me déclarait son amour, elle me pénétrait le cœur. Personne avant elle ne m'avait contemplé de la sorte.

D'un coup d'œil elle lisait à livre ouvert dans les profondeurs de mon âme. D'un regard elle devinait mon drame.

Avait-elle découvert mon terrible secret ? Souvent elle me disait que j'étais très mystérieux et que, quelque part derrière mon apparente timidité, se cachait un être tourmenté, un homme qui, malgré son milieu aisé, avait visiblement beaucoup souffert.

Elle m'avoua même que c'est ce qui lui plaisait chez moi :
« Tu n'es pas comme tous ces fils à papa ! »

D'un seul coup,
je me mis à douter. Devais-je avouer à ma dulcinée mon mal-
être ? À cette époque, je savais que j'avais un problème mais je
n'arrivais pas à mettre un nom dessus, j'ignorais que je faisais
des bouffées délirantes.
De plus, dans ma famille de militaire, se plaindre pour des
maux de tête n'était pas permis, mon père avait horreur
d'aller voir le docteur, il guérissait tout seul sans le moindre
médicament, à la dure !
Son père avait fait la guerre d'Indochine et celle d'Algérie,
alors la maladie était futile, seul comptait le courage. Le reste
n'était que mirage. Enfin, je ne voulais pas inquiéter mes
parents, puisqu'au bout de deux ou trois semaines ma souffrance s'estompait généralement.
Dilemme cornélien, dire la vérité ou trahir la réalité, je ne
savais quelle attitude adopter, j'avais si peur de perdre ma
princesse, alors je me suis enterré dans un silence mortuaire,
je me suis retiré dans mon sanctuaire.
Mon seul but était de la satisfaire et mes problèmes je les mettais de côté, j'avais tout le temps peur d'être malade lorsqu'elle
n'était pas là, sa présence suffisait à me faire oublier mon
affection, d'ailleurs j'allais mieux grâce à elle, je n'éprouvais
plus le besoin de devenir un être surdoué, j'appris à ses côtés
à vivre l'instant présent.
André, lui, semblait fier que sa fille m'ait rencontré, il parlait
même mariage et regardait pour moi les offres d'emploi sur
Paris !
Seulement, qu'en serait-il si la vérité venait les éclairer,
qu'en serait-il si André apprenait la réalité ? J'en faisais des
cauchemars. Et si un jour je tentais de frapper André comme
jadis mon père ? Qu'adviendrait-il de nous si je redevenais
fou ? Mes rêves récurrents se sont invités à la table de la réalité, peu à peu la vérité m'a tétanisé. Ne jamais taire son passé,
il finit toujours par vous rattraper.
Tandis que je devais partir en fin de semaine, l'autre, que
je pensais enfoui au plus profond de mon subconscient, est
réapparu plus fort et violent que jamais. L'autre est venu s'installer dans l'antichambre de ma raison. Par une nuit étoilée, il
a violé ma conscience, volé les clés de mon âme avec violence.
Que de silence...
La fille au regard cristallin dormait tranquillement sans se
douter qu'un vent violent allait bientôt frapper mon cerveau
ardent. Je regardais les étoiles haut perchées dans les bras de
ma dulcinée lorsque soudain une voix traversa mon cerveau :
«

« Tue André, tue-le ou c'est lui qui t'ôtera la vie. »
Voilà les sons névrotiques que j'entendis. C'est pourquoi j'ai
effectué un sursaut qui réveilla ma copine. « Que se passe-
t-il ? Tu as fait un cauchemar ? » « Non ne t'inquiète pas, j'ai
juste eu un mauvais réflexe, c'est nerveux. »
À partir de ce moment précis, je pris conscience du danger
qui nous guettait. Si l'autre était de retour, je risquais de faire
du mal à André et donc à ma copine.
Je ne dormais plus, je vomissais tous les matins, seul dans
la salle de bain. Ce n'était pas le bon moment. Si seulement
la maladie avait pu patienter quelques jours avant de me
jouer ce tour. Je partais bientôt retrouver mes parents, aussi il
aurait été préférable que mon affliction attende mon retour à
la maison pour se déclarer à nouveau.
Les voix de ma maladie avaient de nouveau émergé, je devais
lutter chaque jour qui passe pour me sortir de cette impasse.
Comment faire pour masquer la vérité aux yeux de ma dulcinée ? Celle-ci ne comprenait pas, je devenais fuyant, distant. Je m'enfermais dans les toilettes lorsque la crise me
foudroyait. Parfois, j'y restais pendant une demi-heure le
temps de reprendre le contrôle de mes esprits. Comment
faire lorsque chaque jour la folie se jouait de ma poésie ?
Alors que ma vie avait enfin trouvé la lumière cristallisée dans
cet être de chair, l'obscurité reprit petit à petit le contrôle de
mon univers.
Finalement, la fille de mes pensées m'avait permis de me
soustraire de la notion du temps pour quelques jours seulement. Le vent venait de tourner. Le temps s'était arrêté dans
mon horloge interne, comme paralysé par tant de beauté. Je
m'étais transcendé pour séduire la belle, cependant après la
transe il y a la déchéance. Voici l'histoire d'une triste romance.
Celle d'un homme qui ne voulait qu'une seconde chance…
Tic tac, tic tac, les divisions de la mesure reprirent de plus
belle, le temps n'était plus figé dans les bras de la belle élancée. Rien ne résiste au continuum espace-temps.
Les voix harcelaient ma conscience, perdue entre la volonté
de résister et de me laisser aller.
« Tue André, tue-le, ne vois-tu pas qu'il fait tout pour te sépa-
rer de sa fille ? »
Désormais, je n'avais plus le choix, il me fallait partir au plus
vite de peur de faire du mal à André.
Mon cerveau m'envoyait des signaux, il me disait que si
André m'emmenait avec lui pour faire les poubelles, c'était
pour que je ne voie pas sa fille pendant ce temps.
Mon cerveau ne m'appartenait plus, ma lucidité, envolée

dans les étoiles. La maladie décida de lever le voile, elle me montra sa dernière toile, André gisant par terre dans son garage.

Les voix n'étaient que les prémisses de mon supplice. Dans un dernier élan de conscience, j'ai pris mes distances. Je pris peur d'exécuter la dernière des erreurs, c'est ainsi que dans un de mes derniers instants de conscience, je me suis décidé à partir sans rien dire !

J'avais juste glissé sous l'oreiller de mon amour une lettre déguisée en adieu. Ce fut mon dernier sursaut de discernement.

Et ces voix qui m'ordonnaient d'en finir avec André. Lorsqu'il parlait avec sa femme dans la cuisine, je croyais qu'il fomentait un plan pour me séparer de sa fille.

Lorsque son regard croisait le mien, j'imaginais son corps allongé par terre dans une ruelle de la Seine-Saint-Denis. Ces visions atroces envahissaient mon encéphale, j'avais si mal. Un râle s'immisçait dans les flammes de mon âme. J'avais si peur de reproduire la même erreur que pour mon père. Je ne savais pas comment faire pour me défaire de cette névrose.

Et la fille au regard cristallin voyait, impuissante, la transformation de ma personnalité. Je ne dormais plus, je ne souriais plus. Dans mon regard, elle ne voyait plus ce miroir d'espoir. Seul le noir venait se greffer sur ma prunelle.

Ma copine tenta de me parler pour sauver notre amour, cependant je n'écoutais plus que ces sons étranges qui guidaient mon cerveau. L'hallucination était mon quotidien, le délire mon nouveau chemin.

Le suicide me semblait l'unique solution. Que faire lorsqu'on est gouverné par des forces suprêmes, que faire lorsque la haine transpire de chaque atome de son être ?

La nuit vint se coucher sur ma poésie, la lumière de mes vers disparut au profit d'un ciel amer. Les ténèbres pénétrèrent mon hémisphère droit, je fus victime d'une chose guidant ma prose. La sclérose envahissait peu à peu mes neurones, je n'arrivais plus à réfléchir, je n'étais plus qu'un robot obéissant aux ordres du démon. Dans un dernier sursaut, je décidai de partir avant de subir les foudres de mon esprit. Avant de commettre l'irréparable.

Après avoir glissé la lettre sous l'oreiller de ma petite amie, je pris donc le premier train vers Rennes, mes parents ne m'attendaient pas. À mon retour, je ne pouvais m'empêcher de songer à la fille de mes pensées. Il faisait si tard, le brouillard coulait dans mes veines, tout comme cette haine envers moi-même.

Sans la fille aux cheveux longs, je n'étais plus rien, j'arpentais
les ruelles de Rennes sans but.

Parfois, je croyais la croiser au détour d'une artère. Elle était
la seule à apaiser la matière de ma chair. La seule à irriguer
les veines de mon palpitant. Souvent, je restais prostré devant
mon portable à attendre un geste, un signe d'elle. Mais rien,
juste le silence du destin.

Petit à petit, j'ai sombré. Si je devais dessiner le tableau de
mes maux, j'esquisserais les courbes de la fille aux cheveux
longs.

À mon retour, j'étais méconnaissable, mes parents ne me
reconnaissaient plus. D'un naturel hyperactif, c'est à peine si
je sortais de ma chambre pour manger. L'ennui me guettait,
sans mon hirondelle pour voler, la vie n'avait plus d'utilité.
Parfois, je restais assis sur un banc à regarder les couples batifoler.

Que serait ma vie si je n'étais pas malade ?

Que serait ma vie si je n'entendais pas des voix malsaines ?
Peut-être serais-je encore avec la fille aux cheveux longs.
Piano, piano, la maladie crescendo avait envahi mon cerveau.
Mon esprit fut enterré, mon âme s'était envolée. L'autre me
dicta sa loi, il créa une nouvelle réalité fomentée par le malin.
Puisque la fille au regard cristallin était désormais bien loin,
l'autre jeta son dévolu sur un autre dessin. Au fil des jours,
la maladie fomenta un plan machiavélique. Chaque jour, les
traits du prochain méfait devenaient moins flous.

Par ici, on devenait un menton enrobé, par là quelques rides
venaient tapisser le visage de la prochaine victime. Des cheveux parsemés et grisonnants semblaient flotter sur la boîte
crânienne de l'inconnu. Un petit ventre trahissait quelque
peu une surcharge pondérale. Puis les yeux verts cristal dévoi-
leraient à mon grand désarroi mon très cher papa. Ainsi ma
maladie venait de désigner son prochain martyr.

Qu'allait-il advenir ?

Une déformation de l'espace-temps, en un instant, je fus
l'otage d'un étrange sentiment. Mon père allait bientôt
exécuter le dernier des voyages, celui dont on ne revient
pas, lorsque l'on passe de vie à trépas. Rêve ou réalité, je
fus emporté dans un songe où tout paraît réel. Pourtant
tout était factice. L'inquiétante réalité d'un cauchemar ou
le plus âpre des voyages…

Chapitre 12 : L'inquiétante réalité d'un cauchemar

Tic tac, tic tac, le sablier répand à nouveau son sable, le
temps s'écrase contre l'emphase de mes phrases. Mes mots
rasent le papier. Je n'arrive plus à décoller. Prisonnier
de moi-même, je me suis fabriqué mes propres chaînes.
Victime de moi-même, voilà le monde où je vous emmène.
Petit à petit, la symphonie de ma pathologie envahit à
nouveau mon esprit. Cette fois promis, elle va frapper fort.
Mon corps bientôt ne sera plus qu'un amas sans âme.
Bienvenue dans un monde d'où l'on ne revient pas sans
être métamorphosé.
Des notes de piano graves, des larmes qui ne sortent
pas, un orgue qui hurle son amertume, voilà l'orchestre
macabre qui défile dans mon cerveau, bienvenue au pays
des maux…

Une adversité nommée éternité, telle était ma destinée !
Je devais l'accepter. Depuis des semaines déjà, la maladie
 s'occupait à nouveau de mon cas, elle me guidait tout
 doucement vers le délire, vers cette fuite en avant, vers ce
sentiment asphyxiant que tous les gens vous veulent du mal.
Par ici, je voyais une voiture de police, pour un quidam quoi
de plus banal, pour moi c'était la preuve que j'étais épié, ma
vie menacée par d'étranges hommes en uniforme bleu délavé.
Certains officiers me souriaient comme annonçant une cap-
ture imminente. Nonobstant le fait que je n'avais rien à me
reprocher, je ne pouvais pas me défaire de cette sensation
menaçante d'être surveillé.
Et Angélique qui ne donnait plus signe de vie, je n'ai jamais
autant contemplé mon portable qu'à cette période.
Paranoïaque j'étais, sur le déclin je marchais, sans me rendre
compte que mon cerveau et mon corps ne m'obéissaient
plus ! Comme si un brouillard, posé sur mes sens, sur mes
yeux, sur ma capacité de raisonnement, déformait la réalité.
Ce que j'ai vécu pourrait s'apparenter à une réalité différée,
une vérité brouillée. De facto, ma vue n'était pas troublée, ni
même altérée, (je voyais bien la police patrouiller) c'est son
analyse qui interférait la réalité (j'étais persuadé que les flics
me menaçaient). Ma vision des choses, mon interprétation

étant déformées par un nuage épais de matière.

Avec le recul du temps, et étant à présent aguerri, je pense pouvoir dire que mon altération mentale était le fruit de mon ego.

Puisque je n'étais pas satisfait de ma condition, je ne me sentais pas à ma place dans la société, je n'étais pas celui que j'aurais voulu être, je m'étais inventé une autre matérialité dans laquelle je n'étais pas un récidiviste du redoublement.

Effectivement, dans mon hallucination, j'étais important puisque toute la police de France me recherchait.

Et mon portable qui ne sonnait toujours pas...

Parfois mon père me demandait pourquoi je n'étais plus avec Angélique. Seul le silence lui répondait...

Bientôt l'autre, ma pathologie, allait de nouveau jeter son dévolu sur mon papa. L'ironie du sort veut que, pendant ma crise, je n'eus aucune conscience de mon état mental.

Mon attention s'était tournée vers mon père, ma pathologie lui avait inventé une maladie, comme l'on dessine un destin.

D'un coup de crayon, les traits de mon père étaient devenus transparents. Son image s'était peu à peu effacée du tableau. À mes yeux, papa était devenu souffrant. Pourtant le malade c'était moi, triste aléa.

Non content d'avoir fait de ma vie un enfer, mon affection avait décidé de m'emmener dans le plus terrible des périples. Bienvenue au royaume des morts. Le délire était allé si loin que, pendant ma crise, j'avais vu mon père s'écrouler, mon monde s'était alors arrêté comme tétanisé, parfois encore résonne le bruit étrange de ce jour où j'ai vu la camarde frapper mon père.

La mort s'était invitée à la table de mes pensées. J'ai cru que mon papa était passé de l'autre côté. Celui dont on ne revient pas.

Bienvenue dans le plus troublant des voyages. Imaginez un thriller, sauf qu'ici pas de télévision, pas de scénario, juste un type atteint de bouffées délirantes. Dans ma réalité, les jours de mon paternel étaient comptés. Dans mon univers, fait d'hallucinations et d'aliénation mentale, nous vivions nos derniers moments ensemble. Que dire dans ces moments-là ? Je n'y arrivais pas, les mots ne sortaient pas.

Voici le récit du plus âpre des voyages, celui qui mène vers la folie. La torpeur d'un monde où rien n'est impossible. Venez, lecteur, je vous emmène au pays de l'horreur.

Depuis plusieurs semaines, impossible de trouver le sommeil, je restais dans mon lit à chercher le marchand de sable.

Et ce portable qui ne vibrait pas…
Le matin, les tiraillements de mon cerveau me firent petit à
petit perdre la raison. Au fil des jours, j'ai vu l'édifice de mon
monde voler en éclats. Toutes mes certitudes violées par l'autre.
La maladie, sans prévenir, avait kidnappé mon esprit. Petit à
petit, j'étais devenu irritable, anxieux. Ma pathologie avait jeté
son dévolu sur mon père. Le moindre signe de fatigue de sa
part fut interprété comme la conséquence d'un malaise.
Ainsi, dans ma chambre au lieu de dormir, j'écoutais son
souffle, de peur qu'il ne s'arrête brusquement de respirer.
Papa fumait comme un pompier, et dans mon délire, le cancer le narguait.
Il n'en était rien.
Mon père n'était pas malade, simplement l'autre avait décidé
pour me détruire de s'occuper des gens que j'aime.
Chaque jour, le film fomenté par mon altération mentale
prenait de l'ampleur. Chaque minute me guidait vers la psychose. L'osmose de ma prose fut brisée par cette chose qui
guidait mon cerveau. Puis le jour arriva où la folie me transperça le cœur. Mon esprit invoqua le cancer, voilà le sort qu'il
réservait à mon très cher père. Je me suis mis en tête qu'il
avait le cancer du poumon.
Par conséquent, je vivais le plus dur des moments. Que
feriez-vous si vous pensiez que l'un de vos proches allait
 succomber ?
Que faire lorsque mon esprit altérait la vérité, lorsque la réalité était masquée par un épais nimbus ?
Angélique ne répondait plus à mes messages, tel un mur, elle
s'était fermée. Il n'y avait désormais rien que je ne puisse faire
pour la récupérer.
De toute façon, j'avais d'autres soucis. Ainsi la fille aux
cheveux longs quitta peu à peu mon esprit au profit de ma
pathologie.
Tic tac, tic tac, tic tac, tic tac.
L'horloge universelle allait bientôt s'arrêter brusquement pour
mon père. Il allait passer de l'autre côté. Dans mon univers
fait d'illusions et de visions, dans ma dimension, le temps ne
s'était arrêté que pour mon père puisque j'étais vivant. Les
minutes passaient et chaque seconde me remémorait les bons
moments passés avec lui. Je rêvais de nos escapades en forêt,
nos discussions sur l'espace, nos travaux sur le terrain.
Le lendemain de mon songe, persuadé que mon père allait
mourir, j'étais parti en pleine nuit pour prendre le premier
bus, affolé par cette macabre découverte.
Je ne saurai jamais pourquoi j'ai fui. Peut-être que, incons-

ciemment, je voulais que mon père meure.

Je devais assister à un cours de droit. Et je voulais réviser avant d'assister au cours magistral. Peut-être voulais-je juste obtenir mon année de droit conformément au désir de mon paternel ? Quelques jours plus tôt, voyant mon inquiétude, mon père m'avait dit de ne pas m'occuper de lui, de sa santé mais plutôt de réussir mes études. Ainsi je désirais respecter le vœu de mon papa.

Sur le trajet menant au bus soixante et un, je titubai, pris de malaise, je vomis plusieurs fois dans l'herbe bordant la route sans savoir pourquoi. Tous mes muscles tremblaient devant l'événement annoncé, la mort prématurée.

Mon père ne pouvait pas me laisser maintenant, j'avais encore besoin de lui. On ne s'était pas tout dit.

Comme un signe mortuaire, un corbeau haut perché me dévisageait bizarrement. Le gaillard me narguait. Ainsi exécuter les deux kilomètres de marche qui me séparaient du bus avait tout du chemin de croix.

Je ne tenais pas debout, comme si j'étais drogué. Ma vue floue et altérée par la maladie manqua de me faire tuer.

À plusieurs reprises, des voitures m'évitèrent de justesse. Arrivé à six heures trente, montre en main à l'arrêt de bus, une vieille dame me parla de son défunt mari : « Il est mort par un matin comme celui-là, avec ce petit crachin. » Les traits tirés, mais très apprêtée, elle me souriait comme si elle voulait me protéger. Du moins, c'est ce que je pensais à cause de mon délire.

Puis je montai les marches une à une, je payai mon ticket, je m'assis au fond, avec comme seule amie une bouteille d'eau. Le bus démarra, le silence du désespoir pouvait commencer, une image me décapita alors le cerveau, mon père venait de rendre l'âme, je le sentais, je le savais, il était dans le tunnel de la mort ! La dame de l'arrêt de bus n'osait pas me dire que mon père était mort, alors elle m'avait parlé du décès de son mari pour me prévenir. En temps normal, je n'aurais jamais déformé les dires et les intentions de la vielle femme de la sorte. La maladie avait nui à mon interprétation. Le démon s'était emparé de mes pensées.

Des larmes flottaient sur mon visage, une rivière de vers parcourait mon faciès. Je n'arrivais plus à stopper ce flot d'émotions. Impossible d'arrêter de geindre. D'abord désarmé, j'acceptai la mort, puis révolté, je sortis soudainement du bus dans un village inconnu !

À cet instant, le carillon du démon prit possession de mon cerveau. Le royaume des ombres aurait pu me foudroyer !

Je tentai de rentrer en communication avec son esprit voguant
entre la vie et la mort. Je fermai les yeux, augmentant mon
énergie, me focalisant sur mon géniteur. « Non ne meurs pas
j'ai encore besoin de toi ! » hurlai-je dans mon fort intérieur.
Je pensais pouvoir communiquer par télépathie, la maladie
sublima ma confiance.
Le ramener du royaume des morts, telle était ma mission.
Ainsi j'ai couru les quelques kilomètres qui me séparaient de
notre domicile en un temps record.
Devant moi, les arbres défilaient, ma vie s'arrêtait. Le souffle
de la fatalité m'emportait dans un tourbillon de pensées. Je
voyais mon père affaissé par terre, le regard révulsé, le cœur
broyé. On ne s'était pas tout dit, quoi de plus triste que de
partir sans avoir vu une dernière fois sa progéniture.
J'essayai en vain de me raccrocher à la réalité mais comment
faire lorsque tout mon être disjonctait ?
Un mal de tête pesant m'empêchait d'avoir les idées saines.
Esclave de l'enclave de ma maladie, je vivais dans la folie
d'un tableau fait de contradictions. Une peinture qui voyait
mon père allongé sur le parquet, une cigarette à la main. Les
couleurs sombres, faites d'ombre et de lumière, cristallisaient
l'horreur d'un monde irréel dans lequel j'étais incarcéré.
Dans cet univers fait de vers et de chair, mon père n'existait plus. J'étais désormais seul avec ma mère, triste vision de
maman assise devant la fenêtre, le regard vide.
Dans ma sphère, l'être cher m'avait abandonné au moment
où j'avais le plus besoin de lui. Comment pardonner cette
absence ? Et ce long silence de mon âme perdue dans le
mutisme.
Sur le chemin menant à la maison, cette vision de mon père
par terre me hantait. Je voulais en avoir le cœur net. Arrivé
devant l'édifice qui me faisait si peur, ma respiration devint
soudainement stridente, haletante.
La voiture de mes parents, fièrement stationnée devant le
garage, semblait garder la maison.
J'ouvris la porte, conscient que dans un instant, ma vie allait
peut-être basculer dans le blanc. Le noir de l'instant, c'était
de me dire que mon père était mort seul.
Stupéfaction, derrière la porte, papa était toujours là !
Quelle ne fut pas ma joie en le voyant assaisonner son plat !
Aucun mot ne peut transcrire ce que j'ai ressenti…
Le lendemain matin, j'ai cru avoir fait un mauvais cauche-
mar…
Aucun mot ne suffit à décrire le périple que je venais d'exé-
cuter. Mon esprit m'avait trahi, bafouant volontairement

la vérité. Depuis ce jour où l'autre s'en est pris à la vie de
mon père, je n'ai plus aucune confiance en mes sens.
Chaque jour, je dois me battre contre moi-même pour être
sûr d'être en phase avec la réalité. J'ai ouvert la porte de
la folie, la schizophrénie a envahi mon esprit. Peu à peu,
elle est devenue mon pire ennemi. Celle d'un type en sursis.
Dans le labyrinthe de mes chimères, j'erre, je vocifère afin
de trouver une issue. Je me suis enfermé dans un monde
qui m'appartient, une phobie douce dans laquelle je me
sens bien.
Je me suis retrouvé dans une nouvelle dimension, un
royaume d'où l'on ne sort pas indemne.
Parfois tant de haine coule dans mes veines…

Chapitre 13 : L'internement, de l'hallucination à la résurrection

**La grande cloche sonne, résonne à travers la galaxie. Mon
cerveau est tapi dans la nuit. La profondeur des océans
submerge mes axiomes. L'information entre chaque neurone ne passe plus, elle est altérée, menacée par l'autre.
Décomposé, reconstitué, je suis dans une autre dimension,
celle de mon esprit. Ma pensée est à l'échelle du nanomètre,
l'autre, lui, veut détruire ma tête…**

Après cet épisode cauchemardesque, je restai là à errer dans le
jardin de la maison, tel un fantôme, mon visage, sans expression aucune, intriguait ma famille. Mon frère, un jour, me
surprit du haut de sa fenêtre en train de faire des tours telle
une toupie dans le terrain. Je tournoyais, mon esprit s'envo-
lait dans la nature. Le décor, fait de verdure, avait de l'allure.
Telle une peinture, ce jardin à l'anglaise cachait un profond
mystère. Les buissons, tel un labyrinthe, m'ensorcelaient !
Je n'avais plus les pieds sur terre. J'errais autour d'un buisson
noirâtre acéré que j'effleurais du bout des mains.
Reinald descendit l'escalier en colombage pour aller voir
maman, inquiet visiblement par mon attitude pour le moins
étrange. « Maman, regarde Florent, il a l'air ailleurs en ce
moment, regarde par la fenêtre ! »

Yasmina jeta un œil désinvolte, puis devant cet étrange
phénomène et son côté chronique, le regard de ma mère se
concentra sur l'aîné de la famille. Tel un gamin de cinq ans,
je restais là à tourner pendant de longues minutes, l'air pensif dans cette parcelle de terre. Les mains pleines de sang, la
douleur m'évoquait le bonheur...
Je parlais tout seul à voix haute ! Dans mon cerveau résonnait cette phrase sans cesse : « L'autre veut détruire ta famille,
 l'infâme reviendra prendre ton père ! »
C'est alors que maman hurla par la lucarne : « Que fais-tu
Florent ? Rentre prendre ton café à la maison, il est encore
chaud ! »
Je n'entendais rien, tel un autiste, les autres me semblaient
des objets irréels, fractionnés. Seule la nature m'absorbait à
ce moment précis, le chuchotement des oiseaux, la rosée du
matin venait se déposer sur mes souliers en cuir marron.
Lorsque soudain l'orage éclata dans les nimbus haut perchés. Je levai la tête puis fermai les yeux. Dans mon esprit,
la névrose explosait ma prose : « L'autre reviendra pour
 s'occuper de ton père... ». Une lumière blanche vint déflagrer le ciel puis l'obscurité reprit son pouvoir jusqu'au prochain scintillement blanc... L'obscure clarté du firmament
semblait en symbiose avec les éléments de mon métabolisme.
Je pris peur !
La pluie ricocha sur mon faciès puis réveilla mon esprit bercé
par la folie. Ayant toujours eu peur des éclairs, je rentrai ainsi
dans notre demeure. Maman et Reinald me fixaient tel un
extraterrestre en haut de l'escalier ciré puisque, sans m'en
rendre compte, je parlais seul. Je répétais de façon mystérieuse cette phrase curieuse : « L'autre veut détruire ta famille,
l'autre veut détruire ta famille... »
Puis je humai l'odeur du café, je recouvris quelque peu mes
esprits, du moins pour ce moment.
« C'est qui l'autre ? » me demanda ma mère, l'air préoccupé.
Mon mutisme fut la seule réponse que je pouvais donner...
Je ne voulais pas entraîner maman dans ma dimension malsaine. Ainsi, elle commença à me trouver bizarre, agressif,
méfiant, arrogant, distant, maman ne reconnaissait plus
son fils. De peur de la faire pénétrer dans mon univers fait
de contradictions, d'obscurité et d'hallucinations, je ne lui
parlais presque plus. Pourtant, j'ai toujours été très proche
d'elle. Que se passait-il dans mon intellect ? J'avais parfois
cette impression d'être handicapé par moments comme si
mes sens diminuaient, transmutaient à certaines périodes de
ma vie. Je rasais les murs en baissant la tête, j'évitais le regard

de mon père par crainte de ranimer l'autre...
J'étais toujours inquiet, sur la défensive. Par exemple, lorsqu'à
table, mon père m'interpellait sur une histoire de meurtre vue
aux informations, je me sentais visé, humilié. « Tu as entendu
parler de cet horrible meurtre ? » Un fou avait, semble-t-il,
tué de sang-froid une aide-soignante dans un hôpital.
« Je ne suis pas un tueur, comment oses-tu penser cela de
ton fils ! » Chaque phrase sortant de la bouche de mon père
fut mal interprétée. De plus, lorsque nous regardions Jack
l'éventreur en famille, je n'étais pas à l'aise. Dans mon esprit,
mes parents me soupçonnaient d'être un tueur. Ils voulaient
voir, en regardant ce film, ma réaction devant l'horreur de ces
meurtres. De l'hémoglobine glissait sur les collines de mes
synapses. Chaque mort vu à la télévision me confortait dans
mon altération.
Pourtant, tout ceci n'était qu'un leurre, et devant mes pleurs,
au terme du film, ma mère comprit que j'étais souffrant !
Cependant, impossible pour mes parents de mettre un nom
sur mon trouble mystérieux. Je répétais inlassablement :
« L'autre va venir je le sens, il est peut-être déjà là.
Ma mère, choquée de voir l'ombre de son fils, essaya de comprendre.
« Qui est cette personne dont tu parles ? L'autre ça veut dire
quoi ? »

«Rien. » fut ma seule réponse. Et ce regard que je posais
par terre, affolé qu'on puisse lire dans les entrailles de mes
flammes, mon âme appartenait dorénavant au diable...
La maladie gagnait du terrain, chaque jour le malin s'invitait
à la table de mes pensées.
C'est pourquoi Yasmina, ma créatrice, s'évertua à persuader
mon père que je devais aller voir un spécialiste. Souvenez-
vous, mon colonel de père avait horreur des docteurs. De
plus, à ses yeux je n'étais pas malade, il ignorait tout des
macabres visions qui s'invitaient dans mon cerveau. Il ne
m'avait pas vu dans le terrain effectuer mon petit manège.
Ainsi, un travail de harcèlement moral fut entrepris par ma
mère pour que le patriarche de la famille se rende compte de
mon état.
Sans son aval, impossible d'aller voir le praticien. De plus, je
ne me sentais pas malade, il fallait donc que l'on me persuade.
Au bout d'une semaine d'acharnement, ma mère réussit sa
terrible entreprise. Mon père m'incita même à consulter !
Maman pensait que je faisais une dépression, elle était loin
de se douter que la folie s'était emparée de mes larmes.

Parfois, je luttais contre ce mal qui m'hypnotisait, cela me
prenait toute mon énergie. J'essayais de paraître normal…
L'aval de mon père apposé sur mon front, je partis, accompagné de ma maman, voir notre médecin de famille. C'était
un vendredi, la nuit tombait, l'ambiance me glaçait le sang,
je serrais les dents, sentant que l'heure de vérité approchait à
vue d'œil…
Cependant, je n'avais aucune conscience de ma pathologie,
simplement j'entendais des bruits dans mon palpitant et mes
malaises multiples m'encouragèrent à suivre la volonté de ma
mère. Dans mon esprit, je souffrais simplement de fatigue.
Et l'autre qui me lorgnait du haut de sa tanière !
À mon arrivée chez le docteur, une sensation nouvelle épousa
mon esprit, celle de l'apaisement, j'étais sûr que tout allait
s'arranger. De plus, la présence de ma mère me rassurait.
Chez le praticien, je regardai longuement l'atmosphère. Cette
dernière s'était enfin dégagée. Le ciel bleu azur au-dessus de
ma tête semblait montrer du doigt mon destin.
Après des semaines de nuages épais, le ciel avait enfin retrouvé
sa quiétude. Je me souviens parfaitement de ce moment, il
annonça une nouvelle étape dans ma vie comme si les éléments, en symbiose avec mon être, me délivraient un message.
Pour guérir il faut se soigner, or en allant chez le médecin,
j'accomplissais la première étape d'un voyage très éprouvant. Le docteur ne me fit pas une auscultation comme à son
habitude, il discuta longuement avec moi pour sonder mon
 cerveau.
« Est-ce que des gens te veulent du mal ? Te sens-tu suivi ?"
« Non je vous assure je ne me sens pas comme ça, c'est l'autre
qui me suit ! ». Le regard du médecin de famille devint subitement très concentré. « Qui est l'autre ? »
Je voulais lui dire la vérité, toutefois les mots ne sortaient
pas, seul un profond silence se glissait derrière mes lèvres
sèches.
Au terme de nos locutions, il conversa seul avec ma mère.
À leur retour, je compris que je ne rentrerai pas chez moi
ce soir. D'ailleurs je ne savais même pas si je rentrerais un
jour…
En attendant l'ambulance dehors, je marchais au milieu de la
route, ignorant les voitures.
Un conducteur assista, impuissant, à la scène. Il freina brusquement et évita de justesse mon corps. Il s'arrêta et sortit de
son véhicule pour voir si tout allait bien.
Le jeune homme me fixa et je lus dans son regard une cer-

taine perplexité. Ma mère conversa à voix basse avec lui.
Lorsque l'ambulance arriva., maman, fatiguée et crispée, se
vengea sur l'ambulancier qui avait tant tardé. « Vous en avez
mis du temps, mon fils était à deux doigts de se faire écraser
par une voiture ! »
Le lendemain, je fus interné en hôpital psychiatrique pour
dysfonctionnement psychique. De mon arrivée à l'hôpital, je
ne vis rien, enfermé dans l'ambulance.
De plus, la nuit ne me permit pas de faire connaissance avec
les lieux. Durant le trajet, les lumières de la ville se reflétant
dans les vitres m'éblouissaient, je ne savais plus où j'étais.
Tel un tourbillon d'émotions, mon cerveau perdait totalement la raison, je croyais que l'ambulance était en réalité un
convoi exceptionnel destiné à me faire sortir du pays le plus
rapidement possible. Menacé que j'étais par le joug du gouvernement français !
À mon arrivée dans la chambre de l'hôpital, je crus que j'étais
filmé, j'ai donc éteint la lumière. La paranoïa allait crescendo
telle une note grave de piano, à tel point que je brisais violemment mon portable, pensant être sur table d'écoute !
Dès les premiers jours de mon internement, j'eus cette
étrange sensation de néant, comme si plus rien ne comptait
désormais, je n'avais ni but, ni envie. Pendant la première
semaine, je n'eus pas le droit de m'habiller normalement, je
devais porter cette blouse blanche qui semblait murmurer
« Cet homme est fou ».
Les autres patients défilaient, tous se ressemblaient, zombies,
l'apologie d'une autre forme de vie. Ici bas, je ne voyais que
des fous en blouse blanche, des gens, les mains sur la tête,
certains, le visage plein de sang, se cognaient contre les murs.
D'autres me regardaient en rigolant sans raison. Ce ricanement blessait mon ego, il résonnait dans mon âme. Maigre et
filiforme, pas un seul patient n'était obèse…
Tels des numéros, une suite de chiffres, on nous appelait
sans oser regarder dans nos esprits. Les aides-soignantes,
lorsqu'elles conversaient avec moi, évitaient mon regard !
Je faisais si peur ?
Bienvenue dans la matrice de l'hôpital psychiatrique.
Serais-je capable d'en sortir indemne ?
Tel est le dilemme. L'hôpital psychiatrique est une prison,
puisque les malades sont enfermés dans un bâtiment, il faut
un code secret pour entrer et sortir. De plus, les visites sont
aussi sujettes à contrôle, il faut montrer patte blanche avant
de pénétrer dans ce type d'établissement, être conscient qu'à
chaque instant, on peut se faire agresser ! D'ailleurs, on vous

fait signer un papier.

Une prison froide et sans émotion, les bâtiments en béton usé, même la grille de l'entrée fragile semblait s'écrouler. L'écriteau « hôpital psychiatrique », cet arbre mélancolique, ces arbustes usés, tout ici bas semblait fait pour tomber dans la dépression. D'ailleurs, la route menant à l'hôpital s'arrêtait brusquement devant l'infrastructure pour finir dans une allée de cailloux. Comme pour souligner que le chemin de la normalité prenait fin. L'allée de pierres sinueuse et vicieuse cristallisait la singularité de nos cerveaux. L'hôpital psychiatrique était constitué d'un nombre incalculable de bâtiments, tel un labyrinthe où l'on se perdait facilement.

Seul le soleil venait satisfaire mes paupières. La lumière et puis rien, juste le silence du destin. Ici, c'était le monde de la peur, les gens s'évitaient, la fuite était dans chaque regard. Quelle honte de devoir me promener dans l'hôpital psychiatrique avec cette blouse blanche cristallisant tout ce que je ne voulais plus être, un homme seul face à sa maladie, un homme face au miroir de sa vie !

Et ces ricanements flottant contre les murs, un patient me dévisageait et rigolait sans cesse, son visage me faisait froid dans le dos, sa tête était difforme, une bosse sortait de son cerveau, il se tenait penché, accoudé aux murs poussiéreux de l'infrastructure. Les plis de sa peau annonçaient un destin tragique, de ses yeux rougeâtres coulait une substance transparente. Sa blouse blanche était méconnaissable. Jaunâtre et déchirée, il n'y avait personne pour changer ce jeune homme, petit comme un lutin. L'effroi en le voyant me glaçait le sang, jamais au grand jamais je n'ai osé lui parler ! Ses pieds tordus vers l'intérieur, sa chevelure blanche épousait les coins de sa bosse.

Et ce ricanement obsédant...

Le deuxième jour de mon internement, je passai derrière une porte où était déposé l'écriteau : « Psychiatre ». Une grande fenêtre ranima mon attention, le soleil usait de son pouvoir pour illuminer la pièce, il se reflétait sur le bureau en verre du psychiatre. À tel point que, dans un premier temps, ébloui, je ne vis pas le visage de la personne assise derrière le cabinet. De plus, j'étais si fatigué par le traitement que mes yeux se refermaient sur eux-mêmes...

J'entendis simplement une voix grave m'ordonner de m'asseoir.

C'est là que l'on m'annonça ma maladie : « Vous souffrez de bouffées délirantes !

On se reverra plus tard, je n'ai pas le temps pour le moment,
je dois aller dans un autre hôpital. »
Ainsi, je n'avais attiré son attention que quelques secondes,
j'étais un légume de plus. J'avoue que cette entrevue m'a
laissé un sentiment de dégoût intérieur. Avant de quitter la
pièce, je me retournai pour voir le visage du monsieur.
Stupéfaction, il s'agissait d'une femme ! Cheveux épais, bouclés, dorés. Ses boucles d'oreilles vieux jeu, son costume
deux pièces grisâtres reflétait son esprit noirâtre. Ses yeux
cernés, ses paupières alourdies de fatigue, son menton rond
sans caractère me firent un effet désastreux. Cela me réveilla
même quelque peu…
Cette personne me fit peur, je l'imaginais dans mon délire
testant des remèdes illégaux sur ses patients…
C'est au cours de cette courte entrevue que j'ai réalisé que
j'étais malade, je savais que j'avais un grave problème, mais je
ne connaissais pas cette affection !
Ainsi j'en étais là, las d'être différent. Pour la première fois de
ma vie, je voulais être comme tout le monde ! Versatile je suis
et volatile est mon esprit.
Je supportais très mal l'enfermement, je voulais sortir
rejoindre une fille aux cheveux mi-longs, une certaine Sabrina
(ma nouvelle petite amie).
Toutefois, il était hors de question pour le personnel soignant
de me laisser sortir et ce malgré mes menaces de suicide !
"Laissez-moi sortir ou je me coupe les veines affirmais-je à
l'équipe soignante ! » Jadis emprisonné dans un esprit qui
n'était plus le mien, désormais enfermé entre quatre murs…
Mes parents me manquaient et très vite je demandai à les
voir. Visiblement marquée par ma volonté suicidaire, la
praticienne décida de m'emmener dans une unité de soins
encore plus sécurisée.
À peine poussais-je la porte du bureau de la psychiatre que
six hommes m'encerclèrent calmement en me demandant
poliment de les suivre !
D'un naturel non violent, je n'ai pas bronché, et puis franchement je n'étais pas du genre à provoquer six hommes
plus costauds que moi. Vêtus de blouses blanches, ils se dis-
tinguaient par un air très intimidant. L'un d'eux, pourtant,
 semblait avoir peur de moi, il tremblait et suait comme s'il
venait d'exécuter un long footing.
Ainsi j'arrivai dans un endroit sans odeur et sans personnalité, un lieu où seul un fou peut se sentir bien. J'errai entre
les murs, parfois je regardais par la fenêtre, ainsi je voyais ma
liberté perdue, mon honneur déchu.

Au bout de deux semaines, la psychiatre accepta, voyant mon
bon comportement, de me laisser voir ma famille pour une
heure. Cependant, à la seule condition que cela se fasse dans
une salle avec surveillance vidéo.
En effet, dans le cadre d'une bouffée délirante, les attaques
sont monnaie courante alors pas question de prendre le
moindre risque.
J'étais saturé de médicaments, je dormais vingt heures par
jour, je ne voyais plus le jour, juste un dernier cri au secours !
Les médicaments me rendaient mou et abruti, tel un pantin
j'arpentais l'hôpital à la recherche d'un passage secret pour
m'enfuir.
Des électrodes placées sur mon cerveau, personne ne semblait venir à bout de mon altération.
Je ne voulais plus être un robot aux mains des scientifiques,
un vulgaire bout de chair parmi tant d'autres, un esclave
enfermé dans l'enclave d'une cave.
J'errais dans l'infiniment petit de mes neurones pour trouver
une solution. Néanmoins, penser et me concentrer constituait un exercice très ardu ! Quel avilissement, en effet, à cause
des remèdes j'étais réduit au néant, comme si mon cerveau,
submergé par les maux, était tombé dans un coma profond.
Seules mes fonctions vitales étaient conservées, c'est-à-dire
mes cinq sens.
Toutefois, je n'avais plus d'âme, juste coulaient sur mon visage
quelques gouttes d'eau qui trahissaient une grande détresse.
Dans ma chambre, un blondinet au regard d'ange dormait
sur son lit poussiéreux, nous étions deux voire trois par
chambre. Ce jeune homme avait, selon ses dires, agressé une
vieille dame pour lui voler son sac !
Comment cette personne à la voix suave et au regard si empa-
thique pouvait avoir accompli cela ?
Je ne comprenais pas…
Julien adorait les voitures et toutes sortes de livres sur les sports
automobiles erraient sur son bureau. Je dois bien avouer que
sa présence me rassurait. Son apparence si normale pour ce
lieu, ainsi que son charme dénotaient avec l'ambiance locale.
Les rides fuyaient son visage fait de taches de rousseur et de
points noirs. Une cicatrice en forme de V mystérieuse mar-
quait son minois…
On se demandait parfois ce qu'il faisait là. De taille moyenne,
je me souviens de son corps ferme, capable de faire cinquante
pompes, je me rappelle bien de son soutien. Julien, lors de
mes moments de doute, me parla de son enfance, de ses
errances. Avant d'être interné, il vivait dans la rue, sa mère

l'ayant mis dehors. Son procès arrivait bientôt, il considérait
le fait d'être interné comme une chance, et préférait l'odeur
chaude des plats de l'hôpital à la froideur des ruelles de pavés.
Ma condition mentale anéantie, mon métabolisme tournait
aussi au ralenti. Sportif, c'est pourtant à peine si je parvenais
à faire une pompe sous le poids des médicaments ! Je regardais Julien faire son sport, je n'arrivais pas à le suivre.
Il me disait que c'était normal. « Les médicaments rendent
mou, sois patient, dans deux semaines tu iras mieux.
»
Ma nouvelle copine, la surprenante Sabrina, m'avait prêté
des CD de musique classique. Je me souviens d'un morceau
que j'écoutais pour m'étourdir l'esprit !
Mozart, le seul capable de me faire oublier ma pathologie,
le seul capable de vous soustraire du temps en l'espace d'un
instant, d'une note ! Je l'écoutais très fort, ce piano montait
crescendo, l'enfer au bout des mots, puis le calme absolu, le
ciel azur glissant dans l'espace, enfin l'éclair, la tempête fou-
droyante d'un Bing-Bang en do majeur.
Ce morceau dont je tairai le nom pour laisser à votre imagination son pouvoir de création me faisait à chaque fois le
même effet, comme si Mozart racontait ma maladie dans sa
si poétique musique !
Mais vous devez vous demander qui est cette nouvelle petite
amie dont j'ai omis de parler longuement...
La suite de ce récit dévoilera ce mystère...
Jeudi, dix-sept heures, retour en apesanteur, mes retrouvailles
avec mes parents commençaient à m'angoisser. Comment
mon colonel de père réagirait-il face à ma maladie ? Et si la
police venait m'arrêter avant que je ne les revoie ? Si je n'étais
plus le même, mes parents m'aimeraient-ils autant ?
Je m'étais métamorphosé à cause de mon affection.
De plus, ma décadence, si elle n'était pas due à ma volonté,
était-elle compréhensive au commun des non-malades ? Tel
était mon drame.
Bienvenu au pays des fous, certains résidents bavaient des
substances gluantes à cause des pilules. Les voir, c'était plonger dans le noir, tel un miroir ils reflétaient ce que je ne voulais
pas être, des légumes, des marionnettes aux mains des docteurs, des erreurs de la nature dans ce monde incohérent...
Les regarder, c'était être seul face à la schizophrénie de ce
monde où, pour guérir des hommes, on les drogue tout simplement, sacrées petites pilules d'espoir, l'apologie du désespoir ! Ici bas, personne ne parlait comme si la parole nous
avait été supprimée, comme si nos rêves s'étaient dispersés

quelque part dans la voie lactée.

Le seul qui semblait capable de faire sortir d'autres sons que des chuchotements ou des ricanement de ses lèvres était Julien. Ses fringues désuètes, sans relief, ne concordaient pas avec sa personnalité haute en couleurs. Monsieur était toujours positif, il fut mon soleil dans ce monde vermeil.

À l'heure de manger, on nous plaçait à table comme des robots, toujours à la même place, sans un sourire, sans un mot, on nous prenait par la main, victimes de notre destin !

De toute façon, je n'avais plus faim. Était-ce la fin à tout juste vingt-quatre ans, incapable désormais d'exprimer le moindre sentiment. Juste écouter le vent dehors. Les oiseaux semblaient murmurer leurs cris destinés à attirer mon attention, certains dansaient sur les branches, d'autres m'épiaient, me menaçaient.

Ma copine Sabrina ne comprenait rien à ce qui se passait. Pardonne-moi, Sabrina, de ne pas t'avoir expliqué, de m'être muré dans le silence. J'avais tant honte, je faisais comme si de rien n'était lorsqu'elle venait me voir à l'hôpital, je donnais le change.

Je rigolais, je blaguais et dès qu'elle repartait, je me terrais à nouveau dans mon silence. Je n'ai jamais voulu lui faire partager ce moment de ma vie, j'ai toujours préféré le mettre de côté. Je voulais juste la protéger, mais Sabrina attendait autre chose...

Dans un couple, on vit les choses à deux. Il est de ces expériences que l'on ne peut affronter que seul. La solitude comme meilleur allié, je m'enfermais dans mes soupirs, souffrir ne me faisait plus rien. J'avais l'habitude, résigné, j'attendais juste la fin, que l'on vienne me finir, m'achever à coup de médicaments !

Julien tenta de me faire sortir de cet état !

Rien à faire je ne l'écoutais plus...

Allais-je devenir un schizophrène pour le reste de mes jours ? Étais-je condamné à courir vers un passé qui ne serait plus jamais mien ?

Le temps s'écoulait mais rien ne changeait, dorénavant ma condition de psychotique m'interdisait toute joie, je transpirais de médicaments, je n'avais plus aucune notion du temps. J'étais réveillé à huit heures par les aides-soignants, gavé de pilules, comme on nourrit les oies ! Comment avoir encore foi en moi puisque je ne voyais autour de moi que le désarroi de l'équipe soignante qui baissait les bras...

Moi qui voulais atteindre les sommets, je n'étais même plus sur la terre, quelque part perdu dans l'atmosphère, quelque part au centre de mes chimères.

De son côté, ma copine se posait des questions, je n'avais aucune réponse à lui donner, je ne voulais pas de sa compassion, la honte s'était installée dans mon esprit, et je ne supportais pas l'idée que Sabrina puisse me voir dans cet état. Ainsi, je demandai à l'équipe soignante de ne plus la laisser entrer. D'ailleurs, je n'eus plus de ses nouvelles durant tout mon séjour.

Une note de piano, des jeux de mots modaux, où était passée ma passion pour la locution ? Je conservais tous mes textes dans un petit coffre en bois que ma mère m'avait offert.

Durant les premières semaines de mon séjour à l'HP, impossible d'écrire des missives. Prostré devant mon sort, je n'avais plus de courage, les jours passaient sans aucun intérêt.

Julien, un jour, fouilla dans mes affaires, il examina mes textes et m'encouragea à poursuivre dans cette voie.

Ô Julien, j'avoue qu'avec toi je me sentais moins seul, comme si un jeune homme mi-ange mi-démon me prenait sous son aile. Lorsque je vacillais sous le poids des remèdes, Julien et sa voix sensuelle me faisaient sortir de la torpeur grâce à ses encouragements.

Parfois, je restais à regarder l'horloge tourner pendant des après-midi entières, comme si, conscient que seul le temps pouvait savoir ce qu'il allait m'advenir, comme si chacune des divisions de la mesure me rapprochait peut-être de la guérison !

Tic tac, tic tac, ce bruit m'obsédait, il résonnait dans mon être. Tic tac, tic tac, cette rythmique me rendait fou.

Cela énervait Julien. « Que fais-tu à épier sans cesse cette satanée horloge ? » Parfois, il me prenait par la main et me montrait une fenêtre de laquelle l'on apercevait le terrain de l'hôpital. « Un jour, tu auras le droit de te promener dehors. Reste positif. »

Je n'arrivais pas à oublier cette horloge qui, tels des battements de cœur, semblait annoncer une mort imminente.

J'avais parfois l'impression d'être un nourrisson qui découvre son esprit et son corps.

Effectivement, comme me l'avait dit le jeune homme angélique, au fil des semaines, je repris petit à petit de l'appétit pour la vie, mon traitement diminua, l'effet fut immédiat, je redécouvrais mon corps et ma conscience après des semaines de parésie mentale. Inquiétant retour dans cet être qui m'avait trahi, ma maladie avait violé ma volonté, difficile d'accepter ces préjugés sur mon corps !

Tic tac, tic tac. Tic tac, tic tac.

Allais-je devoir encore lutter contre l'autre ? Le psychiatre lui-
même ne savait pas ! Mon traitement devait juste diminuer
les risques de rechute mais rien n'était moins sûr...
Les retrouvailles avec ma famille approchaient à grand pas
au fur et à mesure que ma condition psychique progressait.
Après un mois ancré dans le silence, mes premiers mots furent
pour demander un stylo pour bâtir des pierres de verbes, c'est
ici que j'ai bâti « Metanoia » du latin « transformation intérieure » dont nous parlerons plus tard.
Ainsi, je devais revoir mes parents. Quelle attitude adopter ? Je ne voulais rien montrer du mal qui m'habitait ! Je ne
souhaitais pas que mes parents s'inquiètent. Cependant, en
avais-je les moyens ?
Tic tac, tic tac.
J'étais si pâle qu'on m'aurait cru sorti d'une chambre froide !
Je n'étais plus le même, dans mes veines coulait un sang
nouveau, celui de l'altération mentale. La régénération avait
commencé mais ce n'était que les prémices d'un être naguère
victime de spasmes cérébraux.
Encore très affaibli, je ne pouvais marcher que cinq minutes
sinon cette impression d'avoir fait un marathon me faisait
perdre la raison. Le moindre effort physique me fatiguait,
moi le soit-disant sportif !
Tic tac, tic tac.
L'équipe soignante, voyant mes progrès mentaux, reprit
confiance ! Tel un test avant le retour de mes parents, le
psychiatre me proposa de sortir dans le jardin de l'hôpital
tout seul pendant une heure.
Julien avait donc raison...
Quelle excitation de retrouver la liberté l'espace d'un instant.
Toutefois, une crainte enracinée en moi me submergeait,
l'autre allait-il profiter de ce moment de répit pour reprendre
ma vie ?
Il n'en fut rien, le traitement avait, semble-t-il, annihilé les
desseins malveillants du malin. Lorsque je franchis la porte
du bâtiment, je me rendis compte de mes progrès. Si la psychiatre m'avait autorisé à sortir un peu, c'est que j'allais mieux.
Mes yeux n'avaient plus l'habitude de la lumière du soleil.
Enfermé entre quatre murs, je redécouvrais les joies de ce
rayonnement transperçant l'atmosphère. En effet, dehors je
pouvais regarder les gens normaux circuler sans avoir peur
d'être renvoyé à ma destinée.
Ma vue fut transportée par le parc de l'hôpital bordé de créa-
tures statufiées tapies dans l'ombre des sapins, irrésistibles
dessins, comme si l'architecte de l'hôpital, concerné par le

spectacle de nos esprits avait voulu faire de ce jardin le reflet
de nos âmes torturées !
Par là, s'élevait un arbre vieux de cent ans, par ici tombaient
des notes de musique cristallisées par cette fontaine magique !
Tic tac, tic tac. Tic tac, tic tac.
Après avoir examiné les lieux, fatigué, je me suis assis,
contemplant ainsi la magie dégagée par la nature. Je sortis
de mon pantalon (j'avais désormais le droit de m'habiller
normalement) un stylo pour aiguiser quelques notes de violon sur une feuille de brouillon. Exaltation pour celui qui,
contemplant l'œuvre de la création, retrouve l'inspiration.
Pour la première fois depuis si longtemps, je ne voyais plus
passer le temps, je n'écrivais plus sur ma tristesse mais sur
la beauté de la nature, quelques ratures par ici, quelques
envolées lyriques bercées par ce retour à la vie. Que c'est bon
d'écrire une poésie !
Mardi dix-sept heures trente, une sonnerie résonna au loin,
la porte cadenassée s'ouvrit annonçant ainsi l'arrivée de mes
parents dans l'hôpital. Revigoré par mon excursion, j'étais
méconnaissable. Oublié le cachet pâle, je n'étais pas encore
complètement sauvé des griffes du démon mais au moins
j'apercevais au loin un autre destin : le mien.
L'entrevue avec mes parents fut courte et instructive. Mon
père, visiblement marqué, m'avait supplié de m'accrocher
pour revenir un jour à la maison... Ces encouragements me
firent le plus grand bien.
Mon colonel de père se laissait aller visiblement, il ne s'était
pas rasé, ce qui ne lui ressemblait pas du tout. De plus, il
avait troqué son costard contre un pantalon vieillissant et un
pull tout décoloré... Il était du genre méticuleux, minutieux,
prêtait beaucoup d'attention à son apparence, je compris
alors qu'il était en dépression.
Dorénavant, ma mission c'était de sortir de l'hôpital conformément au vœu de mon père. Je savais que si je retrouvais ma
conscience, le sourire gagnerait à nouveau le visage marqué
de mon colonel. Je devais donc tout faire pour m'en sortir.
Le bruit de l'horloge que j'entendais dans ma tête se fit soudainement moins oppressant. Plus de tic tac.
Ma mère, quant à elle, ne me montrait pas sa tristesse, elle
savait que le moindre écart de sa part me ferait fondre en
larmes, c'est pourquoi d'un sourire rassurant elle me demanda
180 181comment j'allais. Je répondis que « tant qu'il y a de l'espoir
c'est qu'il n'est pas trop tard. »
Mon père dut partir un instant, comme tétanisé par l'émotion. Plutôt inhabituel pour un militaire. Il s'absenta, pré-

textant un besoin pressant, mais à son retour ses yeux noyés
dans le chagrin l'avaient trahi !
C'est ici que commence ma seconde vie. Jamais de mon
père la tristesse n'avait jailli ! Il n'avait jamais failli comme ça
devant moi. L'émotion de mon paternel me rappela à quel
point il comptait pour moi.
Comme un éclair, je fus foudroyé par ces réminiscences de
souvenirs de mon enfance.
Réanimé par ma sortie puis par la visite des miens, je fus
autorisé à sortir définitivement deux semaines après !
Lorsque je retournai dans ma chambre, Julien me parla :
« Alors tu as vu tes parents, tu as de la chance ! Ma mère elle
ne me donne plus de nouvelles depuis cinq longues années ! »
C'est alors qu'un choc psychique s'immisça dans mon regard,
je compris enfin la chance qui était mienne.
Le courage de Julien traverse ma plume au moment précis
où j'écris, je suis devant mon stylo, je me remémore nos
moments de complicité, notre amitié.
Lorsque je quittai l'hôpital psychiatrique, je promis à Julien
de retourner le voir bientôt. J'ai failli, jamais je n'ai pu revenir
dans ce lieu qui résonnait comme l'écho de ma déchéance…
Après mon départ, je compris le chemin parcouru, désormais
rien ne serait plus comme avant. Tel un enfant qui découvre
la vie, j'errais dans un corps que je ne connaissais plus, dans
un esprit qui m'était inconnu, seule subsistait cette impression d'avoir traversé Orion et vaincu le démon !
Hier c'est demain, mais demain c'est déjà si loin.
Dérisoires sont mes espoirs, voir c'est entrevoir un autre
monde, je venais de sortir de ma dimension noire, le crépuscule s'annonçait au loin, Julien m'avait remis sur les
rails de mon destin.
Un chemin long et éprouvant m'attendait à la sortie de
l'hôpital, un voyage vers le Graal.
Était-ce une spirale de plus ou bien ma vie allait-elle enfin
toucher les étoiles… ?

Chapitre 14 : Mon colonel de père

**Le sablier du temps se fige brusquement pour quelques
instants. Les secondes se dispersent dans la courbure de
l'espace-temps. Les pages de mon livre sont brusquement
comme paralysées, je n'arrive plus à exprimer ma pensée.
Et ce stylo qui ne veut plus avancer. Mon passé refait surface, et cette image de mon père qui erre dans ma chair.
Dans mon for intérieur, j'ai si peur. Dans mon entité spirituelle, un manque me gêne, celui de mon paternel.
La cloche du temps sonne et ricoche dans mon esprit, subtile anémie. Il est l'heure d'affronter mes doutes, de surmonter cette route. Et ce stylo qui bloque sur un mot :
papa.**

Voilà j'en suis là, quelque part entre papa et moi, c'est
l'histoire d'une absence, de longs silences.
L'obscure clarté, c'est un miroir transperçant ma mémoire,
c'est voir par-dessus les apparences.
Perdu quelque part entre joie et colère, entre peine et
incompréhension. Piano, piano ma relation avec mon
père s'est dégradée, la maladie allait finalement nous rapprocher...
De retour à la maison, mon père, le lendemain matin, me
mit une tape amicale dans le dos en disant ces quelques
mots : « Alors pas trop fatigué par ton traitement ? » J'avoue
avoir été très surpris par ce copinage soudain !
En effet, mes souvenirs joyeux avec mon père semblaient
assez lointains, ils remontaient à mon enfance. Durant mon
adolescence, mon père ne me parlait pas, distant parfois
absent, j'ai beaucoup souffert de ce manque récurrent.
Parfois, sa présence reflétait une certaine absence. On pouvait
rester dans la même pièce pendant une heure sans se parler. Je
ne m'entendais plus avec mon père, il ne me soutenait pas au
basket-ball tandis que les parents de mes amis venaient à tous
les matchs. J'aurais voulu qu'il me consacre plus de temps.
Mon paternel, militaire de carrière, avait un travail très prenant. Pourtant, durant ma plus tendre enfance, il était très
proche de moi. Peu à peu, nous nous sommes éloignés, petit
à petit, sa main a quitté la mienne. J'étais devenu un adoles-

cent rêveur avec un seul but, devenir joueur de basket-ball professionnel.

Ô papa, j'aurais tant voulu que ce projet soit tien ! J'avais tant de talent, cependant tu ne verras jamais ton fils briller sur les parquets de basket-ball. Aujourd'hui, je ne suis plus que l'ombre de moi-même.

Gageons que la maladie nous donnerait une deuxième chance...

Sabrina, quant à elle, devait ronger son frein, je ne donnais plus signe de vie, je voulais juste qu'elle oublie la pâle copie de celui qu'elle avait apprécié.

J'avais fait beaucoup de mal à mes parents, mes études symbolisaient, avant la capacité en droit, un échec constant, ma maladie sera la cause de bien des soucis, comme si, dorénavant conscients de mes problèmes, mes parents me surprotégeraient.

Mais revenons à mon colonel de père. Pendant mon enfance, il était mon héros !

Tu m'as tant appris cher papa, tant de fois je t'ai vu défier les lois de la gravitation, tant de fois je t'ai vu, d'un coup de stylo, résoudre une équation. Tu m'as inculqué la soif, la rage de vaincre et surtout de ne jamais baisser les bras.

L'alizé insufflé par mon souffle caresse votre regard, venez avec moi défier les lois du temps qui passe mais qui ne s'efface pas.

Mon père m'a appris à dépasser mes limites, ne jamais se contenter de ce qu'on a déjà, toujours vouloir de la nourriture intellectuelle.

Du haut de son mètre quatre-vingt-dix, du haut de son intelligence, je me sentais parfois si petit lorsqu'il posait le regard sur moi. Lorsqu'il me scrutait, il me transperçait, me transportait vers un autre monde.

À ses côtés, je me sentais protégé, je n'avais rien à craindre, il me guidait dans la nuit ombrageuse de la société, souvenir inaltérable d'un papa modèle, réminiscence d'un être différent. Du genre distant, mon père intériorisait ses sentiments, mais je sais qu'il m'aimait, et c'est là l'essentiel.

Je me souviens que lorsque la mère de mon paternel est morte, pas une goutte de pluie n'a transpiré de ses yeux ! Dans l'armée, on garde ses pleurs pour son profond intérieur.

C'est ce jour précisément que j'ai compris à quel point mon père était robuste mentalement, moi, l'être déficient.

Tel un rocher, il a affronté cette disparition soudaine, ma grand-mère est partie comme elle a vécu, dans la discrétion, sans dire un mot !

Elle nous a laissé un héritage considérable, caché dans un coffre poussiéreux du grenier. Pourtant cela ne remplacera jamais sa présence…

Mon père est resté très discret sur la mort de sa mère. Je n'ai jamais osé en parler avec lui. Je me souviens que, lors de la cérémonie religieuse, mon père avait fait un effort pour fredonner les chants sacrés. D'ordinaire à l'église il ne psalmodiait jamais. Peut-être voulait-il rendre un dernier hommage à sa maman.

Je me souviens de l'orgue transpirant des notes graves. La mélodie ainsi créée semblait décrire les vicissitudes de la vie, les notes montaient crescendo dans l'église puis subitement elles tombaient du ciel comme un éclair.

L'intonation du prêtre, à la fois grave et mélodieuse, faisait écho avec l'orgue. Le jeu des lumières des vitraux lui aussi tout en contrastes accentuait notre attention.

Je me souviens de mon papa assis à côté de moi, l'air nostalgique. Il semblait être ailleurs, transporté par la symphonie de ses souvenirs d'enfance.

Sa maman s'était occupée de lui seule, son père ayant survécu aux guerres d'Algérie et d'Indochine et celle contre les Allemands.

Un jour, après sept ans d'absence, le papa de Jacques était rentré. Il avait frappé à la porte.

Toc, toc !

Mon père ouvrit et vit un étranger mal rasé qui le serra dans ses bras tendrement. Stupéfait, mon père courut auprès de sa mère Thérèse en hurlant qu'un inconnu voulait rentrer dans la maison. « Cet inconnu, c'est ton père ! » lança Thérèse avec en prime une gifle.

Cette histoire reflète parfaitement l'enfance de mon père. Issu d'une famille modeste, mon père et ses deux sœurs Jacqueline et Josette habitaient dans le nord de la France dans un petit village nommé Saint-Michel.

Ici, la poussière des usines flottait dans les airs et constituait l'atmosphère du village. Pas de boutique, pas de boîte de nuit, ici juste le bruit des manufactures. Parfois, quelques voyageurs s'égaraient et demandaient leur chemin, l'air désespéré.

Dans la famille de mon père, c'était les filles qui décidaient. Il était le petit dernier et le seul homme. Cela explique pourquoi il n'a pas toujours su s'y prendre avec moi.

Comment faire pour éduquer un enfant lorsque l'on n'a pas eu de modèle ? Mon père, finalement, ne connaîtra son géniteur qu'après s'être marié. Papa présenta Yasmina, l'Algérienne, ma maman, comme un affront aux yeux du soldat qu'était Alain.

C'est un peu comme si Jacques, ne supportant pas l'idée que
son père ait dû combattre contre le pays de son épouse, avait
choisi parmi toutes les femmes l'incarnation de son péché.
Choqué par son reflet, le père de mon papa s'offusqua et mit
son fils dehors.
C'est pourquoi ni la famille de mon père ni la famille de ma
mère n'étaient venues au mariage.
Finalement, les années allaient rapprocher petit à petit ces
familles que tout opposait. Mon grand-père, que je n'ai pas
connu, accepta au fil des ans Yasmina. De plus, les rapports
compliqués entre ma mère et ma grand-mère se sont dissipés
au moment où Thérèse commença à emprunter le dernier
voyage, celui dont on ne revient pas.
Après le dernier sommeil de Thérèse, mon père, dont je
guettais les signes de faiblesse, fit comme si tout allait bien.
Pourtant, je sais qu'il avait beaucoup souffert, ses yeux,
empreints de tristesse, en témoignent encore.
Simplement, papa n'était pas du genre à montrer ses sentiments et cela même à ses enfants. Quelque temps après le
repos éternel de ma grand-mère, je me suis gravement blessé
au genou.
Traumatisé à l'idée de ne plus jamais rejouer au basket, je
ne dormais plus. Mon père, au terme d'un des repas du soir,
formula une phrase qui me fit forte impression : « Il y a un
moment où ton cerveau te contrôle mais, passé un certain
temps, c'est à toi de gouverner ton esprit. »
Je ne dormais plus suite à ma blessure, Jacques essaya donc de
me rassurer avec ces mots. Ce conseil m'est resté, et il annonçait comme une prémonition ma maladie, aujourd'hui encore
je lutte chaque jour pour appliquer ce précepte. Ainsi finalement mon papa a toujours été là dans les moments difficiles.
C'était finalement un homme assez mélancolique, comme
beaucoup d'artistes. Il peignait des tableaux, comme j'écris
des fléaux de mots ! Un militaire artiste cela peut paraître
contradictoire, telle était la constitution mentale de mon
créateur. Il détestait aller chez le docteur, conscient que l'on
se guérit avant tout par soi-même, dans certains cas bien sûr.
Les torrents du printemps peuvent parfois être si lents...
Jacques de son prénom m'initia à la matière, passionné par
l'espace, il voulait avant tout laisser une trace. Je me souviens
de cette peinture qu'il sculpta sur la matière noire de l'univers. On apercevait en premier plan un extraterrestre por-
tant un scaphandre. En arrière-plan, les étoiles illuminaient
l'espace. Ce tableau, fait de passion et d'attention, attisa ma
curiosité. Il constitue sans nul doute le point de départ expli-

quant mon intérêt pour les constellations.

Sache papa qu'à mes yeux tu seras toujours un être étrange, incompris, insoumis mais surtout un homme unique !

Mon paternel, comme j'aime à l'appeler, peut paraître banal pour un quidam, mais c'est avant tout par l'âme qu'il respire. D'un air sûr et confiant, il peut apparaître arrogant envers les gens qui ne savent pas prendre de gants.

Cependant, tout ceci n'est qu'apparence : issu d'une famille humble, il aime à remémorer ses origines métaphysiques, génétiques.

Dorénavant un peu rond, il ressemble à un ours grand et fort de l'extérieur mais si sensible de l'intérieur.

Mon père est un génie qui s'ignore, il possède cette faculté incroyable de ne jamais se reposer.

Comment fais-tu, Ô paternel, pour chaque jour trouver cette force inébranlable, pour atteindre toujours tes objectifs sans jamais faillir ? Mon père est, dans l'armée, un colonel auréolé de la légion d'honneur, il fait partie de ces êtres d'exception, de ceux à qui on ne dit pas non !

Lorsqu'il part en mission, un chauffeur vient le chercher, lorsqu'un militaire voit mon père, il exécute le garde à vous en signe de respect.

Mais comment faire pour trouver sa place à côté d'un homme si gradé ? Comment exister devant cet être assoiffé de victoire ?

Voilà mon premier problème métaphysique. En effet, à côté de mon père, je me sentais inutile, moi le déficient, complexe d'infériorité. Comment ne pas décevoir celui qui avait placé en moi tant d'espoir...

À l'époque, j'étais passionné par le basket-ball, un jour mon père m'apostropha dans le hall du complexe sportif : « Tu vas gâcher ta vie à jouer sans étudier ! » Il trouvait ce sport obsolète, seul comptait pour lui la quête universitaire.

Problème de concentration, premier symptôme de ma maladie, échec scolaire et passion pour la matière, voilà ce qu'était mon lot quotidien. Peu à peu, voyant ses espoirs s'envoler un à un, mon père s'était détaché de moi.

Je dois avouer que j'y ai beaucoup participé. Mon père, désormais absent, avait laissé son trône vacant. Je m'étais trouvé un remplaçant se prénommant Michael Jordan, un homme inaccessible, même pour un colonel de l'armée de terre.

Désormais, mon père n'existait plus, je lui en voulais de ne pas m'avoir assez soutenu dans le basket, j'avais la rage contre lui, je me sentais rejeté alors j'ai jeté mon père aux ordures !

Tel un fantôme, je lui disais bonjour et au revoir le matin, point barre. Avec un seul objectif, lui prouver qu'il se trompait et que malgré ma blessure je pouvais être un grand joueur de basket-ball. Ô papa, pourquoi n'as-tu jamais cru en moi ? Étais-je juste un aléa dans ta vie, juste un souci de plus ? Seule ma mère semblait me comprendre mais c'est mon papa que je voulais. Je ne comprenais pas, lui naguère si près de moi pendant mon enfance, si lointain durant mon adolescence. Parfois, il pouvait rester des heures à la maison sans dire un mot. Tel un fantôme, il était présent sans vraiment être là. Et en fond sonore, ce silence opaque. Ce bruit sourd et creux, celui de mon père, profond mystère.

Un secret erre et existe toujours le concernant, toi l'être cher pourquoi m'as-tu laissé seul lorsque j'avais tant besoin de toi ? Pourquoi n'as-tu pas su sécher mes larmes quand mon âme ne voulait qu'attirer ton attention, étrange air de violon qui transgresse ces quelques lignes, impression d'être au plus profond de moi, là où l'on ne revient pas sans sangloter, déchiré par ce que j'écris, délivré de ce poids oppressant, de cette incompréhension tiraillante.

Ma tristesse est sans limites, le monde est en faillite, si seulement je pouvais remonter le temps je me comporterais différemment, je ne m'enfermerais pas dans ma chambre les rares fois où mon père voulait parler, je ne lui mettrais pas ce coup de poing qui a scellé mon destin dans la pierre !

Des rivières de vers, un océan de larmes, voilà à quoi ressemble mon âme. Je suis déjà mort à l'heure où vous lisez ces quelques versets, je parle d'une mort spirituelle, mon être s'est régénéré à travers la maladie, j'ai compris que seule ma famille comptait, que le reste n'était que subterfuge !

Si je devais être pendu demain sur la place publique pour avoir frappé mon père, personne ne pourrait comprendre la douleur inaliénable qui m'habite. Je suis de ces hommes en sursis dont la vie ne vaut plus rien.

Chaque jour qui passe me rapproche du jugement dernier, chaque jour c'est comme mourir une nouvelle fois, à chaque réveil cette symphonie nostalgique me rappelle que j'ai été heureux avec mon papa.

Ma pathologie a voulu que j'intente à sa vie, ainsi il ne me reste plus qu'à me détruire jusqu'à en crever, ainsi je ne serai plus un souci, juste un mauvais souvenir, une ligne de plus dans les faits divers, peut-être mon dernier vers…

Pourtant, de lointains souvenirs de symbiose avec mon colonel de père me hantent chaque seconde comme si le temps ne voulait pas m'oublier. Parfois je voudrais me soustraire à la notion de temps pour enfin aller de l'avant et ne plus courir

après un passé qui, s'il ne doit pas être effacé, ne peut plus
être ranimé.
Durant mon enfance, mon paternel et moi étions proches
comme deux frères, le soleil ne se couchait jamais lorsque je
jardinais avec lui alors que, durant mon adolescence, je ne vis
que des nuages blancs et du vent !
J'aime à me remémorer nos escapades en forêt. On partait
à l'aurore cueillir des girolles, des cèpes. Telle une quête, on
ne savait jamais ce que l'on allait trouver dans l'obscurité des
allées de sapins, des chemins ombrageux, des fougères hautes
de deux mètres nous narguaient, les oiseaux se moquaient de
nous parfois…
Lorsque nous habitions en Normandie, notre colline mystérieuse était bordée par la forêt. Que de temps passé à scruter
les bois, que de moments gravés dans ma foi !
En rentrant de l'école, je guettais l'arrivée de mon père par la
fenêtre pour partir ensuite à la cueillette aux champignons.
On arpentait les rues tortueuses des bois alentours, parfois même on se perdait mais on retrouvait toujours notre
 chemin.
Je me souviens notamment d'un jour où il pleuvait des torrents, l'eau glissait sur le toit de la maison, dehors impossible
de voir si mon père arrivait puisque la pluie si épaisse, tel un
rideau transparent, cachait la nature.
Chaque goutte de pluie me rappelait à quel point la vie est
fragile car rien ne résiste à l'eau même la lave, même les
flammes de mon âme.
La marée dégagée par cette rivière coulant de l'atmosphère
exaltait ma petite sphère. Mon père, quant à lui, arrivait toujours vers dix-neuf heures. Ce soir-là, il me demanda si j'étais
prêt. Je lui répondis que, pour des girolles, je serais toujours
là !
Ainsi nous voilà partis en fin de journée à la recherche de
champignons. On marchait sous la bruine qui s'était apaisée, on scrutait la terre à l'aide d'un bout de bois. Par là une
feuille cachait le chapeau d'un champignon fier et curieux,
derrière un arbre, plusieurs de ses compagnons pensaient
tromper notre attention.
L'obscurité caressait au fil des heures nos pupilles, il était
temps de rentrer lorsqu'au terme de la forêt de sapins nous
arrivâmes dans un petit chemin inconnu. Telle une lumière
aveuglante, apparut soudain un tapis de fausses girolles.
Dans un premier temps, scrutant au loin le chemin, je crus
à une blague faite par ces feuilles jaunes prenant l'apparence
de girolles, pourtant il s'agissait bien de girolles, mais en

dessous du chapeau, une sensation étrange attira mon attention. « Mascarade de girolles ! » me suis-je alors exclamé. Mon
père, fier de mon expertise, me dit de venir avec lui, rentrer à la maison pour regarder notre chère encyclopédie des
 champignons.
Scandale à la vue des résultats, ils étaient certes des faux, et
je ne voulais pas tomber pour usage de faux. Toutefois, ces
usurpateurs de champignons constituaient tout de même un
mets délicat et comestible. Le lendemain, assoiffés par notre
découverte, nous sommes retournés dans le chemin secret.
Cependant pas le moindre reflet d'un champignon. Tout
avait disparu.
L'obscure clarté de mes pensées transperce le chemin menant
vers la forêt. Je survole la Normandie et ses collines subtiles.
Je me remémore nos moments futiles. Parfois, je n'ai pas été
très habile, d'humeur versatile.
Après mon internement, mes parents semblaient si heureux
de me voir. Ils avaient eu si peur, mais moi je me sentais
encore si affaibli.
Sabrina m'appelait de temps en temps le soir.
Bip, bip, bip, bip.
Le téléphone sonnait en vain. Puis un jour où j'allais un peu
mieux, j'ai décidé de lui donner signe de vie. Je lui ai téléphoné.
« Allo Sabrina ça va ? »
«C'est surtout à toi qu'il faut le demander vu que cela fait
longtemps que je n'ai pas eu de tes nouvelles ! »
« Pardonne-moi, j'avais besoin de m'isoler. Je pense à toi,
Sabrina. On parlera plus longuement lorsque je serai vraiment rétabli. »
Si j'avais brusquement stoppé la conversation, c'est parce
qu'il me semblait que mon père n'était pas loin. Et je ne voulais pas qu'il puisse entendre.
Simplement, touché par l'inquiétude de Sabrina, je décidai d'essayer de poursuivre notre relation loin de l'écho du
démon...
Une peur me hante chaque jour, celle de voir mon père mourir avant de lui avoir tout dit. J'ai cette crainte qu'il parte
sans me dire au revoir. Un jour peut-être, je serai prêt. En
attendant, je profite dorénavant de chaque moment.
Combien de fois j'ai cru le haïr, mon colonel de père.
Dorénavant réunis par la maladie, à l'aube d'un nouveau
jour, j'ai enfin compris que mon père faisait de son mieux,
lui qui n'a jamais vu les cieux, juste tutoyé les dieux !
Preux chevalier, mon père m'a sauvé du mal qui m'habitait
comme s'il avait pris sur lui tout le poids de ma pathologie.

Suis-je juste un souci ? Je voudrais tant pousser mon dernier
cri mais voilà je dois la vie à mon père ainsi qu'à ma mère
donc pour eux j'ai décidé de subsister. Quand tu n'as plus
rien, seul face au dernier des chemins, seule la famille peut te
faire changer de desseins !
Souffrir m'a tant appris, tant endurci, j'ai compris qu'un être
est fait de contradictions. C'est en les épousant qu'il s'éloigne
du néant, en attisant sans cesse sa soif de vivre, pour atteindre
ses objectifs.
Mon père parfois me parlait de cette étrange fille qui venait
me voir à l'hôpital : « Qui est cette personne ? Comment
s'appelle-t-elle ? »
J'avoue avoir toujours été très pudique en ce qui concerne
mes relations, mais l'intérêt soudain que portait mon père
pour Sabrina était loin d'être anodin...
À nouveau, Jacques s'intéressait à son fils. Un soir, la fille
aux cheveux mi-longs, Sabrina, à la veille d'une grande décision, m'a appelé, interloquée parce que je voulais arrêter mes
études, surprise de ce revirement soudain de jurisprudence.
Lui parler c'était comme voyager à ses côtés, aujourd'hui je
peux avouer que Sabrina est l'une des rares filles à avoir réussi
à cerner ma personnalité.
Seul à ses côtés, je m'évadais de ma condition de psychotique.
Ses réflexions m'ont permis de bâtir un monde nouveau, elle,
seule à me comprendre, elle, seule à me supporter.
La nuit chaotique de mon esprit s'est apaisée lorsque mes
parents ont accepté mon abandon universitaire, à ma grande
stupéfaction. Mon colonel de père, depuis que je suis malade,
fait très attention à moi. Toutefois, contrairement à ma mère
qui vit dans la peur d'une rechute, mon père m'encourage.
Jamais il ne me rappelle que je suis malade, avec lui et à présent réunis, je peux être moi-même. Je n'ai plus besoin de me
réfugier dans des idoles pour avoir un modèle, il me suffit
d'apercevoir le regard de mon père...
Suite à mon internement, j'ai dû arrêter mes études non
sans remords. Parfois, résonne encore dans mon esprit le
crépitement des livres de la bibliothèque. Parfois, je me
souviens de cette quête de connaissance. J'ai dû repartir à
zéro, accepter mes maux. Le vide de mon destin, les spasmes
du malin, je me suis retrouvé en face de moi-même.
La maladie m'a remodelé, différent, j'ai pris conscience de
mes erreurs. D'imperceptibles pleurs résonnent dans mes
entrailles, le bruit de la mitraille me tiraille. Comme si
l'on avait fusillé mon esprit. Je me suis retrouvé dans un
nouveau cerveau. Diminuée, ma prose s'est subitement

paralysée, impossible d'écrire le moindre mot sur ce fléau
qui me touchait.
J'ai attendu mon heure, patienté en silence avec l'espoir de
revoir un printemps…

Chapitre 15 : Revoir un printemps

**Les divisions de la mesure reprennent. Les pages de mon
ouvrage ne sont plus possédées par cette rage à l'encontre
de mon père. Depuis ce jour où je suis sorti de l'hôpital, un
nouvel homme a embrassé les formes de mon âme.
J'ai déposé quelques vers sur ma pierre tombale.
Dorénavant, je suis un être nouveau perdu entre la maladie et la découverte d'un nouvel esprit. Une certaine
mélancolie envahit petit à petit mon intellect, conscient
qu'une nouvelle quête est peut-être obsolète.
Le glas sonne et ricoche dans mon encéphale. Je ne suis plus
qu'un amas de larmes sans corps. Égaré, ne sachant pas où
aller, je me suis réfugié chez mes parents dans l'espoir de
revoir un printemps…**

Comment faire pour me reconstruire lorsque mon esprit
avait violé mon corps ? Comment surmonter l'humiliation
de l'internement ?
Comment aller à l'encontre de ce vent lancinant qui me
pousse à contre-courant ?
J'errais sur le chemin de la vie en quête de sens. Je n'arrivais plus à me concentrer. Ma pathologie avait tout emporté.
Tel un ouragan de maux, la maladie avait annihilé ma personnalité. Je n'étais plus ce garçon avide de connaissance. Je
me refusais tout travail intellectuel de peur que la folie ne
s'empare à nouveau de mon esprit.
Et mes amis qui me croyaient heureux ! Tous ignoraient l'existence de ma maladie, j'avais peur qu'ils ne jettent l'opprobre
sur mon être. Seule Sabrina connaissait la piètre vérité.
L'image de ma grand-mère dans son bidonville m'aidait à
recouvrer un zeste de courage. Je pensais à elle.
Peut-être que dans le ciel elle veillait sur moi, avait-elle honte

de moi ?
Certes, je n'ai pas connu ma grand-mère mais ma mère
m'a souvent raconté le courage de Fatima. C'est pourquoi,
lorsque la désolation me submerge, je me réfugie dans ce
symbole qu'est ma grand-mère.
Enfermé dans ma chambre, je n'étais qu'un tas de cendres,
une cheminée en fusion dans mon cerveau était prête à
détruire mon corps et mon intellect.
Incroyable vision lors d'un étrange rêve où ma grande-mère
vint à ma rencontre. Assise sur sa chaise, elle me prit la main
et me réconforta longuement. Elle évoqua son enfance en
Afrique et la dureté de sa vie sans se plaindre. « Dieu m'a tracé
un chemin tortueux pour mettre mon courage à l'épreuve.
Aujourd'hui, je suis à ses côtés et je le remercie puisque j'ai
grandi. Si tu éprouves des difficultés, mon Florent, c'est que
Dieu te met aussi à l'épreuve... »
C'est sur cette belle métaphore que je me suis réveillé en
sursaut, la sueur au front. J'eus cette étrange sensation, en
quittant mon rêve, qu'une personne venait de me parler à
voix haute. Il ne pouvait pas s'agir de mes parents puisqu'ils
dormaient encore. Grand-mère était-elle l'instigatrice de ce
rêve ?
Il me fallut quelque temps pour l'accepter. Songe ou réalité,
je devais faire un choix. Je n'arrivais pas à sortir de cet état
de tristesse.
Sur la montagne du désespoir, j'avais posé mon drapeau.
Tout là-haut dans le ciel, je ne voyais que des maux.
De peur de réveiller la maladie, je jetai tous mes ouvrages sur
Einstein et sur l'espace avec une boule au ventre, conscient
qu'à présent plus rien ne serait comme avant. Je passais mes
journées à errer dans la rue, sans but ni objectif. Il ne me
restait rien, je n'avais plus aucune envie.
De plus, le basket-ball ne m'intéressait plus. Ma maladie
avait enfoui mes passions dans mes entrailles. Je cherchais à
comprendre en vain ce qui venait de m'arriver.
Parfois, je passais devant l'hôpital psychiatrique où s'était
envolée ma dignité. Des images me hantaient, comme ces
aides-soignants qui passaient devant moi sans me voir. Je me
remémorais lorsqu'ils me donnaient mes médicaments, ils
parlaient entre eux comme si je n'existais plus.
Certes, j'étais aux mains du démon, néanmoins j'aurais
mérité un peu plus d'attention. Et Sabrina qui venait s'inviter
dans mes songes. Je pensais à notre avenir, puis les barreaux
encerclaient mon cerveau. La maladie devint mon nouveau
bourreau. Il ne me restait plus que les mots pour exprimer

mes sensations. La parole m'avait été ôtée. Je n'avais rien
d'intéressant à dire. Alors mon mutisme se fit l'écho d'un
mal profond.

Grand-mère aurait eu honte de moi !

Je ne me battais pas comme elle me l'avait suggéré dans mon
rêve. Je me laissais glisser. Mon stylo devint ainsi mon seul
compagnon. Grâce à lui, je tapissais un monde dans lequel je
n'étais pas un simple malade. Dans mon univers fait de vers
et de chair, je dessinais des paysages, des collines subtiles, des
océans mélancoliques. Une sphère nouvelle, une ère spirituelle. Dans mon monde, je me sentais si bien.

Entouré de paysages lyriques, je laissais mon esprit poétique
voguer de planète en planète. Dans mon univers éphémère,
un air névrotique vint petit à petit s'immiscer dans mes
oreilles, le bourdonnement du démon.

L'autre, s'il semblait enfoui au plus profond de moi, n'en était
pas pour le moins vivant. Ma maladie sommeillait dans mes
tripes, tel un animal, elle m'épiait sans cesse sachant qu'à la
moindre faiblesse, elle me terrasserait à nouveau.

Parfois je m'évadais de ma condition de psychotique pour
quelques instants. Cependant comment faire pour oublier,
lorsque la prise de mon traitement me rappelait chaque jour
la réalité.

Tic, tac, tic, tac., tic, tac, tic, tac.

Le temps revêtit une tout autre importance après mon internement. Les secondes de l'horloge défilaient devant moi sans
se rendre compte qu'elles jouaient avec ma destinée. Je perdais du temps, mais impossible d'aller de l'avant. J'avais cette
sensation d'être inutile depuis ma maladie.

Peut-être que mes plus belles heures étaient déjà derrière moi
à tout juste vingt-deux ans. Pourtant j'avais encore tant de
choses à bâtir, tant de rêves à construire. Je ne savais plus qui
j'étais, ni où je devais aller.

Parfois, je restais assis devant ma fenêtre pendant des heures à
épier les gens, j'imaginais leur vie, leur situation. Quelle désolation. J'en étais réduit à l'état de contemplation. Regarder,
cela peut être bénéfique si l'action suit après. Dans mon cas,
je ne faisais qu'observer mes semblables. Ce n'était pas très
rentable. J'enviais les gens normaux que je croyais sans problème aucun...

Je ne faisais rien pour vaincre mes soucis. En repli sur moi-
même, j'étais comme une fleur qui refuse de capter le soleil.
Seul le noir berçait ma conscience. Je n'ai pas souvenir de
période plus difficile de ma vie, cette période après mon hos-
pitalisation constitua mon plus grand défi.

La confiance s'était envolée le jour où j'avais pénétré dans
l'hôpital psychiatrique, si bien que pour duper mon monde,
je jouais un rôle.
Devant Sabrina, je m'inventais une attitude rassurante.
J'avais trouvé du travail, paraît-il. Il n'en était rien. Je rigolais
devant elle alors que mon esprit vacillait. Mon sourire de
façade masquait un profond mal-être.
Le soir avant de dormir, je pensais à ma famille, ainsi qu'à
Fatima, ma grand-mère. Cela m'aidait à ne pas me suicider.
Un soupçon de courage plaqué sur une fragile façade.
Le matin, une certaine peur me hantait : et si une nouvelle
crise venait m'achever ? Et si je tuais mon père, emporté par
la maladie ?
La psychiatre m'avait mis en garde avant mon départ. Les
rechutes étaient fréquentes dans le cadre des bouffées délirantes. De plus, le traitement ne permettait que de réduire
les risques. Et si ma vie devait s'achever sur une note dramatique ? Lorsque j'arpentais les rues, je baissais la tête à la vue
des gens. Un sentiment d'infériorité épousait dorénavant les
méandres de mon esprit.
C'est pourquoi je décidai de rompre avec Sabrina.
J'avais tant honte, je ne voulais pas que ma copine me vît dans
cet état. D'ailleurs, elle ne savait pas que j'avais un traitement
à vie. Lui avouer, c'était trop dur. Pourtant, elle connaissait
ma maladie. Sans doute aurait-elle compris.
Lâche dans la rupture, j'ai juste appelé Sabrina pour lui
annoncer la fin de notre relation.
Lorsque la nuit caressait mes pupilles, je me sentais si seul.
Sans elle je n'avais plus de raison de me battre.
Alors je me suis laissé aller vers une certaine facilité. Je me
levais très tard et c'est à peine si je cherchais du travail.
La tempête, matérialisée par la maladie, avait annihilé ma
volonté. Je n'étais plus qu'un corps sans conscience, une âme
en errance.
J'étais prostré dans le silence. Durant cette nouvelle période
de dépit, je n'arrivais pas à écrire le moindre mot sur mes
sensations. Plusieurs fois, j'essayai de déposer quelques syllabes, cependant l'inspiration me faisait défaut. Je n'arrivais
pas à faire sortir mes émotions. C'était tellement plus aisé
de construire des paysages, des impressions par la prose.
Toutefois impossible de faire sortir par mon stylo ce mal qui
me hantait jour et nuit.
Enfouie au plus profond de moi, la symphonie de ma pathologie me collait à la peau. Peut-être que je n'avais pas digéré
le fléau qui venait de m'arriver. Mon livre, quelque part, m'a

permis d'accepter ma pathologie. Auparavant, je la masquais.
Mon père, durant cette période, m'épaula de toutes ses forces
avec cette discrétion que je n'oublierai jamais. Plusieurs fois,
il me demanda si j'étais encore avec Sabrina. Il me guida sur
le chemin de la vie sans rien m'imposer.
Je m'en souviens comme si c'était hier. Lors de mon internement, je ne voulais qu'une seule chose, sortir et assister à
un cours de droit. Pour moi c'était le signe de la guérison. Je
voulais prouver que je pouvais retourner à la faculté.
Dès que je commençai à aller mieux, je révisai mes leçons
dans l'hôpital. Je ne voulais pas prendre trop de retard. C'est
pourquoi j'avais demandé à ma psychiatre l'autorisation de
sortir pour aller en cours. Voyant mes progrès au bout de
quelques semaines, elle accepta ma requête. Ainsi je pris le
premier bus en partance pour la faculté de droit. Je me sentais
si bien, dans le bus je humais l'odeur de la liberté retrouvée.
Une fois arrivé à la faculté de droit, je pris mon traditionnel
café, je retrouvai mes amis.
« Alors où étais-tu passé, on a cru que tu avais abandonné ! »
m'apostropha dans le hall Jacques, mon ami de la capacité en
droit. J'ai simplement répondu que j'étais quelque peu souffrant. Gêné, je n'ai pas parlé de ma maladie. Jacques m'apprit
qu'il s'était séparé de Vanessa quelques jours auparavant.
Puis le cours débuta. Notre chargé de TD nous remit les
notes de nos derniers devoirs. L'espoir plein les yeux, je reçus
un piteux cinq sur vingt en droit des obligations. Jusqu'à présent, j'avais toujours eu la moyenne.
C'est alors qu'un mal de tête m'assomma littéralement. Je
n'arrivais plus à suivre le rythme effréné imposé par la dic-
tée du professeur. Je dus sortir du cours précipitamment.
Je n'oublierai jamais ce moment, il mura mon désir de
 poursuivre la faculté dans la pierre.
Sur le chemin du retour vers l'hôpital, je pris conscience que
je ne pouvais continuer ainsi. Cet échec scella le début de
ma nouvelle vie, moins ambitieuse mais peut-être moins tor-
tueuse. Je n'avais pas d'emploi, je vivais aux dépens de mes
parents.
Bip bip « Coucou comment vas-tu ? Florent, je m'inquiète
pour toi. »
Sabrina prenait de mes nouvelles de temps en temps, je ne
savais pas quoi lui répondre. Alors je jouais un rôle, un personnage. Pour ne pas la décevoir, je lui avais dit que j'avais
trouvé un travail dans un bar. Menteur, manipulateur, mon
nouvel habillage masquait un certain désarroi. Dans le miroir
de mon âme, résonnait un bruit infâme, celui d'une person-

nalité sans arme.

Grand-mère m'épiait sûrement de tout là-haut, et mon comportement devait la décevoir. C'est pourquoi un matin, après avoir fait un nouveau songe en sa compagnie, je me suis levé, de l'espoir plein la tête. Puis j'ai fait mes premiers pas sur le chemin du courage. J'ai revêtu ma tunique de guerrier avec une seule chose en tête : me battre !

« Bats-toi, bats-toi ou bientôt tu regretteras ton attitude. Tu peux tout changer si dans l'acier ta volonté est forgée. »

Ce sont les derniers mots que prononça ma grand-mère lors de cet ultime rêve.

Au fil des mois, je repris peu à peu mon entité intellectuelle. Mon traitement si lourd diminua. L'abilify avait pour objectif d'apaiser ma névrose. Ses effets secondaires provoquaient de terribles impatiences au niveau des jambes. À tel point que, pour moi, rester assis longtemps constituait une petite torture. Je suis incapable d'expliquer ce phénomène, mais encore aujourd'hui je lutte contre ces impatiences oppressantes.

Lorsque j'étais avec mes amis en soirée, je partais au bout d'une heure ou deux, assailli par les impatiences. Impossible de me tenir assis. La seule solution semblait la fuite.

Et mes amis qui ne me reconnaissaient plus. Je les perdais un à un. Le téléphone ne sonnait plus, on ne m'invitait plus aux soirées. Qui voudrait d'un homme qui reste une heure et des poussières ?

Mes parents, quant à eux, dans un premier temps, ne comprenaient pas mon empressement à quitter la table lorsque l'on dînait. Ce n'est qu'à l'issue du groupe de parole sur la bouffée délirante auquel ma mère participait qu'elle comprit les raisons de mes impatiences. Le psychiatre expliqua à ma mère les effets secondaires de mon traitement. L'un d'eux résidait dans l'impatience. Nous reviendrons sur ce groupe de parole plus tard. Ma famille ainsi me pardonna mon manque de politesse à table.

Je me battais toujours contre moi-même. Le plus dur dans un combat, ce n'est pas de mettre à terre un ennemi, c'est de se vaincre soi-même !

Je devais me reprendre, ne pas me contenter de mes cendres. Sur le chemin de la vie, je reculais de peur de tomber, jusqu'au jour où je repris le contrôle de ma vie. C'est en écrivant un texte, Métanoia, que je me rendis vraiment compte de mon état, la prose comme psychanalyse, l'écriture pour comprendre mon psychisme. Et grand-mère comme exemple de courage. Le séisme que je venais de subir ne devait pas

m'empêcher de vivre.
Grand-mère avait raison, Dieu me mettait à l'épreuve.
Serai-je à la hauteur ?
L' attitude rassurante de mon père m'incita à reprendre le
contrôle de mon ministère.
C'est pourquoi, au lieu de me lever en fin de matinée, je
me suis enfin éveillé plus tôt afin de trouver un travail. J'ai
pris les rênes de ma destinée en main, non sans difficultés.
Désormais épaulé par mon père, je n'avais plus peur de marcher sur le chemin tumultueux de la vie.
Métanoia ou l'absence de paranoïa. Métanoia le dernier
des aléas. L'apologie d'une transformation, la création
d'un être nouveau. La régénération d'un homme blessé,
l'étrange sensation d'être un nouveau-né qui redécouvre
son corps et son esprit. Métanoia ou lorsque la folie devient
hymne pour la poésie...

Chapitre 16 : Metanoia : transformation intérieure

Pendant ce temps, un rythme strident et menaçant arrive
au loin. Une batterie frappe mon destin. Une mélodie
annonce un nouveau refrain. Le malin s'empare d'une partie de mon cerveau. La religion apaisera-t-elle mes maux ?
J'ai tant de choses à faire sortir, tant de notes à composer.
Métanoia ou lorsque je combats la maladie. Le nirvana
de la mélodie, la plus belle des victoires, pas le soleil de la
gloire mais le ciel azur d'un être plus mûr...
La vie ne me suffit pas. Je voulais atteindre le nirvana ! Un
coup de fil et ma vie défile...
La vie ne suffit pas pour remercier ceux qui m'ont fait
confiance, ceux qui m'ont donné une seconde chance !
Les religieuses des petites sœurs des pauvres ont répondu à
ma demande d'emploi : auxiliaire de vie. Pourtant, je n'avais
aucune expérience dans les maisons de retraite, juste fais un
ou deux remplacements.
J'avais envoyé un CV et une lettre de motivation sans trop y
croire. Lorsque les sœurs m'ont contacté, mon iris enfermé
dans l'obscurité de ma pathologie s'est subitement ouvert.
Tel un nouveau né, la lucarne de mon regard fut apaisé par
un soleil exacerbé. Les couleurs mornes de ma poésie se sont
sublimées en une mosaïque de pensées. J'ai vu le monde tel

qu'il était lorsque le désespoir entachait ma vision de noir.
Un coup de fil et la vie défile, j'étais tel un équilibriste haut
perché sur un fil déjanté. Perdu entre la quête d'un nouvel
esprit et les coups de boutoir de la maladie. Les sœurs ont
donné un sens à ma vie lorsque l'espace-temps se jouait de
mon entité.
À cet instant, ma vie a basculé dans la clarté. Formé, puis
estimé, comment ne pas reprendre confiance en moi !
Comment ne pas trouver la foi quelque part perdue au fond
des tracas…
Quelque part, j'ai toujours gardé la foi au plus profond
de mon subconscient, conscient qu'à chaque instant tout
peut basculer. Lucide, je suis avide de devenir autre chose
qu'un débile mental, je n'accepte pas ma pathologie, je la
contourne, je la manipule par de subtiles jeux de mots. Perdu
dans l'abîme, moi qui voulais grimper sur une cime.
J'ai fait ce choix de taire mon chemin de croix, mes amis me
décrivent comme quelqu'un de mystérieux, de secret, il est
des choses dont je ne peux pas parler sans m'effondrer, alors
mon silence est scellé dans la pierre, je ne prononce jamais de
mots sur mon fléau.
Depuis que je l'ai croisé, le phare de mon esprit, la pluie ne
coule plus sur mon visage. Un flambeau allume chacun de
mes mots, celle d'une religion berçant chacune de mes actions.
À chaque moment, je peux basculer dans le fossé, à chaque
instant je peux me noyer dans mon entier. Je ne suis pas de ce
monde, je suis gouverné par des forces obscures, par l'autre,
la religion saura-t-elle me sauver des griffes du démon ?
La métaphore ne vaut rien si vous ne comprenez pas le dessein.
Tant de fois j'ai péché, tout comme ce coup de poing envers
celui qui m'a créé, comment faire pour me pardonner ?
Je vous taquine, je vous sublime par de subtils jeux de rimes.
Versatile, mon défaut est de mettre le doigt là où ça fait
mal, je suis un miroir, j'observe, j'engrange et je crache mon
venin, ceci est mon vin !
Mon adolescence n'a été qu'une errance intellectuelle. Je
pouvais rester des heures assis par terre à observer ce monde
duquel je m'étais extrait sans le vouloir…
Assis sur ce banc moussu, les gens passaient sans m'apercevoir, j'étais un inconnu, un type perdu.
Ma prose était froide et sans émotion, elle ne touchait personne puisque, secrètement cachée dans un coffre secret, la
clé dans ma poche, de peur que quelqu'un ne découvre mes
terribles projets. Si vous lisez ce livre, lecteur, c'est que j'ai

accepté de vous dévoiler ma terrible cachotterie, dans les
arcanes de mon univers se cache un être amer !
En ouvrant ce coffre, plein de reliques, une petite pensée pour ma mère qui me l'avait offert. Un coffre héritage,
vestige de l'enfance de ma maman. Un coffre, non pas une
simple boîte, mais plutôt un trésor respirant la souffrance, la
poussière des livres se déposant au fond. Un coffre, une vie,
un destin peu anodin.
Du bois doré, un cadenas abîmé, voilà ma fortune !
Ce dernier m'avait été offert pour mes quatorze ans. Comme
une belle femme, je l'épiais, le contemplais, parfois je lui parlais, lui avouais mes secrets. Seul parmi mes amis, Nasser, le
prince des vers, connaissait son existence.
Pendant longtemps, mes textes ont reflété une certaine vision
du monde. Le schisme entre le bien et le mal omniprésent
dans les tiroirs de mes vers délirants. Ma prose exacerbait
l'osmose de mes frères qui osent mais aussi la détresse de ces
hommes qui ne sont plus que des choses.
Je me suis toujours inspiré de modèles positifs pour avancer.
Michael Jordan, Prince, Einstein voici les modèles de mes
gènes. Puis la religion est devenue ma nouvelle raison d'être.
Les Religieuses m'ont inculqué la foi, celle qui permet de
déplacer des montagnes.
Quoi de plus séduisant que la genèse des thèses sur Dieu.
Le feu de mon stylo suivait les courbures de la bible. Un
livre qui traverse l'épreuve des siècles ne peut être obsolète. J'étudiais tel un exégète, je transpirais de religion sans
m'apercevoir que, quelque part, au fond de mon être, je
m'étais converti.
Bien que de religion catholique et ayant eu une éducation
catholique, j'avoue que j'ai toujours été très distant envers la
religion, conscient que les guerres ont été si souvent le fruit de
combats religieux ! En effet, durant mon cursus universitaire,
j'avais étudié les guerres de religions. Trop souvent, le culte
a servi à des hommes avides de désirs malsains, trop souvent
l'opium a gommé des crimes… C'est pourquoi la religion m'a
toujours fait peur, la distinction entre celle-ci et la secte est, à
mon sens, infime.
Pourtant, mes préjugés ancrés dans la pierre ont volé en éclats
lorsque j'ai travaillé auprès des sœurs dans une maison de
retraite catholique.
Voir des personnes âgées se battre contre la maladie chaque
jour, sans gémir, juste en souffrant en silence, en trouvant le
temps de prier pour les pauvres, tout ceci m'a ému au plus
haut point, j'ai enfin trouvé le chemin de mon destin.

Croire c'est transcender son art, croire en Dieu c'est s'élever, se sublimer, être animé par des principes positifs, bercé par une voix magique.

La maison de retraite des petites sœurs était entourée d'arbres étranges et vieux, de sculptures d'apôtres. Toutefois, ce qui attisait l'attention, c'était ce tableau à l'entrée après le petit escalier et la porte en bois coulissante. Une œuvre symbolique représentait Jeanne Jugan, l'initiatrice de cette maison de retraite. Une femme aidant une personne âgée avec une bible dans sa main droite. Un livre venait expliciter l'œuvre, il était déposé sur un chevet à côté du tableau, un ouvrage ouvert invitant les passants mais aussi le personnel à la lecture. Ce mystérieux livre intriguait mes pupilles.

Comment peut-on donner sa vie sans rien en retour ? Victime de notre société individualiste, cela me semblait inconcevable… Chaque jour, je passais devant ce livre majestueux sans oser le toucher, simplement je l'effleurais du regard. Peut-être un jour aurais-je la force de lire le fruit de ma curiosité. Je n'osais pas pour le moment…

Je n'étais pas encore prêt à révolutionner ma pensée.

Ma supérieure était une sœur dure et parfois amère, mais le sacrifice qu'elle avait fait pour aider les autres méritait mon respect. Jamais je ne l'ai vue rire, elle possédait cette gravité inquiétante dans le regard, de celle qui vous glace le sang. Quelque part, je l'admirais, moi, incapable de donner ma vie aux autres, elle, la sœur, vêtue de noir, tant d'espoir animait son regard.

Travailler dans une maison de retraite comme aide-soignant, c'est avant tout courir tout le temps. Dans mon métier, on fait environ quinze kilomètres par jour. C'est donner un sourire, un geste, une tape amicale à ceux qui n'ont plus rien. Chez les sœurs, j'ai tant appris : comment faire un lit au carré, faire une toilette en respectant les règles d'asepsie, sentiment d'empathie avec les résidents. Que mon cœur a grandi durant cette période !

J'étais à l'étage des prêtres, je m'occupais aussi d'un ancien archevêque que l'on appelait Monseigneur, atteint de Parkinson et d'Alzheimer. Cet homme m'a donné une leçon d'humanité, lui qui endurait la dépendance sans dire un mot. Grand et voûté, cet individu au regard perçant exacerba mes sens. Souvent, il commençait à converser puis sa maladie le rattrapait, il s'arrêtait alors net et les mots ne sortaient plus. Les spasmes de sa bouche m'ont marqué. Quelle est cette maladie injuste qui vous ôte la parole ?

Le matin, l'archevêque aimait être rasé de près, il était minu-

tieux et très soigneux. Dans son armoire, pas question que le désordre ne s'installe, chaque vêtement devant être rangé à son emplacement.
Souvent après la toilette, il faisait un malaise, une chute de tension, il tenait à peine debout et marchait avec mon aide. Rappelons que la maladie de Parkinson affaiblit le métabolisme musculaire, c'est une maladie neurologique affectant le système nerveux central responsable d'anomalies motrices. Monseigneur, dont je tairai le nom par respect et par souci déontologique, tremblait de tout son corps, comme si chaque muscle ne faisait plus son travail. Quelle déchéance pour un homme si lettré. Sa chambre était décorée par des livres, en tant qu'auteur il en avait composé quelques-uns. La vie peut donc nous reprendre tout ce que l'on a sans crier gare…
À mon arrivée chez les Religieuses, il était possible de converser un peu avec Monseigneur, deux mois après, on communiquait par oui ou non, et parfois je sentais le souffle de ses mots devenus si durs à prononcer, comme si tous ses sens diminuaient un à un, étrange destin de celui qui ne peut plus prononcer une phrase sans être tétanisé.
Monseigneur ne souriait jamais, ce n'était pas son genre, la rigolade. Bien avant de tomber malade, Monseigneur n'était déjà pas du genre à se marrer.
Mélancolie, tu me tiens par la main, tristesse de celui qui n'avait même plus faim. Durant les derniers mois de mon contrat chez les sœurs, Monseigneur ne mangeait plus, il regardait le soir son assiette comme un miroir dans lequel il constatait sa déchéance. Grand et enrobé, il disposait d'un visage sans expression, comme si plus rien ne lui faisait de l'effet. Des lunettes grises venaient affiner les traits de son visage sérieux. Lent et tremblant, il donnait cet étrange sentiment que chaque jour était son dernier. Il était très courbé, comme si le poids du monde venait se déposer sur son dos. Je faisais tout mon possible pour l'accompagner dans sa maladie, mais parfois la neurasthénie me tétanisait.
Le spleen s'empare de ma plume, j'aurais tant voulu lui arracher un sourire, le voir heureux l'espace d'un instant, mais la fatalité en a décidé autrement. Si souffrir c'est parcourir le plus beau des chemins, celui qui mène à son destin, si souffrir c'est grandir, alors Monseigneur est le plus grand homme que j'ai connu (hormis mon père), un véritable modèle. Dans son regard, je voyais la foi, jamais il ne manquait la messe, même s'il agonisait, sa volonté le sublimait pour donner le change, l'espace du sermon.
Parfois, il pleurait au moment du repas, lors de ses rares

moments de lucidité.

Travailler avec les sœurs était très éprouvant physiquement mais tellement enrichissant.

Ma supérieure, sœur Bénédicte, était de celle qui avait eu la vie dure. Dans son regard, je percevais l'espoir d'un jour sans noir, elle dégageait un certain magnétisme, l'aura de celle qui a tout vécu. Elle venait d'Inde. Sous sa coiffe, on devinait des cheveux longs, son corps si filiforme dénotait avec l'assurance majestueuse dont elle faisait preuve. Son père et sa mère, atteints d'Alzheimer, ne la reconnaissaient plus. Depuis ce jour où la fatalité avait frappé à sa porte, sœur Bénédicte avait décidé de consacrer sa vie aux nécessiteux.

Je n'étais qu'un gamin à ses yeux, toutefois au bout de quelques mois, j'avais gagné son estime, je travaillais très dur sans dire un mot et je l'écoutais presque religieusement.

Parfois je regrette cette période de ma vie. Le jour de mon départ, je n'ai pu m'empêcher de verser quelques larmes, conscient que l'affection des résidents allait terriblement me manquer comme s'ils faisaient partie de moi !

Sans m'en rendre compte, je venais de détourner mes préceptes individualistes, pour la première fois de ma vie, je n'étais plus le centre stellaire de mon univers, juste une poussière d'étoile, un humain faisant face à son chemin.

Le jour de mon départ, je me souviens qu'un des résidents, lorsque je lui ai annoncé que je partais, avait les yeux rouges. Était-il triste, ou bien était-ce simplement les effets des médicaments ? Le mystère reste entier…

Puis soudain la rage de vaincre transpire à nouveau de ma plume, ces expériences m'ont forgé un caractère, doux et volontaire, un homme parfois trop fier.

Ici bas nous ne sommes que de simples mortels. Qu'on lève le voile, je n'aspire qu'à une chose : mourir de peur de ne pas assez vivre, en d'autres termes, ma volonté est sans faille, mon chemin est tout tracé, il mène vers la pierre tombale. En écrivant ce livre, j'ai l'étrange sensation de ne plus exister car je veux tout donner.

Peur de ne pas réussir à le finir ! Aidez-moi, donnez-moi l'ultime foi, celle qui surpasse les aléas. Métanoia…

Lors de ce chapitre de mon existence, le continuum espace-temps s'était brusquement arrêté. Pour la première fois depuis longtemps, ma vie semblait bercée par une musique légère emprunte d'un lyrisme à la Molière. Ce nouvel état de grâce me transporterait bientôt sur les courbes d'un esprit énigmatique. J'allais bientôt pénétrer la chair d'un être sincère, de celle qui vous change à jamais, de celle qui révolutionne ma sphère…

Chapitre 17 : La clarté de son regard…

D'un éclat le monde semble dérisoire.
De mon expérience chez les petites sœurs des pauvres, j'ai
omis de parler de l'étincelle qui allait bientôt révolution-
ner ma vie. Dans le creux de ma destinée, je l'ai croisée du
regard. Depuis, l'espoir irrigue mon art. J'ai gommé les
artifices du miroir.
Claire est l'espoir d'une symphonie irréelle qui apaise mes
maux. Celle qui me permet de rester ancré dans la réalité.
Dès que je croise ses yeux, je sens son essence m'envahir.
Un profond bien-être remplace mes satires. Je ne suis plus
un sbire, juste un homme fait d'os et de mots, un homme
plein de contradictions. Dans ce monde où le doute me
hante, ma muse est ma seule certitude. De celle qui aiguise
ma plume…

La clarté de son regard transperce le miroir comme si l'art
ne voulait plus rien dire en sa présence, comme si la beauté
semblait obsolète…
Cette femme sera toujours l'ultime quête. Esthètes, sachez
que la mélodie de son corps n'a pas d'égale, son teint pâle tel
un tableau, sublime chacun de mes mots, m'aide à croire en
un monde nouveau.
La révolution, c'est regarder au plus profond de soi, être
frappé par cette régénération. Elle qui ne connaît son père
que par les photos de son album, je serai son homme, aphone
je suis, comme si chacun de mes atomes la réclamait…
Dans ses bras, j'oublie l'ennui de ma vie. Elle a su féconder
mon esprit, sublimer la morosité de ma destinée, comment
puis-je la remercier, elle qui m'a tant donné…
Les nuages symptomatiques de mon esprit ont laissé place à
la clarté azur d'un ciel mûr. À ses côtés, je me sens si fort, sans
elle je ne vois que des remords…
La loi de la gravitation universelle a voulu faire d'elle mon
étincelle, celle qui a ravivé la flamme de mon âme, celle qui a

su sécher mes larmes…

Je ne croyais plus en l'amour depuis ma rupture avec la fille aux cheveux longs. Brisé, je sortais avec des filles juste pour un soir, une nuit, oublier cette vie, boîte de nuit, un verre et au lit. Un café et par ici la sortie !

J'accumulais les relations avec des filles dont j'oubliais même le nom. Peu importe, elles ne savaient pas me dire non, je me perdais, je me noyais dans ces fleurs, parfois j'ai fait du mal, je ne voulais que coucher, le reste ne m'intéressait pas mais tout mon art était de faire croire en une belle histoire. Comment ai-je pu tomber si bas, je ne sais pas, mon cœur s'était braqué comme si on me l'avait arraché, incapable d'éprouver le moindre sentiment…

J'étais devenu un charmeur compulsif bien que, pendant longtemps, j'ignorais tout des femmes. À présent, attiré par ces dames, impossible de me poser dans une relation puisque seul le challenge m'intéressait !

D'ailleurs, la fille n'était jamais assez belle, à peine je l'avais dans mes bras que je pensais à la suivante, triste sort de celui qui est incapable de contrôler son corps.

Ne croyez pas que je ne souffrais pas de cette situation, cependant impossible de dire non à une jolie femme, comment faire pour résister à la tentation… j'étais devenu accroc de la séduction, un vulgaire drogué, il me fallait ma dose.

Lâche dans la rupture, c'est à peine si je disais un mot pour dire lorsque c'était fini, j'étais vraiment en sursis…

Et Sabrina, ma copine, que je trompais semaine après semaine.

Au fond du puits, d'un côté j'avais un travail chez les sœurs, apprécié, je m'épanouissais, de l'autre, j'étais un jeune homme stupide, avide de rencontres. Je n'arrivais pas à épouser complètement les préceptes de ma religion, cependant sans m'en rendre compte, je me suis rapproché petit à petit d'une étrange fille…

À l'époque, Sabrina semblait ailleurs lorsque je lui parlais. Dévouée à ses études, je n'existais pas vraiment pour elle. Étudiante en droit, je l'avais rencontrée à la faculté avant de tomber malade, c'était ma meilleure amie, aujourd'hui on ne se parle presque plus.

Le tableau d'une possible idylle avec cette étrange fille se dessinait au fil de mes incompréhensions avec Sabrina. Les traits de la peinture s'affinaient de jour en jour.

Les parents de Sabrina avaient divorcé à cause d'un père volage. Elle ne croyait pas en l'amour et ses parents ne faisaient qu'étayer sa réflexion.

Pourtant, Sabrina avait tout pour plaire, maligne et très subtile, j'avais beaucoup de tendresse pour elle, j'ai tout essayé
pour la charmer, pour qu'elle tombe amoureuse mais rien à
y faire devant ce cœur de pierre. Je lui ai écrit l'un de mes
plus beaux poèmes, glissé, lorsqu'elle dormait, derrière sa
porte...
« Un jour peut-être. » « Un jour peut-être, tu seras mienne,
un jour peut-être, je ne serai plus un dilemme.
»
Ces quelques lignes parlaient de ma difficulté à bénéficier de
son attention. Elle fut touchée, puis subitement Sabrina s'est
rétractée comme si elle avait peur de s'engager. Alors toute
mon attention s'est jetée sur la fille étrange que j'avais croisée
au travail.
Sans le savoir, ma vie allait prendre un nouveau virage grâce
au rivage du visage de cette fille venue d'ailleurs.
Par un matin apparemment anodin, j'allais rencontrer celle
qui allait chambouler ma personnalité.
Ce matin-là, avant d'aller travailler, il faisait sombre. Les
nuages donnaient l'impression de tomber par terre, l'atmosphère était électrique, les orages balayaient l'horizon,
comme annonçant l'irrésistible ascension de mon esprit. La
lumière du tonnerre, l'étincelle de l'atmosphère créaient une
tension surréaliste. J'étais là dans ma voiture à observer le
défilé d'électricité du ciel avec ce sentiment oppressant qu'il
ne s'agissait pas d'un jour comme les autres...
Les oiseaux chuchotaient, intrigués par ce ballet sombre, ils
tournoyaient dans l'atmosphère. En témoignent mes yeux
grands ouverts contemplant la poésie de ces nuages éphé-
mères.
Arrivé dans le jardin des petites sœurs, je garai ma voiture.
L'ombre des stratus cachait la statue de Jeanne Jugan, perchée
dans le parc de la maison de retraite.
Ténébreux, mon spectre faisait corps avec la nature, l'espace
de quelques instants. Je humais l'air frais avant d'aller travailler. Je ne pouvais me défaire de cette intuition selon
laquelle il allait se passer quelque chose d'important.
Cependant impossible d'en savoir plus.
Les minutes défaillaient et la normalité de ma journée semblait à son apogée lorsqu'une rencontre anodine scella ma
fortune.
Une voix haute perchée me fit sursauter alors que je faisais
le ménage : « Salut je sais que tu as passé le concours d'aide-
soignant, peux-tu me dire quel sujet tu as eu ? »

« Euh… » Mon hésitation dénotait une certaine gêne, je
ne la connaissais pas cette charmante demoiselle au regard
si clair. Perturbé, j'ai finalement repris mes esprits pour lui
répondre : « Mon sujet fut le sida. » « Et tu as réussi ? » « Je
ne sais pas encore, j'attends les résultats. » « Ah d'accord, je
m'appelle Claire, enchantée et toi ?
C'est là que je fis tomber mon balai, emporté par cette émotion qui me glaçait le sang. Je n'arrivais plus à m'exprimer
correctement. Je bégayais en sa présence : « Flo, flo, Florent
je veux di, dire. »
Si seulement j'avais su… j'aurais pris mon air intelligent et
pas ma tête du dimanche ! Intrigué, j'ai répondu à cette fille
mystérieuse qui est repartie aussi vite qu'elle était venue. Sans
m'en douter je venais de rencontrer la fille aux yeux clairs
comme un vers…
La fille aux yeux clairs comme un vers, ma muse, m'a
 permis de me soustraire de la notion du temps pour
quelques moments. Le sablier haut perché a brutalement
arrêté de déverser son sable. Quelques moments de répit
pour ma poésie.
Emprunt d'un lyrisme nouveau, j'ai brisé ce schisme qui
transpirait de mon cerveau. La fille aux yeux clairs comme
un vers, ou lorsque le tonnerre fait son entrée en matière
dans chacun de mes airs.
Le tsunami provoqué par sa présence allait bientôt
emporter tout sur son passage, je me suis même éloigné
de mes rivages volages. Ma rage s'est apaisée, j'ai arrêté
de vouloir être un surdoué. J'ai accepté mes blessures, je
me suis forgé une armure. Un murmure vogue dans ma
rhapsodie, il chuchote un nom inlassablement, la fille aux
yeux clairs comme un vers, la fille aux yeux clairs comme
un vers, la fille aux yeux clairs comme un vers…

Chapitre 18 : La fille aux yeux clairs comme un vers

**La fille aux yeux clairs comme un vers, la matrice de cha-
cun de mes vers. La fille aux yeux clairs comme un vers,
l'atmosphère de ma chair. Claire m'a permis de m'accepter, moi et ma maladie.
Claire est le miroir de mon âme, celle qui me permet de
ne pas rendre les armes. La fille aux yeux clairs comme un**

vers, l'air que je respire, subtile élixir. La régénération de mes maux, celle qui me permet de regarder tout là-haut, quelque part entre la terre et mes chimères, irrésistible atmosphère.

La fille aux yeux clairs, l'inspiration de chacune de mes respirations. Le piano blanc résonnant dans la constellation...

Je n'ai pas assez de mots, je n'ai pas assez de vers pour décrire sa chair, dans l'antimatière de la Stratosphère, elle est cette atmosphère pleine d'espoir, cette preuve qu'il n'est jamais trop tard.

Si je ne suis qu'un homme banal, Claire transcende mon âme, balaie mes larmes. Elle est de celle dont le charme vous paralyse. Claire est mon île, ma presqu'île. Subtile est son phrasé, tranquille est sa démarche. Dans ce monde où le doute me hante, Claire est ma seule certitude, la seule qui aiguise ma plume. Ma fragilité s'annihile à son contact. Une flûte raconte notre histoire, des notes de musique s'envolent dans le ciel à notre gloire. Une pluie d'étoiles lève le voile sur notre rencontre. Mais qui est cette fille qui a renversé mon destin, qui est cet être humain qui a réussi là où toutes les autres ont échoué ?

Je n'ai pas d'esprit, je n'ai pas de vie, tout ce que j'ai c'est son regard clair, sa curiosité sur le monde, elle, l'éclair de mes pensées. La plus belle peinture que je connaisse, lumineuse et sombre à la fois, un dessin plein d'audace et de courage, un chemin fait d'obstacles.

Si elle ne peut me changer, sachez que personne ne m'a autant bouleversé. La fille aux yeux clairs a la beauté du diable, la tentation divine. Elle a su crever l'abcès, là où les autres évitaient le sujet !

Elle est la seule avec Sabrina qui connaisse ma pathologie. Elle est venue à moi, voici l'histoire de notre rencontre, ou peut-être le dernier de mes contes...

Des pleurs imperceptibles coulaient dans mes neurones, un leurre apprivoisait ma famille, comme si tout allait pour le mieux...

Il était l'heure de lever le rideau. Dans le théâtre de mes maux coulait à flot une étrange sensation. Celle d'avoir raté sa vie ! Mon existence, avant la fille aux yeux de vers, était très monotone, pas de passion amoureuse avec Sabrina, pas de réussite scolaire, juste un semblant de joie cristallisé par la réussite de

mon nouvel emploi. Tant de fois, j'ai invoqué la faucheuse.
Claire est la seule à avoir apaisé le mal intérieur qui me rongeait. Ainsi je l'ai rencontrée sur mon lieu de travail, quoi de plus banal ?
Suite à notre petite discussion sur le concours d'aide-soignant, nous nous sommes petit à petit liés d'une étrange complicité. Nous faisions nos pauses ensemble, toutefois j'avais Sabrina, alors dans un premier temps j'ai vu Claire comme une amie complice, même si elle me plaisait terriblement.
Dans son regard, je lisais à ciel ouvert la dureté de sa vie, la bravoure de sa mélancolie. Celle qui a tant souffert, je lui offrirai mon ministère... Trop de rancœur coule dans mes veines, comment fait-elle pour juguler ma haine ?
Je l'ai rencontrée dans le creux de ma vie, quelle embellie depuis, je l'ai rencontrée sans m'y attendre, elle a su me surprendre.
Paradoxalement, je n'ai pas eu le coup de foudre pour Claire, mais elle a déposé une graine dans mon cerveau, petit à petit, son visage a bourgeonné dans mon esprit. Telle une fleur qui émerge au soleil, mon esprit s'est envolé.
Un mètre cinquante-huit, pas de talons, pas de maquillage, juste cette aura indescriptible. Brune au regard espiègle, les cheveux coupés au carré, Claire avait toujours un sourire en coin. Si la tristesse a déjà caressé son chemin, Claire n'en montrait rien !
Des sourcils tout en finesse, des joues ni trop creuses ni trop rondes, des taches de rousseurs éparpillées sur le visage et particulièrement sur le nez. Ce regard rêveur, enjôleur.
Souvent, lorsque je parlais à Claire, elle regardait en l'air, non pas quelle ne m'écoutait pas, Claire avait, semble-t-il, des difficultés de concentration. Ses yeux égarés, mon âme à ses pieds. Ses lèvres épaisses et ce petit menton rond de jeune fille formaient un visage atypique. Sa gestuelle, toute en sensualité, me laissait parfois rêveur. J'épiais ses mains de pianiste, douces et agiles, moi et mon âme triste. Du haut de ma peine, Claire annihilait ma haine.
Les mots ne suffisent plus pour atteindre le nirvana. Les mots ne suffisent pas, il faut plonger dans ce regard si profond et si humain. Viens dévisager l'iris de la fille aux yeux clairs, celle-ci ne baissera pas les yeux. Fier et obstiné, ce regard je le connais bien, il évoque le courage, la force de celle qui veut aller de l'avant. Le dégoût aussi, celui de notre société déjantée. Dans ses paupières, je respirais son atmosphère sans la connaître, telle une musique, elle me parlait sans converser. Incroyable ! Comme une œuvre, j'aurais pu rester des heures

à observer ce petit brin de femme.

Claire était remplaçante chez les petites sœurs des pauvres, moi j'étais titulaire, alors parfois je ne la voyais pas pendant plusieurs semaines. D'ailleurs, à chaque fois que je la revoyais, je savais que c'était peut-être la dernière fois ! D'où une certaine pression sur mes épaules. Je m'attachais petit à petit à ce bout de femme sans savoir que bientôt je serais dans ses bras. Ses yeux pétillants de curiosité me firent le plus grand effet. Subtil reflet de mes versets. Au fil de mes disputes avec Sabrina, nous nous sommes rapprochés, Claire et moi, vers le chemin de l'union sacrée.

Mais qui était cette fille qui se permettait de perturber mon âme ? En sa présence, les battements de mon cœur, telle une batterie, frappaient des notes lourdes puis subtiles. La mélodie ainsi créée me rappela que je pouvais encore avoir des sentiments. Je ne connaissais rien d'elle, je ne savais rien de son histoire. Pourtant dès notre rencontre, j'ai su qu'il s'agissait d'un être peu anodin. Un concentré de destin, tel était le refrain.

L'art, c'est subjuguer le miroir, l'art, c'est rendre la beauté dérisoire. Claire rendait toute sensation exprimée avant elle illusoire. Irrésistible espoir de voir son regard se poser sur moi. Rapidement, Claire est devenue indispensable à mon épanouissement. En sa présence, j'avais l'impression d'être un autre. Un regard parfois suffisait pour se comprendre. C'est pourquoi je me suis détaché pas à pas de l'intrigante Sabrina. Dans son regard, je ne percevais aucune émotion. Mon plus grand tort aura été de penser qu'elle pouvait changer. Impossible de lui faire énoncer le moindre soupçon d'amour.

Pour la première fois, j'ai rendu les armes, je me suis détaché de son regard bleu pâle. Mon dévolu s'est porté naturellement sur la fille aux yeux clairs.

Malheureusement, Claire et moi étions chacun de notre côté en couple. D'ailleurs, on se racontait nos déboires amoureux. La fille aux yeux clairs sortait avec un plombier. Ce dernier préférait ses copains aux baisers sucrés de sa dulcinée. Nos relations bancales, inexorablement, ont scellé notre amitié. De plus, nous rigolions beaucoup ensemble de notre situation. Claire refusait toujours de me voir en dehors du travail. La fille aux yeux clairs m'avait donné son téléphone, cependant impossible de la joindre, elle ne répondait pas.

Cela me fit le plus grand effet, effectivement, je n'étais plus habitué à ce qu'une fille me résiste. Ainsi pour la première fois depuis bien longtemps, je me suis décidé à sortir le grand jeu. Pour ce faire, il fallait être patient, attendre que ma muse soit célibataire pour revenir dans la partie. Gageons que la patience n'est pas mon point fort, toutefois pour un baiser de Claire, j'étais désormais prêt à trahir mes préceptes.

Chaque jour qui passait me rappelait à quel point je la désirais. Difficile de mettre des mots sur une sensation, de son être se dégageaient tant d'émotions…

Je me demandais ce qu'avait pu être sa vie, marquée par l'absence de son père. D'ailleurs, lorsqu'elle évoque son paternel, ses yeux contiennent ses larmes tout comme cette chanson qui parle d'un père absent : « J'ai brisé le silence et rien ne compte plus que ta présence. Ce qui m'importe c'est que tu reviennes, tes mots résonnent sans cesse dans ma tête. Tout ce que j'éprouve a dépassé ma haine. » À ce moment précis, j'écris l'apologie d'une forme de survie. Claire souffrait et pourtant cette chanson lui parlait tellement. Difficile à l'heure où je pose ma plume de ne pas avoir les yeux noyés…

Lorsque Claire me la fit écouter sur son mp3 pendant la pause, j'ai senti la gravité du moment. Une tension inavouable, cristallisée dans ce regard clair. Une injustice ou le vice d'un père absent.

La fille aux yeux clairs, du haut de son mètre cinquante-huit, avait tout pour me plaire. Elle dégageait à la fois une certaine fragilité mais aussi une grande force intérieure.

Comment la charmer, elle l'obscure clarté de mes pensées ? Comment la séduire ?

En couple, je ne voulais pas rompre tout de suite, surtout que j'ai toujours eu horreur de la solitude. Ainsi dans un premier temps, je décidai de faire plus ample connaissance avec la fille aux yeux clairs. Je lui laissais des messages sur son téléphone portable elle répondait toujours par la négative.

Bip bip, bip, bip.

« Je ne peux pas, ce soir je vois mon copain. »

Bip bip, bip bip « Désolée, je suis déjà invitée ailleurs. Bonne soirée. »

Jusqu'au jour où la belle accepta de sortir en boîte avec moi. Il est vrai que j'avais un peu menti pour l'inciter à venir, je lui avais dit que j'étais avec des amis. Il n'en était rien. Malheureusement, Claire n'a jamais pu me reprocher ce mensonge puisqu'à la dernière minute, elle a annulé notre incursion sur la piste de danse sans raison.

Que de frustration à cet instant. Les lumières entr'aperçues de la discothèque ont laissé place à un certain vide, une étrange vacuité.

Par la suite, j'ai su que Claire ne donnait pas de suite à mes avances parce que j'avais une copine. D'ailleurs, ce n'est que séparé de Sabrina que la belle de satin s'est enfin laissée tenter par mon venin.

Je l'avais invitée à nouveau pour aller en boîte de nuit après le travail. Une peur me hantait durant cette journée, allait-elle se rétracter encore une fois ?

Je n'y croyais pas, à tel point que lorsque je l'ai croisée dans la maison de retraite, je lui ai demandé si c'était toujours bon pour ce soir.

Oui ne t'inquiète pas. » m'a-t-elle répondu.

Notre escapade en discothèque fut inespérée, projection simultanée de deux êtres qui se cherchaient. C'était un mercredi soir, c'était hier, c'était demain, c'est ici que le destin a frappé à nos portes, ici que nos chemins se sont entremêlés. C'est ici que m'a vie a basculé dans une nouvelle dimension, celle de la compréhension réciproque.

La musique funky du Pyms nous transporta vers un autre monde, je n'en croyais pas mes yeux. Claire dansait comme une reine, à la fois sensuelle et sexy. Vêtue d'une longue robe noire qui déshabillait subtilement son corps, tous les hommes se retournaient sur son passage. Ses cheveux suivaient ses pas de danse endiablés. D'ailleurs, pour ne pas la décevoir, je dus élever mon niveau de danse. Me transcender l'espace d'une romance.

Puis fatigués par la rythmique effrénée, nous nous sommes installés à une table. Le serveur nous apporta les boissons commandées, un rhum citron pour Claire et un jus de fruits pour son prétendant. À ce moment précis, je vis un certain étonnement dans le regard de ma future muse.

« Tiens tu ne bois pas d'alcool, c'est étrange. »

Pendant ce temps où nous étions assis, une envie me dévorait le cerveau, embrasser tendrement Claire. Mais comment faire, alors que mon portable vibrait sous les coups de boutoir de Sabrina ?

« Coucou Florent comment vas-tu ? J'aimerais te voir bientôt. Appelle-moi, ta Sabrina. »

Claire, intriguée par ce portable, baissa les yeux l'espace d'un instant. Elle avait l'air si déçue. Peut-être se doutait-elle que mon ex-copine tentait de me récupérer.

C'est alors que je pris la décision d'éteindre mon téléphone devant Claire. Celle-ci, visiblement rassurée, releva la tête et me dévisagea tendrement. Son regard insistant, son corps romantique me transporta vers un monde inconnu. Soudain je pris peur, conscient que dorénavant ma vie allait peut-être prendre un tournant. Mais qui était cette char-

mante demoiselle qui me scrutait comme si elle me devinait ?
Tant d'empathie se dégageait de ses œillades. Son regard de
velours m'hypnotisait. Je n'arrivais plus à converser.
J'avais cette boule au ventre oppressante depuis que nous nous
étions assis. Mes lèvres sèches et arides freinaient mon élocu-
tion. Je voulais lui prendre la main. Son regard de velours
m'impressionnait, me gênait. Qui étais-je pour Claire ?
Je ne voulais pas être un homme de plus, alors je sondai son
cerveau par de petites questions assaisonnées à ma sauce.
« Quel est ton type d'homme ? »
«Grand et mince. » me répondit la belle en regardant ma
hauteur droit dans les yeux. Gêné, je n'ai pas riposté alors
que j'aurais dû l'embrasser à ce moment. Lorsqu'un slow
ravageur s'immisça dans nos oreilles. GEORGE MICHAEL !
Claire, voyant que j'étais trop timide, me prit la main et
 m'invita à danser. Dans ses bras, j'oubliai mon existence
morne. Grâce à ma cavalière, je retrouvai la lumière d'une
vie qui m'avait échappé. Et tous ces badauds qui nous regardaient étrangement. À cet instant, je mesurais la chance qui
était mienne.
Là, mon cœur n'a fait qu'un tour, nos regards se sont arrêtés,
je l'ai embrassée longuement comme si c'était la première
fois que j'embrassais une personne, comme si c'était le premier jour d'une autre vie.
Conscient que cette fois c'était différent. Claire n'était pas
une fille de plus sur ma liste exhaustive, elle était le centre de
mon atmosphère, la matrice de chacun de mes vers.
D'ailleurs, depuis notre rencontre, j'écrivais sur ma muse
sans qu'elle le sache. C'était plus fort que moi. L'envie névrotique d'écrire me transportait à ses côtés lorsque j'étais seul
le soir. Une fois le slow terminé, je ramenais Claire chez ses
parents. Je l'embrassais tendrement en la déposant devant
son loft.
À cet instant, une idée fulgurante me transperça l'esprit : et si
la fille au regard de vers était la femme de ma vie ? Puis Claire
rentra dans l'appartement de ses parents. Je restai songeur un
long moment dans la voiture, conscient de la chance qui me
souriait enfin après des années de bagne. Dehors, un couple
me dévisageait bizarrement. Derrière leurs rideaux, il devaient se demander qui était cet homme assis dans sa voiture
depuis vingt minutes
J'étais là, assis sur ma montagne spirituelle, en train de dévisager la plus belle des hirondelles. J'étais là, assis dans ma
voiture, avec ce sentiment sûr et arrogant que le vent venait
de tourner. La bourrasque de mes chimères venait de laisser

place à un vent rassurant, un vent venu d'Orient.
Pour la première fois depuis si longtemps, j'envisageais autre
chose que le néant. Toutefois Claire ignorait tout de ma
pathologie, je n'avais pas osé lui en parler. C'est pourquoi
je me promis de lui dire la vérité quand notre histoire serait
enfin plus sérieuse.
En effet, si je projetais de faire ma vie avec ce brin de femme,
je savais que seul le temps me donnerait un début de réponse.
De plus, je ne savais pas encore ce que Claire voulait vraiment. Dans la voiture, avant de partir, je fermai les yeux et,
l'espace d'un instant, je revécus notre soirée magique.
Depuis ce jour où nos lèvres se sont croisées, une flamme
coule dans mes veines. Une nouvelle âme irradie mon cœur.
Pour Claire, j'ai travesti la matière de mes vers. J'ai changé
le code génétique de mes atomes. Je suis devenu un être
 différent. Un renouveau a frappé mon être obsolète. Claire
m'a remis dans le vrai chemin. J'ai chassé le venin qui coulait
dans mes veines. Pour elle, j'ai gommé mon esprit. Le lendemain matin, je crus avoir fait un rêve exquis. L'après-midi,
j'ai revu ma princesse autour d'un café.
Elle s'est tant confiée à moi. Ma muse évoqua son amie Mina.
Issue d'un quartier défavorisé, Mina était sa confidente. Je
ne la connaissais pas cette amie, pourtant une certaine gêne
s'immisça dans mes pensées. Je ne sais pourquoi mais une
intuition bizarre affecta mon esprit...
Ce jour restera à jamais gravé au plus profond de moi. Sur
mon nuage, je n'arrivais plus à redescendre, transcendé
comme jamais par le regard velours de ma muse.
Ainsi j'ai décidé de faire la cour à Claire. Le soir même, nous
sommes allés au restaurant. La belle confessa que les garçons
ne l'invitaient jamais. Pourtant elle méritait le meilleur et
je lui ai offert l'administration de mon cœur. Nos regards
s'embrassaient tendrement avec ce sentiment partagé que
c'était peut-être le début d'une histoire pas comme les autres.
À l'issue du restaurant, Claire et moi nous nous promîmes de
revenir ici dans un an pour la Saint Valentin. Tant d'espoir se
cristallisait dans nos pupilles dilatées.
Après s'être rempli l'estomac de mets divers et variés, le téléphone de Claire sonna. Mina, son amie, la réclamait. Je dus
donc la quitter. Mais qui était cette fille qui semblait avoir
tant d'importance pour ma compagne ?
Le lendemain matin au travail, un nouvel élan submergea
mon être. Une des personnes dont je m'occupais me dit que
j'avais l'air radieux !
Cela faisait si longtemps que je n'avais pas tutoyé la volupté.

Mon cœur, à nouveau irrigué par des sentiments, s'ouvrit
enfin. De plus, suite au message de Sabrina, je décidai de
mettre les choses au clair. Elle voulait une deuxième chance,
cependant il était hors de question pour moi d'accepter sa
doléance. C'est pourquoi mon message cinglant annonça la
fin définitive de notre histoire.
Cette rencontre avec Claire présagea une deuxième vie pour
moi. Même mes parents ne reconnaissaient plus leurs fils, si
ténébreux depuis la maladie. Petit à petit, je me suis à nouveau ouvert à la vie.
Étrange sentiment, à la fois lent et oppressant. Sans
Claire, je ne suis plus rien, comme si je crevais à chacun
de ses départs, osmose, symbiose j'ose en prose déclarer
une flamme invincible que personne ne pourra altérer. Le
wagon de mes pensées vole à la vitesse de la lumière.
Versatilité, volatilité de mes idées, elle est la seule constante
de mon existence.
Je suis un homme banal, pourtant sa présence me transcende. Claire électrise ma plume, grâce à elle je ne vis plus
tapi dans la lune. La plus belle des preuves d'amour, c'est
l'avoir près de moi chaque jour.
Pourtant tout n'a pas toujours été rose entre nous…

Chapitre 19 : Le bal des horreurs

**Le bal des horreurs, la torpeur d'un monde que je croyais
inconnu. La vérité masquée, dévoilée au grand jour. Le bal
des horreurs ou lorsque la fille de mes pensées a trahi ma
confiance. L'errance d'un homme qui croyait connaître sa
muse. Une seconde chance accordée, ou lorsque le pardon
est apprivoisé…**

Combien de fois j'ai détesté l'aimer, combien de fois j'ai
voulu tout laisser tomber… Comment puis-je lui pardonner ? Ma dulcinée m'avait trompé avec son ex !
Par un soir d'été, une mosaïque de pensées, je rentrais du
travail, ravi puisque ma copine m'avait promis un restaurant.
Mais quelle mauvaise surprise en rentrant, Claire était assise
aux abords de la table du salon avec sa copine Mina.

Je n'arrivais pas à l'apprécier cette fichue Mina, j'avais tenté
de faire des efforts, ses traits pourtant doux dissimulaient une
certaine dureté. Jeans usé très large, t-shirt marron à l'effigie de la Seine Saint Denis, Mina avait tout d'une rappeuse.
Néanmoins, elle n'avait ni le phrasé, ni le talent nécessaire
au slam.
Ses cheveux bouclés venaient se déposer sur ses épaules de
camionneur. Une croix catholique apparaissait fièrement au-
dessus de son t-shirt tel un blasphème. Comment Mina, qui
ne pensait qu'à voler, pouvait arborer cette croix en argent ?
Sans nul doute, il s'agissait d'une façon de tromper l'attention !
Effectivement, Mina, très maligne et habile, possédait l'art de
vous faire croire à ses mensonges.
Par exemple, elle mentait à son compagnon souvent
lorsqu'elle sortait tard le soir : « Je suis chez ma sœur, on se
voit demain. » Malgré cela, Claire avait entièrement confiance
en Mina. Elle partageait tout, surtout l'argent de ma muse !
Ma copine était victime d'abus de confiance, à tel point
que lorsque Claire l'invitait à venir dans son appartement,
sa meilleure amie subtilisait les bijoux de sa mère ! Je n'en
croyais pas mes yeux, ma copine, visiblement aveuglée, lui
pardonnait tout.
Son timbre de voix rauque me perçait les tympans. D'ailleurs,
mis à part son regard charmeur, Mina avait tout d'un homme,
sa démarche directe et abrupte, ses manières, son visage sans
maquillage, tout son être semblait renier sa part de féminité.
Pas de mascara, juste quelques cernes et ce sourire machiavélique en coin.
Son langage de la rue aurait pu me plaire si j'enlevais son côté
vulgaire. Intéressée et autoritaire, elle se servait de ma copine
comme porte-monnaie.
Mais la raison de sa présence était autre, elle voulait
 m'annoncer une chose. Mina posa le regard sur moi puis
regarda Claire, un brin moqueuse. Ma muse baissa les yeux
et fit tomber son verre. Il éclata en mille morceaux. Sans le
savoir, mon cœur, tel ce verre, allait bientôt lui aussi voler en
éclats. Mina me fixa longuement avant de parler. Comme si
elle profitait pleinement du moment. Elle m'avait toujours
vu comme un danger puisque je me mettais volontairement
entre elle et Claire. Je tâchais tant bien que mal d'éloigner ma
muse de cette relation à sens unique.
Puis Mina fit sortir de sa bouche ces quelques mots :
« Ta copine t'a trompé avec son ex. » lança-t-elle comme une
flèche en plein cœur. Une rafale de balles, bienvenue dans le

bal des horreurs.

Le rideau se lève, les acteurs se mettent en scène. Je ne suis qu'un spectateur impuissant, un homme face à la réalité. Mina regardait Claire fixement, la fille de velours baissa à nouveau les yeux et n'osait même pas affronter son regard. Une musique mélancolique caresse les oreilles, un violon symphonique attise l'attention. Le bal des horreurs ou lorsque la tristesse danse autour de moi, se joue de mes aléas.

« Ta copine t'a trompé avec ton ex. » Cette phrase résonnait encore et encore dans mon esprit.

Cette annonce, visiblement, faisait du bien à Mina puisqu'elle avait tout fait pour nous séparer.

« Ce n'est pas un homme pour toi, il te faut un type de la rue sans superflu. » avait-elle dit un jour au téléphone à Claire.

La nuit tomba sur mon visage, mes rides se ranimèrent, je retins mes larmes. Moi qui croyais en la fille aux yeux clairs, je voulais me ficher en l'air.

Sur le moment, j'ai cru à un cauchemar, ce n'était pas possible, pas moi ! Cela n'arrivait qu'aux autres, je ne pouvais être trompé, et tous ces mots d'amour qu'elle me murmurait au fond de la nuit, n'était-ce qu'une facétie ?

Je l'interpellai d'une voix forte.

« Est-ce vrai ce que raconte Mina ? »

Le mutisme de Claire me fit le plus grand mal, elle ne répondit pas à ma question lorsque, d'un seul coup, on frappa à la porte !

Toc, toc, toc, toc.

Mina me dit de me calmer, voyant mon regard exaspéré, puis soudain l'ex de Claire entra dans l'appartement ! Le copain trompé, l'ex, la copine jalouse et la fille aux yeux pervers réunis dans la même pièce, cela ferait un beau film non ?

Mon sang, à la vue de celui qui voulait me voler ma belle, monta au cerveau, je me suis levé pour lui dire qu'il allait passer par-dessus la fenêtre ! Il m'a répondu : « Soit on se bat, soit on discute comme des adultes. »

Il a donc engagé la conversation, il connaissait tout de moi et savait même le nom de mes amis ! Habillé tout en noir, il ne sentait pas très bon. Mais comment avais-je pu être trompé avec cet homme négligé ? Brun au regard sans expression, un certain brouillard émergeait de ses yeux, je ne comprenais pas ce que pouvait bien lui trouver Claire. Son visage acnéique fait de rides, son nez volumineux, ses oreilles décollées, tout son être me révulsait. Une balafre mystérieuse dessinait sa joue droite. Je sus par la suite que cette cicatrice était le fruit d'un homme qu'il avait tenté de cambrioler un soir d'été.

La fille aux yeux clairs avait vécu deux ans avec cet homme,
ce dernier l'avait battue à plusieurs reprises. Quel est donc
ce monde où, pour s'attirer les faveurs d'une fille, on la bat
comme si elle n'existait pas…
Furieux, je pris la direction de la porte et je descendis l'escalier, marche après marche, avec les images de ma copine en
train de me tromper. Claire me rejoignit en courant malgré
cette satanée Mina qui tenta de la retenir. « Alors c'est fini ! »
s'exclama-t-elle, le regard pluvieux et anxieux. Une rivière se
mit à couler sur son visage, était-ce un mirage, ou bien le
reflet d'une réelle détresse ?
Ces yeux noyés dans les larmes, mon âme au bout des
flammes. Puis le feu de mon esprit fut stoppé par ce flot
d'émotions qui irradiait Claire. Mon cœur s'était ranimé, lui
qui avait volé en éclats quelques instants auparavant.
C'est à ce moment que j'ai compris à quel point j'aimais cette
fille ! Mais pas question de passer l'éponge, j'ai donc décidé
de la faire attendre, le temps fut mon meilleur allié. Si je
concevais l'idée de lui pardonner, il lui faudrait me prouver
son amour.
Le bal des horreurs ou la dernière des lueurs. Cet instant
où soudain elle m'a rattrapé dans l'escalier s'est soustrait du
temps. En d'autres termes, chaque seconde, chaque parcelle
des divisions de la mesure se sont brusquement ralenties.
Chaque neurone de mon cerveau fut mis à profit. Devais-je
accepter ses pleurs ou bien penser que son erreur était fatale ?
Que l'on retire cette horrible image de ma copine et de son
ex en train de batifoler ensemble.
Mais durant les semaines qui ont suivi cet événement, impossible de penser à autre chose, impossible de la regarder dans
les yeux sans entrevoir cette scène horrible. Je les voyais dans
un lit s'embrassant tendrement, cela me donnait envie de
régurgiter.
Comment ne plus souffrir ?
Devais-je quitter la fille de mes pensées ? Ou bien aller de
l'avant, conscient que finalement ce sont des choses qui arri-
vent…
Mais que faire lorsque tout me rappelle son sourire… Lorsque
tout mon être réclame celle qui m'a tant fait souffrir. J'ai alors
réalisé que le lien qui nous unissait était si fort que je devais
oublier, évaporer cette funeste raillerie.
De plus, Claire me démontrerait par la suite que je pouvais
compter sur elle. La fille au regard clair se montra patiente
et attendit sereinement que je lui ouvre à nouveau les portes
de mon cœur. Il me fallut bien du temps pour lui faire à

nouveau confiance.

Passé un délai de plusieurs mois, l'espoir revint enfin
m'habiter. J'arrivais à nouveau à converser avec Claire sans
la voir dans les bras de Mohamed. Petit à petit, ma blessure
cicatrisa grâce au comportement rassurant de Claire. Elle
m'envoyait texto sur texto en me suppliant de lui pardonner.
Étrangement, c'est lorsque j'ai pardonné à ma muse son
écart que je me suis vraiment rendu compte de mes sentiments. Ils ont fait voler en éclats ma jalousie. J'ai pardonné,
conscient que par le passé, moi aussi je n'ai pas été parfait
avec les femmes. Depuis ce moment où j'ai vu mon couple
en danger, je me suis promis de faire plus attention à Claire.
Ma muse, pour me démontrer qu'elle avait changé, jeta aux
ordures son entourage nocif. Mina fut évincée sans un mot,
simplement Claire ne répondait plus à ses appels.

Quant à Mohamed, ma dulcinée se décida enfin à porter
plainte pour violence. Claire n'avait plus d'« amis », quelle
belle preuve d'amour. La fille de velours fit table rase de son
passé pour conserver mon amour.

Depuis ce moment où la belle a changé de vie, mon pardon
fut inéluctable.

Un lien magique nous unit, comme si je ne pouvais me
passer de son regard, tel un phare il a changé ma vision du
monde puisque dorénavant c'est à travers elle que je vois.

Le labyrinthe, pourtant imprenable de mes amours, a trouvé
une issue grâce à Claire.

Je n'avais pas de vie, pas d'envie, juste une symphonie volant
par-dessus la mer, un désert amer, merci d'avoir rendu mon
existence plus sincère.

Lorsque je la regarde, c'est comme si je plongeais dans l'œuvre
de Picasso, à la fois si simple et si compliquée, si dure et si
fragile, chaque jour j'apprends à ses côtés.

Issue d'une famille aisée, son vocabulaire, lui, est tout droit
sorti de la cité. Cela souligne cette contradiction qui, dans un
premier temps, m'avait tant intrigué, pourquoi une fille issue
des beaux quartiers de Rennes n'avait de cesse de s'affranchir
de son milieu en écoutant du rap, en traînant avec des jeunes
paumés.

Un profond mystère se dégageait de la fille aux yeux clairs.

La clarté de l'obscurité déguisée dans chacun de ses gestes,
ultime faiblesse de ma déesse. L'allégresse sans cesse s'empare
de ma plume à chaque fois que je gravis les dunes de son
corps.

Grâce à Claire, j'ai mis aux ordures mes vieux démons et
l'autre semble à présent si loin, à tel point que j'ai retrouvé la

faim, la rage de vivre comme cette guitare qui crie en pleine
nuit son amour pour la vie.
Rien ne saurait être comme avant depuis que j'ai rencontré ce
vent violent qui me pousse vers les torrents ardents, comme
si un souffle nouveau arpentait la venelle de mon encéphale.
Irrésistible ascension d'un type qui se croyait éternel ado.
L'inspiration, c'est comme une note de piano, parfois elle
vole au-dessus des monts, parfois elle t'emmène vers la fiction, imprévisible, volatile, versatile, telle est sa dénomination.
Je voudrais tant lui décrocher la lune mais je ne dispose que
d'une plume, je l'aiguise tel un couteau, je la caresse tel un
ballon, tout ça pour plaire à Claire, pour la satisfaire.
Comment faire pour m'élever au degré de conscience abso-
lue ? Balayer le superflu de mon écriture. Mais je ne suis
qu'un homme avec ses faiblesses et sachez que ma force c'est
la prendre dans mes bras, sans cesse la sentir près de moi.
Je n'étais rien, je vivais chez mes parents à vingt-huit ans !
Lent et distant, je n'avais pas d'avenir, juste un dernier soupir, juste une dernière satyre, puis Claire est venue à moi,
jamais personne n'avait suscité autant d'émoi. Jamais une
fille n'avait pleuré pour moi...
Claire est devenue ma loi, ma plus grande foi, celle qui me
permet de me lever le matin, celle qui me fait aller de l'avant,
celle qui m'aide à surmonter les obstacles.
À l'heure où naît un jour nouveau, j'ai changé de visage,
je ne dors plus, conscient du temps perdu, je veux devenir quelqu'un, un jour habillé de satin, je veux devenir un
homme intelligent, et pas ce pantin aux mains des médecins,
plus jamais je ne me laisserai terrasser par l'autre, plus jamais
ça, tant que Claire sera auprès de moi...
Mon chemin de croix est fini, j'ai trouvé en la fille aux yeux
clairs le plus beau de mes vers.
À l'époque où j'ai commencé à sortir avec la fille au regard
clair, je vivais toujours chez mes parents. Ceux-ci, trauma-
tisés par l'apparition de ma maladie, m'ont permis de me
reconstruire petit à petit.
Toutefois, conscient du poids que je représentais pour mes
parents, j'ai décidé de partir vivre ma propre vie. Parfois,
je me demande quelle aurait été la vie de mes créateurs si
je n'étais pas tombé malade. J'ai probablement freiné leur
épanouissement. À l'heure de vous narrer l'histoire d'une
famille traumatisée, je n'espère qu'une seule chose, qu'aujourd'hui mes parents soient enfin apaisés...

Chapitre 20 : Une famille traumatisée

Le sablier du temps reprend du service. Le vice irrigue à nouveau mon sang. Les secondes qui me mènent vers l'obscure clarté se dessinent au loin. Minute après minute, ma famille s'inquiète. Comment vais-je affronter cette tempête ? Rien ne résiste au temps. Seul l'écrit perdure, l'esprit, lui, s'envole...

Pas plus tard qu'hier, ma mère m'a appelé, affolée à l'idée que je pourrais oublier mon traitement.
« Est-ce que tu as commandé tes remèdes ? C'est très important, il ne faut surtout pas les oublier ! » s'est-elle exclamée.
Ma mère me rappelait souvent que Claire ne pourrait pas m'aider si elle ne connaissait pas ma maladie. Je sais que maman avait raison, toutefois j'attendais le moment opportun pour lui avouer.
J'en ai fait du chemin depuis ma première crise, l'autre semble enfoui au plus profond de moi, comme s'il me délaissait, conscient que seul le temps peut jouer en sa faveur. Je sais que j'ai gâché la vie de mes parents, depuis ma maladie, ma mère ne vit plus que pour son fils, elle s'est inscrite à un groupe de parole sur la bouffée délirante, tous les mois elle voit des parents pleurant, hurlant leur désespoir de voir leur enfant sombrer chaque jour un peu plus dans ce tourbillon qu'est la maladie.
Certains de leurs enfants ont tué, d'autres se sont suicidés. Ma mère, à chaque fois qu'elle rentre de ces rencontres, semble très affectée.
Un jour, en rentrant du groupe de parole, elle m'a conté l'histoire d'un homme de vingt-cinq ans qui vivait chez ses parents. Grand et mince, Thomas me ressemblait, paraît-il. Son regard exprimait une certaine peur, une crainte. Ce regard je le connais bien, c'est celui de chaque malade atteint de bouffée délirante. Il traduit la paranoïa d'un homme victime de lui-même. Il relate l'horreur d'un monde inconnu dans lequel tout devient possible.
Conscient que l'horloge tourne sans s'arrêter, elle nous mène chacun vers la rechute inéluctable. Tel un ruisseau qui nous emporterait sur une terre étrange, telle l'épée de Damoclès

menaçante placée au-dessus de nos têtes, la maladie peut à
tout moment faire basculer notre destin dans l'horreur.
Thomas, lui, depuis un certain temps, ne prenait plus son
traitement, m'avait raconté ma maman. Il se terrait dans sa
chambre. Il n'en sortait plus, refusant de se restaurer avec ses
parents. La maladie donnait à Thomas un sentiment de puissance. Cette sensation, je la connais bien aussi, comme ce jour
où j'ai cru pouvoir ramener mon père du royaume des morts.
Il n'y a rien de plus dangereux que ce sentiment de force.
Le malade, dans ce cas de figure, n'a plus de limite. Il suffit
que le délire l'emporte sur des chemins sinueux pour que ce
dernier se tue ou exécute une personne. Thomas, à force de
ne plus parler à personne, était entré dans un monde d'où
l'on ne revient pas. Il portait un casque de moto en perma-
nence, pensant ainsi que le gouvernement ne pourrait plus
lire dans ses pensées. Thomas se scarifiait les mains sans cesse,
c'était son seul moyen d'exprimer quelque chose. Des oreilles
immenses venaient se cacher derrière sa chevelure longue
et fine. Ses traits subtiles et fins dévoilaient un être fragile
comme une feuille.
Parfois, Thomas voulait parler, mais seules des larmes sortaient de son corps. La maladie avait métamorphosé sa personnalité. En effet, avant de tomber sous le joug de la bouffée
délirante, Thomas était très courageux et sociable, racontait
sa maman Élisabeth à ma mère. Ses amis le surnommaient
« Travolta » parce qu'il dansait très bien.
Pourtant, derrière ce « Travolta » d'apparat se cachait un être
froid. Lorsque le délire noyait ses sens, Travolta sautait le soir
de toit en toit en dansant, risquant ainsi sa vie, il pensait qu'il
pouvait voler, jusqu'au jour où il s'est tué !
Parfois, je pense à cet homme que je connais à cause de ses
frasques et je mesure le chemin traversé depuis ma dernière
bouffée délirante. Choquée par cette histoire, ma mère a toujours eu peur que je ne finisse comme lui.
J'ai parfois l'impression que je suis le seul à me rendre compte
de mes progrès. Ma mère me parle comme à un adolescent
de douze ans. C'est parfois gênant, surtout lorsque Claire
entend nos conversations téléphoniques.
Mais revenons au groupe de parole de ma mère. J'ai parfois
du mal à comprendre son utilité, et j'imagine très bien toutes
ces familles qui viennent pour pleurer sur leur sort. Je suis
peut-être dur et cela leur fait sûrement du bien de pouvoir
exorciser leurs problèmes en parlant. Cependant, je ne com-
prends pas pourquoi ma mère se sent obligée d'y participer.
Cela me fait mal, je voudrais tant oublier la maladie, ce

groupe de parole est devenu mon plus grand ennemi. Je
ne serai heureux que lorsque ma mère aura quitté ce satané
groupe. C'est à ce moment précisément que l'apaisement
envahira mon être.

Mon père, lui aussi, a participé à ce groupe mais il a arrêté
depuis longtemps. Mon frère et ma sœur ont été eux aussi
très touchés par ce qui m'était arrivé. Lorsque j'étais interné,
ils étaient venus me voir plusieurs fois. Mon frère, depuis ce
jour où la maladie m'a emporté, a pris le rôle du grand frère
protecteur. Affaibli, je l'ai laissé faire. Pourtant, je n'avais pas
à me soustraire de mon rôle d'aîné.

Étrangement, mon frère ne m'a jamais parlé de ma maladie.
Cela me faisait du bien de voir que pour lui, j'étais une personne comme les autres. Ma mère, même si elle fait de son
mieux, m'a enfermé petit à petit dans ce rôle du malade. Je
sais que cela partait d'un bon sentiment, cependant je suis
assez grand pour prendre sans rappel ce remède.

J'ai traversé le silence des dunes, j'ai voyagé sur la lune. Puis
j'en suis revenu, certes affaibli, mais je suis toujours là. Tant
qu'il me restera un souffle de vie, je tenterai de peindre.

Par moment, j'ai peur que la maladie ne me terrasse avant
d'avoir mis un terme à mon ouvrage. Je construis chaque
page comme si c'était la dernière, je peins chaque page pour
me soustraire de ce mirage qu'est la maladie.

Lorsque le doute me submerge, je pense à la fille au regard
de velours, et mes tâtonnements s'estompent. À ce jour, je
me sens aguerri, je n'entends plus de voix, je ne me sens plus
épié, ni persécuté. Je me sens normal, moi qui jadis voulais
être différent, dorénavant je sais que je ne serai jamais celui
que je voulais être, je ne suis que la pâle copie de celui que
j'aurais dû devenir.

On ne choisit pas toujours sa vie, la mienne a été broyée par
une affection, je me suis relevé, toutefois je suis encore touché. J'éprouve d'énormes difficultés de concentration à cause
de ma maladie, j'ai essayé en vain de reprendre mes études
à vingt-huit ans mais j'ai déjà tant donné, je n'ai plus cette
force juvénile, cette soif de réussir.

Un morceau classique s'immisce alors dans mon propos, des
chœurs ardents défient le temps. Le vent oppressant de mes
vers laisse place à un style plus éphémère. Le soleil tapisse cet
air, étrange reflet d'un jour nouveau.

Je caresse l'espoir de déformer le miroir. Peut-être qu'un jour
je serai un autre. Peut-être qu'un jour la maladie sera juste
un mauvais souvenir. En attendant, je patiente, conscient que
seule ma volonté pourra déjouer les pièges espiègles du démon.

Tic tac, tic tac.

Il est vingt-deux heures vingt-deux, la nuit plonge sur mon
écriture, il est l'heure de plonger au plus profond de moi.
Parfois, je voyage sur la lune, parfois je me réfugie dans les
dunes de mes chimères. Atmosphère stellaire. Dans mon fort
intérieur, je ne vois qu'un animal blessé, marchant en boitant
sur le chemin de la vie. Il est des blessures dont on ne cicatrise pas...

Parfois, je vais à la bibliothèque de droit pour écrire ce livre,
là-bas je retrouve d'anciens amis, certains sont avocats,
d'autres sont notaires, je ne peux m'empêcher de constater à
quel point nos chemins se sont éloignés...

Ainsi, même si à l'heure actuelle je suis inscrit en droit (deuxième année), mes chances de réussir sont infimes. De même,
j'ai repris le basket-ball sous l'impulsion de ma copine, mon
niveau de jeu, lui aussi, a bien changé, je joue dans l'équipe
trois, je ne suis plus ce type qui avait foi en lui. Comme
si j'avais mis toutes mes forces dans cette bataille contre
la maladie, comme si il ne me restait plus qu'une parcelle
infime d'énergie.

Mon corps et mon cerveau sont si affaiblis que parfois
même les choses les plus simples me paraissent compliquées.
Dernièrement, un vendeur de téléphone m'expliquait les dif-
férents forfaits pratiqués, je n'ai rien compris ! Tout me paraît
difficile maintenant, je souffre de séquelles. Dans un premier
temps, j'ai perdu confiance, je ne sais pas où je vais, je ne sais
pas si je dois aller quelque part, tout ce que je sais c'est qu'il
est peut-être déjà trop tard.

Je n'arrive plus à croire en l'espoir puisque ma vie se résume à
un échec, études non terminées, concours raté, et âge avancé
pour tout reprendre. Finalement, ma seule lueur d'espoir se
cristallise en Claire.

Elle est la seule constante de mon univers, celle qui me permet de ne pas quitter la terre.

Tic tac, tic tac.

Ma famille s'impatiente, j'ai quitté mes parents pour leur
permettre de vivre sans avoir à s'inquiéter pour moi, je vis
modestement, mais j'ai été habitué à des goûts de luxe,
 peut-être un jour j'aurai la force de tout recommencer, en
attendant je me contente du vide de mon panier.

Vide et sans caractère, telle est la matière dont je suis constitué. Inutile de me blâmer, je me suis enfermé dans un monde
sans nom, dans un espace où l'espoir est absorbé par la
matière noire.

Comment faire pour sortir de cet état hybride, comment

retrouver l'entité de mon être ? Seul ce livre peut me guider
vers la vérité…
Mais à l'heure où j'écris ces quelques lignes, je ne crois plus
en rien, je n'ai plus faim. L'esthétique ainsi créée me mène
tout droit vers la dépression.
Comment faire ? Dois-je tout recommencer à zéro ? Faut-il
que je me batte contre ce fléau ?
Ou bien dois-je accepter mon sort ?
Un mot et je reprendrai tout, une locution suffira à me faire
atteindre le nirvana, pour l'instant j'en suis là, j'attends…
L'apesanteur ne me fait pas peur ! Je ne suis qu'un voleur de
mots, j'épie le dictionnaire pour vous satisfaire.
Comment me calmer ?
Seule cette mélodie de Prince semble m'apaiser, un piano
vole au-dessus de moi, puis tombe avec perte et fracas, falsetto divin et atmosphère lunaire, tel est le sommaire.
Un air de jazz, l'emphase dans chacune de ses phrases, tant
de talent pourrait être désolant, tant la comparaison avec cet
être vous renvoie à la triste réalité…
Ce compositeur m'accompagne dans chacune de mes réflexions,
chacun de mes mots bercé par le son de ses créations.
Mais revenons à ma famille, ma mère est choquée par ce qui
m'est arrivé, une seule solution, s'éloigner pour la rassurer,
partir pour ne plus la faire souffrir. Par un matin pluvieux,
je suis parti, sans un mot, sans un signe, comme un voleur,
dirait plus tard mon père.
La veille, j'avais eu une discussion déprimante avec mes
parents. Ceux-ci me reprochaient de reprendre mes études et
le basket-ball. Mon père, notamment, avait peur qu'un nouvel échec scolaire ne me détruise. J'eus un déclic ce soir là, j'ai
compris que j'étais un fardeau pour mes parents.
Ainsi, à l'aube je me suis levé, j'ai réuni mes affaires, j'ai mis
ma nouvelle tunique. Un nouveau départ, reflet de mon dernier verset. Je me suis installé avec Claire dans un loft appar-
tenant à ses parents.
Une guitare noire, un cri de désespoir, voilà le miroir de mon
âme. Comment rassurer alors que je suis si inquiet pour mon
avenir, pourtant je ne suis plus malade, je ne suis plus fou !
Mais quelque part dans le creux de la maladie, je me suis
perdu, peut-être un jour je retrouverai l'essence de mon être,
un jour peut-être je serai à nouveau cet homme qui n'avait
peur de rien, qui voulait aller si loin…
J'ai toujours pensé que l'on maîtrisait son destin, pourtant
les aléas de la vie m'ont fait changer d'avis, il est des choses
qu'on ne contrôle pas. À l'heure où le monde ne sait pas où

il va, comment trouver sa voie ?
Ma mère vit dans la peur, dans l'horreur que je bascule du mauvais côté. Mon frère, Reinald, et ma sœur, Lætitia, ont bien tenté de la rassurer sur mon état mental mais rien à faire. Pas facile de comprendre un schizophrène. Cette pathologie freine sans cesse mon allégresse, je dois faire avec, je la contourne en écrivant. Je passe mes nerfs sur mon stylo, emporté par toutes ces émotions.
Ma volonté, jadis forgée dans l'acier, s'est peu à peu altérée. Je ne suis plus qu'un bout de papier figé, une plume qui n'arrive plus à se soustraire de ce monde. Un homme qui vit dans la peur de rechuter.
Mes proches sont à l'écoute de la moindre faiblesse, conscient qu'à chaque instant je peux basculer dans le néant. La violence de mes mots, le silence de l'écriture, me mènent tout droit dans l'obscure clarté de mes pensées.
Je vis dans un monde caché, perdu dans l'absurdité de mes spéculations. Ma famille est fatiguée de devoir toujours me ramener à la réalité.
Et Claire qui ne remarque rien…
Ma mère ne pleure plus, ses larmes sont enfouies au plus profond de son âme. Tel est notre drame. Pourtant, je n'ai pas toujours été malade mais je me suis toujours senti différent.
Ma mère vit dans ses livres, elle oublie ainsi la tragédie de notre histoire. Peut-être un jour maman sera fière de moi, peut-être un jour je ne serai plus la source de ses soucis.
En attendant que ce moment vienne, je me battrai comme un animal, je sublimerai mon âme, j'oublierai cette sensation d'échec qui me ronge avant de trouver le sommeil. Je deviendrai un autre. J'inonderai ma prose de maux pour les oublier. Mettre sur papier ses sensations c'est aussi les digérer.
J'ai parfois des doutes sur ma volonté à devenir aide-soignant, ce livre est un début de réponse, peut-être suis-je destiné à caresser des mots une ramette, peut-être ne suis-je fait pour aucun métier !
Ma famille me soutient mais c'est à moi de me prendre en main.
Il faut que je trouve mon chemin, la seule certitude que j'ai c'est que ma route ne peut se faire sans la fille aux yeux clairs. Elle est le centre de gravité de mes vers. Le remède qui me rattache à la vie, question de survie.
Une famille traumatisée, une mère choquée par la maladie de son fils. Un homme marchant sur un fil infime, un être vivant dans un abîme. Le crime de mes vers, c'est de

me satisfaire de la matière de ma chair. J'erre dans l'espace et le temps sans me rendre compte que je me suis perdu dans le néant. À l'aube d'un jour nouveau, j'ai quitté ma famille puis je me suis installé avec la fille de mes pensées. C'est là que débute l'histoire de ce livre. Ivre, je me suis mis à écrire, à bâtir des mots, j'ai restructuré mon cerveau. Je me suis plongé dans mes souvenirs, je me suis noyé dans l'élixir d'une prose sans soupir…

Chapitre 21 : Le silence des dunes

« On m'a appris à ressentir, peut être trop, la valeur de l'autonomie et de la solitude. »

William Wordsworth

J'ai épousé les formes de la solitude. J'ai tutoyé le silence des dunes. Claire sera toujours ma plénitude. Celle qui me fait voyager sur Neptune. J'avais épousé les formes de la solitude, j'étais devenu un homme en proie aux tentacules de son esprit. Puis ma muse a ressuscité ma poésie, mon envie de peindre de la rhapsodie.
Ainsi j'ai dessiné sur un bout de papier une esquisse de ce livre. Je suis devenu ivre. La détresse a frappé à ma porte. Mon aorte subitement frappée par les réminiscences de mon passé. Derrière les traits de cet ouvrage se cache un grand mirage. Le silence des dunes ou l'histoire de ma plume…

L'apologie de mon ouvrage, la rage du sage, la pluie de mon esprit. Je vivais tapi, dans la lune depuis ma bouffée délirante, j'errais dans mon enclume enivrante. Je me sentais bien dans cette mélancolie navrante.
Puis j'ai quitté mon coma mental. Une fleur a émergé dans mon esprit. Le lotus a pris possession de mon cerveau. Je suis devenu un être humain avec ses rêves et son destin lorsque

j'étais une chose aux mains des médecins.
Je ne suis pas d'ici, je suis d'ailleurs. Dans mon cœur coulait
la fleur du mal. Parfois j'ai eu mal, parfois j'ai eu si peur. J'ai
commis trop d'erreur.
Soul pleureur...
Je ne suis pas celui que l'on voit arrogant et distant. Dans mes
veines coulait le sang d'un gamin seul face aux gens depuis
ma maladie. Si Claire m'avait remis sur le chemin de la vie, il
me restait beaucoup d'étapes à franchir.
Certes, j'avais un travail ayant fonction aide-soignant, toutefois le soir, avant de m'endormir, je ne pouvais m'empêcher
de songer à ce rêve que je n'avais qu'effleuré. Je désirais écrire
un livre sur ma vie, ou l'apologie de ma maladie. Je n'avais ni
le courage ni la confiance nécessaires à une telle entreprise.
Seul dans mon esprit, tel un môme, je devais sortir de cet
état de fantôme. Claire m'a permis de me libérer de cet état
 d'hybride dans lequel je ne me reconnaissais plus. Pour elle,
j'ai décidé de devenir un être meilleur. Devant sa beauté,
je me devais de me transcender pour tapisser de vers mon
ouvrage. Je n'avais plus cette rage, cette soif de vaincre.
Un jour, je me suis levé, j'ai regardé ma destinée dans le
miroir. Je n'ai vu qu'un homme dérisoire. Un jour, je me suis
levé, j'ai contemplé le noir de mon âme, je n'ai vu que des
larmes. J'avais déjà rendu les armes. Puis Claire a fait renaître
l'espoir de revoir un printemps.
Ainsi j'ai commencé à écrire ce livre. Dans le grenier de la
maison de mes parents sommeillaient les premières lignes
de cet opuscule. Effectivement, dès l'âge de dix-huit ans, je
savais qu'un jour j'écrirai un livre. Pendant longtemps, je
n'eus pas le courage nécessaire. Je déposais quelques vers sur
la matière éphémère de mes feuilles, puis j'arrêtais subitement, comme paralysé par l'enjeu.
Lorsqu'il y a deux ans, je commençai à dessiner une ébauche
d'introduction. L'architecture ainsi trouvée aurait dû me
faire avancer, mais j'ai tout abandonné devant l'ampleur du
projet. Je ne me sentais pas de taille pour affronter mes failles.
Pourtant j'avais déposé quelques pierres dans l'édifice de mes
vers. Cependant la confiance me fuyait, je ne me sentais pas
assez fort pour regarder au plus profond de mon âme. Alors
j'ai caché l'ébauche de mon livre dans le grenier à l'abri des
regards indiscrets. La poussière est venue se déposer sur la
face cachée de ma chair.
Reclus et déçu par moi-même, je traînais une certaine gêne.
Puis, après deux années de silence, j'ai décidé de réaliser mon
projet le plus cher. Précisément le jour de mon anniversaire.

C'est à vingt-huit ans que j'ai enfin réalisé que je n'avais rien
fait jusqu'à présent. Que se passerait-il si je devais mourir
demain ?

Je ne laisserais aucune trace, tout juste une marque de sang
sur la place publique. Une mort pathétique. Depuis mon
internement, la mort a pris un autre sens. Je me suis rendu
compte que le temps était précieux. Dans le cercueil de mon
esprit règne une étrange poésie, le silence des dunes, douce
solitude.

Face à la maladie, on est toujours seul. C'est pourquoi, dès
que je me suis senti mieux, une pulsion presque sexuelle
a envahi mes synapses. Il fallait que j'écrive ma vie, une
autobiographie ou l'apologie de la survie. Tel un peintre, j'ai
pris ma plume, aiguisé mes sens. Je suis rentré en contact
avec de longs silences. Écrire est un grand moment de solitude. Seul face à moi-même, j'ai vu tant de haine, seul face à
moi-même, j'ai vu tant de peine.

Dans la psyché de mon âme se reflète un être à deux visages.
L'obscure clarté de deux rivages que tout oppose. L'un voudrait soulever des montagnes alors que l'autre lutte contre la
maladie. J'ai décidé, le jour de mon anniversaire, de sortir de
la matière amère de mes vers. J'ai pris ma plume, écouté le
silence des dunes, tutoyé les formes de la solitude.

Las de mon comportement de lâche, j'ai pris mon courage
entre mes mains et j'ai griffonné mon destin sur un tapis de
daim.

Ainsi, je suis retourné dans le grenier dans l'espoir de retrouver mon mort-né littéraire. Un grand merci à la grand-mère
de Claire qui m'a encouragé à reprendre mon livre lorsque le
doute me hantait.

Je me souviens que, lors d'un dîner, j'avais effleuré l'idée
d'écrire un livre avec un certain doute dans l'intonation de
ma voix. Puis la grand-mère de Claire s'était enthousiasmée :
«

Et pourquoi pas !

»

Cela n'était peut-être rien, juste une phrase parmi tant
d'autres mais le ton sur lequel elle était prononcée fit toute
la différence. Comme si elle m'ordonnait de continuer mon
esquisse littéraire.

Rythme endiablé, nuit effrénée, je me suis enfin plongé au
plus profond de mon esprit. Ma poésie m'a embarqué sur le
chemin ombrageux de ma vie. J'ai vu de près l'apologie de la
survie, les montagnes de la folie puis l'ascension de la guérison. Le silence des dunes m'a fait très mal, je me suis réfugié

sur Saturne. Toutefois la peinture de ce livre au couteau m'a permis d'accepter mon histoire, de ne plus masquer mes maux. Deux mois avant de passer le concours d'aide-soignant, j'étais très absorbé par mon livre. Lorsque je rentrais du travail, je me régalais avec Claire puis j'écrivais de façon névrotique les chapitres de mon livre. À l'époque, je travaillais sur le passage à propos de mon internement psychiatrique.

Ainsi j'ai dû faire ressurgir ces souvenirs inoxydables qui se cachaient dans mon subconscient. Cela m'a beaucoup perturbé, je ne dormais plus, je ne mangeais presque pas. Seule comptait l'architecture de mon livre, à tel point que je délaissais Claire au profit du désossement de mes vers.

Cela tombait mal puisque Claire et moi venions de nous installer dans un appartement. Je tentai de chasser ce brouillard ardent qui tournoyait autour de mon destin. Peut-être qu'en écrivant ce livre je trouverais la réponse.

Heureusement, ma muse m'a épaulé de toute ses forces pendant cette période, elle m'a incité à reprendre mon traitement pour que je ne sombre pas à nouveau dans le néant. Je ne prenais plus mes médicaments, je désirais retomber malade afin de donner une tournure dramatique à mon récit. Ivre j'étais, sur le déclin je marchais, sans me rendre compte que, peu à peu, je perdais Claire.

La fille au regard de velours, voyant la distance que je mettais entre elle et moi par l'écriture, se mit à pleurer brusquement. Elle ne savait pas comment faire pour trouver sa place dans notre couple puisque je m'étais fiancé à ma plume.

D'ailleurs, mon livre avait tellement d'importance que j'avais même arrêté de travailler pour satisfaire la chair de mes vers. Je n'avais rien dit à ma muse et le matin je faisais mine d'aller au travail, en réalité j'allais écrire dans un bar.

Aujourd'hui, j'ai honte de mon attitude égoïste. Je n'avais d'yeux que pour les courbes élancées de mes mots. Seule comptait l'inspiration de mon stylo. Je dois avouer que ce passage constitua notre première crise de couple. Certes, la funeste tromperie de Claire rentrait aussi dans cette catégorie, cependant nous ne vivions pas ensemble à l'époque. De plus, il s'agissait des prémisses de notre couple. Alors que là c'est moi qui mis une distance entre ma muse et moi, j'étais comme une enclume qui s'accrochait désespérément à ses vers, sans voir que je faisais souffrir l'être cher.

Le matin, je partais à l'aube écrire dans un bar et le soir, lorsque Claire rentrait, c'est à peine si je la voyais, emporté par le tourbillon de mon grimoire.

Un jour, Claire me dit qu'elle voulait retrouver son Florent !

Ce dernier semblait perdu dans l'océan de ses pensées. Et
la maladie qui reprenait de plus belle ! Au bout de deux
semaines, à force de ne plus prendre mon traitement, l'autre
s'invita à nouveau dans les rouages de mon âme.
Je perdis mon portefeuille, j'oubliai mon permis de conduire
dans un magasin. Ce sont ces signaux qui ont alerté Claire
et mes parents. En effet, les prémisses de la bouffée délirante
sont des fautes d'inattention, des pertes de concentration.
De plus, la mégalomanie, conséquence de ma pathologie,
épuisa mon esprit. Ma poésie fut emportée par des accès
de fièvre. La violence de mon propos n'avait plus de limite.
Chaque jour, l'écriture m'emmenait dans la dépression,
chaque jour qui passait, je tombais dans les arcanes de la folie.
Et Claire qui ramassait les miettes de mon esprit...
Je conjuguais mon présent au passé, de facto je vivais pour
mon livre sans me rendre compte que cette entreprise absorbait toute mon énergie. Les souvenirs douloureux que je rela-
tais dans mes notes revenaient tel un boomerang dans les
allées ombrageuses de ma conscience.
Difficile d'avancer lorsque l'on relate son passé.
Heureusement, la fille au regard de velours tenta de me moti-
ver à travailler mon concours d'aide-soignant. En effet, je n'y
croyais plus, je l'avais déjà passé l'an dernier sans résultat.
Je n'étais rien, juste un type s'éloignant au loin du chemin
de la réussite. Claire et mes parents ont vite constaté que je
vacillais, bouleversé par ce que j'écrivais. Toute mon ardeur
restait concentrée dans le squelette de mon livre. L'ivresse me
tenait, comme prisonnier de moi-même, je n'arrivais pas à
sortir de mes chaînes.
Chaque vers posé sur le papier, chaque pensée me ramenaient
en arrière. Pourtant, je devais avancer. J'annulais toutes mes
soirées pour bâtir mon ouvrage. Ainsi je ne révisais pas mon
concours. Pauvre Claire, comment as-tu fait pour supporter
l'homme que j'étais devenu ? Mon opuscule me prenait tant de
temps que je délaissais mes sentiments très loin, seul au vent.
Pourtant Claire a toujours été là dans ce passage difficile et
ce chapitre sur mon père qui fit sortir des larmes de l'atmosphère...
L'écriture comme thérapie, c'est lorsque j'ai commencé à
dresser l'apologie de notre rencontre que mon comportement
a changé. Brusquement, j'ai enfin écouté Claire et ma famille
qui me suppliaient de réviser mon concours d'aide-soignant.
Si j'étais inspiré à ce moment précis, les mots sortaient
telle une rivière de vers coulant sur ma chair. J'étais pos-
sédé par une angoisse certaine que ma source ne se tarisse.

L'inspiration est un processus créatif qui vient sans prévenir, cependant elle peut repartir à tout moment nous laissant sans rien, juste le silence du type qui a encore faim mais qui ne trouve plus de pain.

Peut-être que, dans un avenir proche, ma plume sera emportée par le silence des dunes. En attendant, j'écris à titre posthume. En effet, depuis ma sortie de l'hôpital psychiatrique, je suis un homme nouveau. Tel le phœnix, je me suis nourri de mes cendres pour devenir un autre. Cela explique que parfois je surprends mon entourage. Ce livre est le fruit d'un grand désespoir, couplé d'un soupçon d'espoir.

Pendant deux mois, je n'ai fait que déposer une à une les briques de mon ouvrage. Chaque élément devant être placé au bon moment. Pendant ce temps, Claire allait travailler dans une maison de retraite et moi toujours perdu dans le labyrinthe de ma quête....

Il fallait que je me reprenne, l'écriture ne devait pas me détruire car je ne prenais plus mon traitement. En effet, j'avais l'impression que les médicaments me rendaient inutile intellectuellement.

Aiguillé par la fille de velours, j'ai enfin travaillé mon concours d'aide-soignant, conscient que je ne pouvais plus me laisser aller de la sorte. Pendant quelques mois, j'ai mis mon livre de côté. Une nouvelle mission sur mon front : réussir !

Puis après avoir passé l'examen un beau jour, le facteur a scellé mon parcours. Une lettre a conquis mes sens. « Nous sommes heureux de vous annoncer que vous avez réussi votre concours. »

Depuis ce jour où la fortune frappa enfin à ma porte, mon cœur ne bat plus que pour Claire. En effet, c'est grâce à la fille de satin que j'ai retrouvé le chemin éclairé de mon destin.

Si je ne suis rien, je suis tout aux yeux des miens. C'est pourquoi je dois me battre, chaque jour, j'apprends, à chaque moment je sais que je peux à nouveau basculer dans la maladie. C'est pourquoi la mélodie de mon esprit si ténébreux a peu à peu laissé place à ce refrain généreux.

Depuis ce jour où Claire m'a sauvé de moi-même, coule dans mes veines un amour fusionnel. Ma passion pour la belle s'est métamorphosée en un amour inaltérable.

Conscient que sans Claire, mon livre m'aurait sans nul doute emporté sur les rives de la désolation. Quelque part entre fiction et altération. Grâce à son soutien, j'ai éloigné les griffes du démon qui tentait de s'emparer à nouveau de mon intellect.

Que d'émotions durant cette année charnière ! J'ai com-

mencé mon manuscrit fait de poésie et de mélancolie puis
j'ai réussi mon concours d'aide-soignant. Depuis mon passage en hôpital psychiatrique, je m'étais promis un jour de
devenir un soignant attentif et humain. Puisque j'ai été de
l'autre côté, je pense pouvoir devenir un bon aide-soignant,
un homme conscient de la difficulté de ses patients.
Je ne peux m'empêcher de penser que la fille de velours a
œuvré en silence pour me faire sortir de mon état d'errance.
Sans elle, je n'y serais jamais arrivé, Claire m'a sauvé d'une
mort spirituelle certaine.
Comment pourrais-je la remercier, comment lui montrer la
véracité de mon amour. Grâce à elle j'ai brisé ces lanières qui
encerclaient chacun de mes vers. Prisonnier d'une destinée
que je n'avais pas préméditée, encerclé par l'éruption de mes
maux, le berceau de mon cerveau. J'ai transfiguré mon métabolisme, métamorphosé ma constitution génétique par une
nouvelle rhétorique : rien n'est impossible !
J'avais épousé les formes de la solitude. J'avais tutoyé le
silence des dunes puis ma plume s'est posée sur son miroir.
Son regard m'a transporté ailleurs, loin de ma maladie,
quelque part entre poésie et mélodie. Je ne lui dirai jamais
assez merci, elle qui m'a fait sortir de mon petit nid…

Chapitre 22 : L'étrange parc des fiançailles

**Dans un tapis de roses, je lui ai offert ma prose. Un tapis
de roses, l'ultime osmose. J'ose dévoiler au monde entier
un amour que rien ne peut altérer. Pas même la maladie.
Et même si ma prose se sclérose au fil du temps, et même
si mon amour décline au fil du vent, je serai toujours là
présent…**

Un anneau en or blanc s'est posé sur son doigt, un anneau
en or blanc symbolisant notre amour, une bague cristallisant
notre espoir de ne jamais se dire au revoir !
Par une nuit de pluie elle m'a dit oui, par une nuit de poésie
nous nous sommes unis, une nuit pour la vie…
Claire m'a transporté sur le toit du monde, quelque part aux
côtés de la Joconde.

Comment oublier cet instant magique, comment ne pas me
remémorer ce moment cataclysmique ! Depuis ce jour où
nous avions choisi la bague ensemble, l'impatience irriguait
mon cœur. Chaque veine, chaque vaisseau sanguin, chaque
gène sublimé à l'idée de l'union sacrée. L'attente fut longue.
En effet, le choix de la bague arrêté, il fallait maintenant
organiser les fiançailles. Fidèle à la tradition, ma belle-mère,
Corinne, organisa la soirée tant espérée.
Mais il faut que je raconte comment j'ai demandé Claire en
fiançailles. Je sortais du travail, fatigué, lorsqu'un flash m'a littéralement foudroyé le cerveau : Claire avec sa bague de fiançailles ! Ainsi, j'ai soudain décidé de lui octroyer la plus belle des
surprises. Certes, je désirais plus que tout au monde me fiancer
à ma belle, mais cet éclair cérébral a accéléré ma démarche.
Je donnai donc rendez-vous à Claire au Thabor, le plus beau
parc de Rennes.
Une grande grille servait d'entrée au jardin d'Eden. Pour
accéder au Thabor, il fallait monter de longs escaliers.
Chaque pas, chaque respiration, nous rappelait à quel point
cet endroit n'était pas comme les autres.
L'or tapissait la grille d'entrée, cela imposait le respect. Des
vestiges de la royauté venaient illuminer notre regard comme
cette fleur de lys gravée sur la palissade de l'entrée.
Jeunes arbustes robustes et sapins vieux de cent ans se
côtoyaient dans le plus grand respect. Parfois ils s'entremêlaient. Des allées d'herbes sauvages aussi profondes que
l'océan, le ciel ardent, le bruit du vent…
Le soleil, lui, se glissait entre les feuillages et venait se déposer
sur l'herbe, délicatement. Le ciel bleu azur inspirait par ici
un peintre qui tentait de dresser le visage de dame nature.
Par là, un écrivain s'imprégnait de l'atmosphère afin de bâtir
son ouvrage.
Les gens écoutaient la musique dégagée par la nature, les
oiseaux, tel un orchestre symphonique, semblaient exécuter
un opéra cosmique. Les grenouilles effectuaient la rythmique
par d'étranges coassements. La basse appartenait au corbeau qui s'en donnait à cœur joie. La fontaine, quant à elle,
 s'occupait de la ligne mélodique.
Elle bordait le parc et se présentait fièrement devant notre
regard. Tel un tableau raffiné, chaque arbre, chaque rose
semblaient placés pour exalter notre imagination. Parfois
les feuilles, sous le poids du vent, venaient se déposer dans
l'eau stagnante. Chaque ramure reflétait l'histoire d'un arbre.
Celui-ci, avec son tronc imposant, rappelait à l'homme qu'il
n'est rien d'autre qu'une poussière d'étoile.

Cet arbre, perché sur le toit de Rennes, donnait l'impression
de caresser le firmament. Fier et arrogant, ce chêne résistait à
l'épreuve du temps. Des deux grandes guerres il était revenu,
un écriteau nous rappelait qu'un soldat français fut sauvé
des griffes des Allemands grâce au chêne. Afin d'éviter ses
bourreaux, l'homme était monté dans l'arbre haut comme
le monde.
Le Thabor était placé sur le pourtour de Rennes, l'on y respirait un air d'une pureté saisissante. Ainsi j'avais rendez-vous
sur le toit du monde avec la fille de mes pensées. « Rendez-
vous à seize heures au Thabor devant notre fontaine, ton
homme. » Voilà le texto que j'ai envoyé à la fille au regard de
velours.
Il est vrai que nous avions jeté notre dévolu sur ce geyser
d'eau. Souvent, le soir, nous nous embrassions devant cette
fontaine. Lorsque le soleil se couchait, il ricochait sur l'eau,
créant ainsi une mosaïque de couleurs. Un côté énigmatique
transpirait de cette création devant laquelle deux statues
aiguisaient notre regard. L'une d'entre elles, un homme de
marbre, semblait possédée par deux visages que tout opposait. L'un dévorait des yeux la femme matérialisée par la
statue voisine, l'autre semblait hanté par de viles pensées.
L'homme aux deux visages, l'homme aux deux rivages, semblait se battre contre une partie de lui, ses mains tentaient
d'étrangler son visage tourmenté. Ce dernier, obscur comme
la nuit, cristallisait la part d'ombre qui se cache dans chacun
de nous. De plus, le corps de notre sculpture était difforme,
musclé d'un côté, et frêle de l'autre. Un personnage à la fois
robuste et fragile. Devant cette œuvre était gravé un titre sur
un écriteau en bois : obscure clarté.
Nul doute que mon âme tourmentée s'identifiait aisément
à l'homme aux deux faciès. De plus, la femme au regard de
velours apaisait le mortel aux deux visages. Cheveux longs et
bouclés sur les pointes, et ce regard perçant que je n'oublierai jamais. Les sculptures semblaient délivrer un message :
«
L'homme à l'obscure clarté ne pourra trouver la paix qu'auprès de la femme au regard de velours… ».
Ainsi cette œuvre symbolisait le couple que je formais avec
Claire. La statue de la jeune femme m'hypnotisait comme si
elle dévisageait le côté obscur de mon être.
C'est ici, devant cette œuvre symbolique, que j'avais remis à
ma belle mon premier poème La fille au regard clair comme
un vers.
C'est ici que tout avait commencé, c'est pourquoi j'avais

décidé de retrouver Claire dans notre endroit magique pour
la demander en fiançailles. Je me suis donc assis sur le banc
en face des statues à seize heures tapantes.
Tic, tac, tic tac, les secondes ne passaient pas, j'appréhendais
terriblement ce moment. Claire voudrait-elle se fiancer avec
moi ? J'avais prévu, en cas de réponse positive, d'aller ensuite
cueillir la bague avec ma promise.
Tic tac, tic tac, les minutes défilèrent et la parade des couples
mariés me fit forte impression. Comme pour électriser mon
cerveau, je ne voyais plus que des gens mariés, par ici une
bague brillait et rendait ainsi le soleil presque inutile, par là
des parents et leurs enfants rigolaient. Et moi seul, les cheveux au vent, avec mes sentiments oppressants.
Des nuages apparurent dans le ciel bleu azur. Claire arriva au
loin, elle arpentait le chemin des roses célestes, et moi, seul
devant mon tapis de prose funeste. Je répétais mon poème
lorsque la belle me fit face. « Coucou namour, alors pourquoi
m'as-tu donné rendez-vous dans notre lieu féerique ?
»
Au lieu de lui énoncer mon tapis de prose, je fus paralysé
par une chose étrange au niveau de la cage thoracique. Mon
palpitant faisait des siennes. La rythmique de mes pulsations
défrayait la chronique, mon cœur perdait la raison comme si
je venais d'exécuter un marathon. Nul doute, seule la femme
de mes pensées pouvait me faire cet effet. Les mots de mon
poème s'entremêlaient dans ma tête. Au bout d'une longue
minute, je repris enfin une partie de mes esprits. « Claire
veux-tu… »
« Claire désires-tu…
»
Je bégayais sous le poids des mots. Un « Non » et ma tombe
surgirait brusquement de la terre, un « Non » et chacun de
mes vers se bousculerait en direction du cimetière.
Lorsque soudain les nuages menaçants du ciel quittèrent
notre microclimat. Le soleil majestueux de puissance illumina nos regards pleins d'espoir. Il se fraya un chemin
entre les branches de ce sapin curieux. Signe du destin ou
coïncidence, je devais saisir ma chance. Ma langue sèche mais
si sincère reprit confiance, les muscles de ma mâchoire firent
enfin leur travail, les mots se glissèrent enfin en dehors de ma
bouche tels des missiles avec un seul but : viser le cœur.
« Claire veux-tu te fiancer avec moi ? Je ne suis rien sans toi,
tu m'as tant changé. Depuis ce jour où je t'ai rencontrée, je
me suis métamorphosé. Je veux te rendre heureuse, regarde
au fond de mes yeux tu ne verras que le feu qui fait vibrer

mon cœur. Tu es le soleil de ma vie, ma plus belle poésie. »
« Ouiiiiiii, oui, oui, je me demandais quand tu allais me le
demander mon amour ! Tes mots me vont droit au cœur, je
sais que j'ai fait des erreurs mais pour toi, mon prince, je ferai
table rase de mon passé. J'oublierai mes amis nocifs. Avant
de te rencontrer, j'étais en manque de soleil, en manque de
je t'aime, tu as su me faire reprendre confiance dans la vie.
Avant toi, j'étais en manque de repère, en manque de ciel,
depuis je suis comme une hirondelle qui vogue de rêve en
rêve. »
Une phrase et mon univers s'envola en éclats, une phrase et
l'emphase bouleversa chacun de mes sens.
Pendant quelques instants, je ne voyais plus que Claire, le
parc et ces gens qui passaient disparurent, emportés par
le temps. Claire et moi au centre de la terre. Un tonnerre de
vers, un tourbillon d'émotions, je pris la main de ma princesse et j'eus la sensation de danser avec elle, comme si je
tournais autour d'elle sans bouger. Les arbres tournoyaient,
nos âmes virevoltaient et les oiseaux chantaient pour créer
une certaine atmosphère.
Ainsi je décidai sur le champ d'aller choisir la bague tant
attendue avec ma tendre. Nous avons donc quitté le parc avec
un pincement au cœur, comme si nous étions conscients de
vivre un moment inoubliable. On descendit les marches une
à une, les yeux face au soleil, les prunelles pleines de fantaisie.
Sur le chemin de marbre menant au centre de Rennes, nous
avons croisé plusieurs amis, je ne pus m'empêcher d'annoncer la bonne nouvelle.
« Antoine, nous allons nous fiancer ! »
« Félicitations, je ne pensais pas que tu te fiancerais un jour,
tu l'as tellement changé Claire. » Arrivés au centre Columbia
de Rennes, Claire, les yeux pleins d'étoiles, choisit une bague
en or blanc pour symboliser notre nouvel élan.
Le délai entre le choix de la bague et les fiançailles fut d'un
mois. Les jours passèrent, conscients que chaque instant nous
rapprochait des fiançailles, conscients que chaque moment
nous guidait vers un torrent d'émotions. Le printemps de
notre vie, une rivière de mélodie.
C'était un samedi soir, il n'est jamais trop tard. Jamais au
grand jamais, je ne pensais me fiancer. La belle avait su ébran-
ler mes certitudes. Petit à petit, je m'étais surpris à songer à
elle avant que Morphée ne m'emporte.
Dans le palais de mon esprit, il n'existait plus de place pour
l'amour. La maladie avait tout balayé. Toute mon énergie diri-
gée contre l'autre, contre mon affection. Je ne pouvais m'em-

pêcher de penser que je serais un fardeau pour ma compagne. Ainsi je multipliais les relations sans lendemain jusqu'au jour où j'ai rencontré la belle aux yeux de satin. Chaque matin en me levant je me disais que le jour tant attendu arrivait, que bientôt je serais fiancé à la plus belle des fées.

C'était un samedi soir, j'avais rendez-vous chez mes beaux-parents, Corinne et Stéphane. Accueillants et bienveillants, je me souviens de notre première rencontre. Claire voulait me présenter ses parents, c'est ainsi que je fus invité pour prendre un apéritif.

Les anciens petits copains de Claire n'avaient pas plu à ses géniteurs, trop fainéant pour l'un, délinquant notoire pour l'autre. Souvenez-vous, Mohamed, celui qui m'avait volé ma tendre l'espace d'une nuit. Celui-là, les parents de Claire ne l'aimaient vraiment pas. Machiavélique et intéressé, il fit de Claire l'ombre d'elle-même. Monsieur passait ses journées à boire, dérisoire, monsieur battait madame, illusoire.

Parfois, le soir, il rentrait tard, fier de son méfait avec un ordinateur portable volé à la main. Certains soirs, il ne rentrait pas, emporté par sa fuite en avant, par ce tourbillon de la délinquance. Claire ne pouvait plus regarder les hommes dans la rue de peur d'attiser la jalousie de Monsieur Mohamed.

Je devais donc converser avec mes futurs beaux-parents afin de prouver que je n'étais pas un jeune homme de plus sur la liste. Ma muse semblait persuadée que je les séduirais. Quelle pression sur mes épaules, je n'avais pas le droit à l'erreur.

Le jour tant redouté arriva et étrangement je suis resté très détendu.

Les parents de Claire habitaient dans un quartier huppé de Rennes, près du grand parc du Thabor. Certaines maisons bordant leur habitation ressemblaient plus à des châteaux qu'à de simples demeures cossues. Les voitures garées semblaient issues d'un autre monde. Certes, je suis aussi né dans un milieu aisé, cependant je m'étais petit à petit extrait de cet univers.

En entrant dans l'appartement, je fus surpris par son côté contemporain. Effectivement j'étais habitué avec mes parents à un style plus séculaire, plus ancien. Une table blanche en forme de pomme attirait l'attention dans le salon. Des tableaux abstraits ornaient les murs. L'une des œuvres était constituée en trois parties, un tableau en trois actes en somme. Cette œuvre semblait représenter le ciel avec ses dégradés de bleu azur. Un jaune criard se mélangeait au bleu, comme si le soleil tentait de percer le ciel. Une lampe étrange venait éclairer la pièce, son tronc tordu donnait une

impression de légèreté. Ainsi la curiosité, dès mon entrée,
fut mienne. J'observai l'appartement et son accoutrement.
Habillé de modernité et de couleurs vives, l'ensemble me fit
forte impression. Un canapé en cuir blanc au fond du salon
invitait nos âmes à la décontraction. Devant, une table basse
noire en verre permettait de prendre l'apéro. La télévision, en
face de la petite table en verre, était cachée dans un meuble
en bois blanc. Seule la chaîne hifi était visible, d'ailleurs un
fond sonore subtil me titilla les oreilles dès mon arrivée.
« Un verre monsieur ? » demanda Corinne, la maman de
Claire.
« Non je ne bois pas d'alcool. » Dans le regard de Corinne, je
perçus un certain étonnement puis un grand soulagement.
« Ah tu ne bois pas, voilà un garçon sérieux, c'est si rare de
nos jours. »
Ainsi gageons que la première impression qui, souvent, laisse
des traces indélébiles fut positive.
On conversa de religion, de la royauté et de culture. De tradition catholique, Corinne attachait de l'importance à l'éducation et aux coutumes familiales.
Le dimanche, par exemple, elle aimait assister à la messe en
latin. Grâce à mes études, je connaissais quelques phrases en
latin qui firent le plus grand effet. Ainsi ma science juridique
m'aura au moins servi à quelque chose : faire bonne impression aux yeux des parents de Claire.
De facto, mes connaissances sur l'histoire de France et
notamment sur le Roi Soleil me permirent de converser de
la royauté. Puis on discuta de la nature humaine et de la cri-
minalité. Corinne trouvait que le système n'était pas assez
répressif, le suivi après l'emprisonnement lui semblait insuf-
fisant. C'est alors que j'entrai définitivement dans l'arène, le
regard posé sur ma future belle-mère, j'évoquai les différentes
constitutions et la difficulté pour l'homme de loi d'en faire
respecter les barrières.
« La nature humaine ne change pas, du code Hammourabi
à la constitution de 1958, l'homme n'a eu de cesse d'établir
des règles et des lois. Cependant la guerre existe toujours et
les meurtriers n'ont pas disparu.
« Où as-tu appris cela ? » m'interrogea Corinne, intriguée.
« À la Faculté de droit. » répondis-je. « Tu as été à la Faculté
de droit ! C'est une bonne chose pour ta culture. » rétorqua
Corinne.
Stéphane, lui, depuis mon arrivée, ne cessait de changer le
fond sonore. Hendrix, Rolling stones, Beach boys. Tout
y passait. Sans doute tentait-il de trouver un groupe qui

me plairait. Mélomane averti, Stéphane trouva en moi un
concurrent de taille. On évoqua Radiohead, Bjork, Coldplay
et bien évidemment je glissai le nom de mon chanteur préféré « Prince » dans la conversation.
Je détectai chez Stéphane une grande connaissance musicale
qui démontrait une certaine sensibilité. Nous avions tant de
choses à partager. Grand et grisonnant, Stéphane représentait
la personne que j'aimerais être dans vingt ans. Ses joues légèrement arrondies, ses épais sourcils, ses dents blanches et cet
air juvénile m'ont indéniablement marqué. Il avait l'air d'un
adolescent dans un corps d'adulte.
Ses mimiques, sa gestuelle, tout évoquait la jeunesse d'esprit.
Expansif, Stéphane aurait pu faire du théâtre, son phrasé
tout en éloquence, sa curiosité sur le monde et sur les gens
qui l'entourent formaient un être charismatique. Ses habits,
jeans usé et t-shirt rouge vif dernier cri, épousaient parfaitement son corps mince et chaleureux.
Corinne, la mère de Claire, tenait une épicerie fine, des aro-
mates elle connaissait tout, des huiles d'olive elle aurait pu
faire une encyclopédie. Fine et grande, son visage ressemblait
beaucoup à celui de Claire. Coupés au carré, ses cheveux fins
structuraient parfaitement son visage. La seule différence
venait de la peau, Claire était blanche comme neige tandis
que sa mère avait le teint plus mat. Plus grande que Claire, sa
mère se tenait toujours très droite, fière et obstinée. Corinne
avait souvent le mot juste, la phrase qui percute. Son tailleur
noir et blanc se fondait dans l'ambiance moderne du lieu.
Finalement, l'heure passa très vite et il fut temps pour nous
de partir. En descendant les escaliers, je vis le visage de Claire
s'éclairer. C'était très important que l'entrevue avec ses
parents se passe dans de bonnes conditions.
Je me souviens que lorsque nous descendions l'escalier avec
ma tendre, son portable vibra au terme de l'escalier.
Bip, bip « Cultivé et intelligent, bon choix ma fille. »
Ainsi, Claire fut soulagée par le message de sa mère. J'étais
le premier garçon qui convenait à ses parents, semble-t-il.
Les jours passèrent et les fiançailles approchaient à grand pas.
Une question me hantait, parfois me tétanisait, que feraient
Claire et sa famille s'ils apprenaient la vérité sur ma maladie ?
Serais-je enterré vivant dans un cercueil au printemps, ou
bien est-ce qu'ils accepteraient ma pathologie ? Rien n'était
moins sûr, devais-je encore garder mon armure ou bien livrer
mes blessures ? Sûr que le mensonge ne me mènerait à rien.
J'avais si peur, j'avais si froid. Seul dans mon esprit, je n'arrivais pas à avouer à Claire ma tragédie. Voudrait-elle jouer le

dernier acte ?

J'avais conclu un pacte avec ma mère, je ne pourrais me fiancer qu'une fois la vérité dévoilée.

Claire a changé ma façon de penser. La fille au regard de vers a su apprivoiser ma maladie. Je lui avais annoncé ma pathologie avant les fiançailles, par un texte, les prémices de cette épître. J'ai dû oublier mon ego pour me mettre à nu, avouer l'impensable.

D'ailleurs je ne savais pas comment la belle réagirait face à la schizophrénie. J'avais toujours eu honte de ma bouffée délirante, Claire m'a permis d'accepter ma souffrance, de ne plus masquer mes errances...

Bien avant les fiançailles, je lui avais annoncé la terrible réalité, griffonnée sur un bout de papier, sa main s'était mise à trembler. Son cerveau fut bousculé. Ainsi l'homme qu'elle aimait tant n'était qu'un vulgaire schizophrène, un type jadis épris de haine.

Nous avions rendez-vous dans un bar à Rennes en face de la gare. À l'angle de la gare, les clochards arpentaient la rue en quête d'un peu de monnaie, les oiseaux voguaient par dizaines d'arbre en arbre. Parfois l'un des oiseaux volait les vivres des indigents. Ces derniers, furieux, couraient en vain dans l'espoir de récupérer leur maigre butin.

L'horloge transparente au cadran rouge haut perchée de la gare m'intimidait. Je me disais que peut-être, dans dix minutes, après que j'eus annoncé ma maladie, je serais le plus triste des hommes. Peut-être que la terre s'arrêterait de tourner sous mes pieds. Puis Claire arriva pas à pas, le glas du destin pouvait résonner au loin.

Deux solutions, soit la rédemption soit la chute fatale.

Comment faire pour confesser l'inavouable ? Comment faire pour avouer l'impensable sans décevoir ? Une fois Claire assise en face de moi, on commanda deux cafés serrés. L'odeur du café âpre et sec reflétait parfaitement l'ambiance. Claire savait que je devais lui annoncer quelque chose de grave. C'est ainsi que j'engageai la conversation.

« Claire il faut que je te parle... » lançai-je, le regard plein de doutes. « Oui mon amour, que veux-tu me dire d'important ? » « Je ne suis pas celui que tu crois, je suis différent. » « Je sais que tu n'es pas comme les autres c'est pour cela que je suis folle de toi. » « Écoute-moi Claire, je ne t'ai pas tout dit et ce n'est pas facile pour moi de te révéler la vérité. » « La vérité, tu m'inquiètes, il y a une autre fille, c'est cela la vérité ? »

« Non pas du tout, voilà comme je ne suis pas doué pour

parler je voudrais que tu lises quelque chose. Je t'ai déjà dit
que j'écris un livre, voici une partie sombre de ma vie que tu
ignores et je ne peux être fiancé avec toi si tu ne sais pas ce
que je suis réellement. »
Et puis je tendis à Claire le chapitre sur l'internement. Le
silence de l'instant se fit soudain pesant. Claire dévorait les
pages de mon ouvrage, en face d'elle se trouvaient mon âme,
les arcanes de mes larmes.
Au bout de ses yeux, Claire contempla mes tripes, chaque
virgule, chaque majuscule, c'était comme si elle sentait les
rouages de mon cerveau. Les spasmes cérébraux de mon aliénation au bout de chacun de mes mots.
Comment allait réagir ma dulcinée devant la tempête qui
avait annihilé ma personnalité ? Comment réagir lorsque
la personne qu'on aime n'a pas tout dit ! Comment réagir
quand l'homme que l'on aime n'est qu'un schizophrène ? À
l'heure où le monde prône la normalité, comment accepter
la singularité ?
Dans ma tête résonnait cette phrase : « Claire donne-moi une
chance, juste une petite chance. »
Au terme de sa lecture, elle comprit qui j'étais réellement,
un type qui doit se battre tous les jours pour ne pas sombrer
à nouveau. Dans ses yeux, je vis tant de compassion, tant
de passion. Au lieu de la faire fuir, mes révélations nous ont
unis. D'ailleurs, Claire m'avoua par la suite qu'elle croyait
que mon secret résidait dans une double vie. Ainsi elle fut
soulagée d'apprendre que mon cœur ne battait que pour elle.
L'épée de Damoclès placée au-dessus de ma tête venait subitement de disparaître. La voix douce et rassurante de Claire
me transportait ailleurs, quelque part loin de mes pleurs. La
terreur ne s'abattait plus sur ma prose. Seule subsistait cette
impression grandiose, celle d'un être en symbiose avec les
éléments, celle d'une prose de diamants.
Errant, je me voyais comme un clochard mendiant. Claire en
m'acceptant moi et ma maladie venait de réveiller un volcan.
L'éruption ainsi créée me permit d'aller enfin de l'avant, loin
de cette mélodie lancinante qui racontait l'histoire dérisoire
d'un homme sans espoir.
C'était un samedi soir, l'espoir émerge du noir, Claire est
venue me chercher dans le creux de ma destinée. Grâce à ma
muse, j'ai retrouvé la foi, l'inspiration aussi. Elle est mon plus
grand tableau, celui qui annihile mes maux. Claire est ma
meilleure thérapie, celle qui me rattache à la vie.
C'était un samedi soir, jour notoire de nos fiançailles, je pris
ma voiture pour aller vingt-deux rue de la Plaine, adresse de

mes beaux-parents.

Arrivé devant le lieu de ma destinée, la voiture cala comme sous l'impulsion de mon anxiété. Je sortais de la voiture d'un pas hésitant lorsque je vis mes parents qui m'attendaient dans leur voiture. Souriants, ma mère et mon père sortirent du cabriolet. Ils s'étaient mis sur leur trente et un.

Pourtant ils en avaient fait des réceptions avec les généraux de l'armée et là encore ils arrivèrent à me surprendre par leurs parures distinguées. Pas à pas, on monta les escaliers menant vers ma dulcinée.

Je sentais le sang coulant dans mes veines monter au cerveau. Je n'ai pas de mot pour décrire ce que j'ai ressenti, juste des images qui irradient dans mon esprit. J'imaginais en montant les marches la tenue de ma belle. Robe noire sexy ou tailleur sobre. Je n'avais pas vu ma muse la veille, ainsi je n'avais aucune idée de son accoutrement.

Avant de sonner, ma mère, mon père et moi nous nous scrutâmes une dernière fois histoire d'éviter les fausses notes. J'avais revêtu un costard marron scintillant du plus bel effet. Ma mère avait mis ses talons et sa robe rouge qui lui ajustait si bien le corps. Mon père, lui, me vola quelque peu la vedette avec son costard gris à rayures.

Soudain, je fus pris d'une étrange sensation : et si ma belle se rétractait ? J'essayai en vain de chasser cette idée de mon cerveau. Et si l'autre s'invitait aux fiançailles pour que je déraille ? Si la maladie réapparaissait subitement afin de détruire ce que j'avais mis des mois à bâtir…

Un petit crissement se fit entendre. La porte s'ouvrit, Corinne nous accueillit, accompagnée de toute la famille avec un grand sourire. Je retrouvai mes esprits, conscient que cet accueil dénotait un certain consensus familial.

Corinne nous débarrassa et chacun s'installa à sa place. La table était couverte de somptueuses orchidées. D'ailleurs tout l'appartement semblait orné de plantes qui rivalisaient de beauté. Roses rouges, jaunes, une mosaïque de couleurs nous envahissait doucement. Toutefois la plus belle orchidée demeurait ma tendre Claire. Sa robe noire sexy et raffinée épousait parfaitement son corps mince et élancé.

J'entendis au loin le refrain d'un morceau des Beatles Yellow submarine, voilà un titre qui mettrait tout le monde d'accord, petits et grands, aussi bien la grand-mère de Claire que sa petite sœur, Elisa. Treize ans et cette curiosité sur le monde si attachante. Étrangement, Élisa était beaucoup plus grande que la fille au regard clair. Sa chevelure venait caresser ses fines épaules. Capricieuse et sûre d'elle en même temps, Élisa me faisait sourire.

La grand-mère de Claire, du haut de son âge avancé, donnait l'impression d'avoir trouvé la fontaine de jouvence. En effet, elle marchait très bien et conversait avec brio. Son regard généreux et curieux, son énergie communicative, sa souplesse d'esprit résonnent encore dans ma tête.

J'entretiens avec cette personne une relation particulière, un profond respect. Mamie, comme elle aime qu'on l'appelle, avait perdu son mari, un entrepreneur fortuné, il y a bientôt dix ans. De ce drame elle semblait grandie, là où certaines auraient baissé les bras. Tenace, mamie avait élevé la voix. Parfois elle faisait un malaise, pudique elle ne parlait jamais de sa souffrance, elle faisait comme si de rien n'était. Combative et sociable, cette dame m'inspire tant de choses.

Son tailleur acajou, ses boutons ardoise, ses cheveux bouclés argent mi-longs, tout son être sentait la raison.

Une fois les présentations faites, la maîtresse de maison, Corinne, nous invita à table. J'étais assis à côté de Claire, et en face de ma mère. Au menu, des amuse-bouches, une assiette norvégienne, du saumon sauvage et son caviar de hareng. Que de sensations qui se battaient dans mon palais, que d'émotions au contact de ma belle. Ma mère distillait entre chaque plat de subtiles blagues, des anecdotes qui détendaient l'atmosphère. Comme la fois où elle avait lancé ses clés par la fenêtre de la voiture avant que celle-ci ne se referme. Mon père, furieux, avait dû appeler le garagiste pour ouvrir la voiture.

Radieuse et resplendissante, ma maman semblait heureuse, cela faisait si longtemps que je n'avais plus vu cet empressement dans son regard, cette étincelle qui nous raccroche tous à la vie.

Souvenirs, souvenirs, quand vous caressez mon esprit, je ne peux m'empêcher de songer que ces fiançailles symbolisent l'apogée de ma jeune vie.

À la fin du repas, nous nous sommes assis dans le salon, invités par la maîtresse de maison. C'est alors que la parade amoureuse put débuter. Le moment fatidique, celui où je devais passer la bague à ma promise.

Ébloui par les lumières des appareils photos, je n'arrivais pas à voir la fille au regard clair. Puis le ballet des flashs cessa et enfin je pus m'approcher de ma tendre Claire. Elle était assise en face de moi, un verre à la main, lorsque je me suis agenouillé pour lui passer la bague. Ma main se mit à trembler, et c'est avec peine que j'arrivai finalement à lui passer l'anneau. Puis j'embrassai Claire tendrement, certain que ma vie dorénavant se ferait dans ses bras.

C'était un samedi soir, la nuit fit place dans mon esprit à une irrésistible mélodie, celle de la vie. Le soleil éblouissait mon encéphale, mon âme toute entière remplie de son charme.

C'était un samedi soir, en écrivant ces quelques lignes je prends le train de mes souvenirs, subtil élixir.

Quelle joie de passer la bague à ma promise, quel ravissement d'éprouver cet étrange sentiment, celui qui vous lie à une personne pour la vie. Une fois la soirée terminée, chacun rentra de son côté, mes parents nous prédirent plein de bonheur, puis ils repartirent dans leur cabriolet. Claire et votre serviteur sommes rentrés dans notre appartement main dans la main.

Le lendemain matin, la pluie caressait mon visage lors du trajet menant à mon travail, qu'importe, j'étais sur mon nuage, toute la journée je fus envahi d'une plénitude nouvelle. Comme si le soleil irradiait mon esprit d'une nouvelle harmonie.

La rosée tombe sur mon écriture, j'ai fini de jouer les durs. La pluie exacerbe mes sens, j'invoque une seconde chance. Trop de choses se bousculent dans mon esprit. Claire m'a ramené vers la vie, cependant je ne suis qu'un type boitant sur le chemin de son destin. Si mes fiançailles m'ont permis de recouvrir le sourire, je ne suis encore qu'un sbire aux prises avec le démon : l'autre. Je dois me battre chaque jour pour ne pas chavirer vers l'obscure clarté de mon entité...

Chapitre 23 : Introspection : résurrection ou autodestruction ?

Le sablier du temps accélère le mouvement, mon horloge interne balbutie brusquement, consciente que les heures me sont peut-être comptées. Dorénavant, chaque seconde, chaque parcelle d'atome me mènera vers l'obscurité.

Le soleil de mes pensées se lève sur la voix lactée. À l'heure où réapparaissent mes vieux démons, je fais appel à la constellation de mon cerveau. Il s'agit d'établir une introspection. Celle-ci me permettra de retrouver l'harmonie ou bien de sombrer dans la nuit...

Ce matin, je me réveille, un jour comme les autres se dessine,
maux de tête et jambes fatiguées, voilà mon lot quotidien,
je n'ai que vingt-huit ans mais parfois mon métabolisme
semble en avoir quarante !
Le café est trop chaud, la douche est trop froide, voilà une
journée qui commence mal.
Encore une fois je vais entendre sa voix. « Bon réveil mon
amour, je t'aime. »
Comme tous les matins, je mets de la musique pour m'ani-
mer, je choisis le dernier CD de Coldplay Viva la vida,
lorsque soudain des frissons envahissent mon corps, réagis-
sant à cette mélodie imparable, à ces accords qui réveille-
raient un macchabée.
Soudain l'inspiration revient peu à peu, l'envie d'écrire me
reprend, moi qui avais délaissé mon livre ces derniers temps.
Étrange sentiment tel un volcan, je crache des mots, je méta-
morphose ma prose, je retrouve l'osmose avec moi-même,
j'ose à nouveau écrire. L'écriture c'est regarder au plus profond de soi, là d'où l'on ne revient pas sans perte et fracas.
C'est regarder son âme dans un spéculum, se plonger dans le
noir astral, devenir une toile.
Dans le creux de la matinée, je sens son souffle qui parcourt
mon corps. « Tu te lèves déjà Florent ? Oh non reste avec moi,
tu iras écrire un autre jour. »
« Comprends-moi Claire, j'ai besoin d'écrire ce matin. »
Allez reste s'il te plaît, reste avec ta chérie. »
Le silence de ma réponse se fait attendre, dois-je rester ou
assouvir ma pulsion littéraire du moment ?
Finalement et comme d'habitude, l'écriture l'emporte et
je décide d'aller déverser sur mon carnet des versets nouveaux.
Et Sabrina, mon ex, qui m'envoie texto sur texto.
Incompréhension pour la fille aux yeux clairs, d'un mot,
avant que je n'ouvre la porte pour partir elle me glisse : « Ne
m'oublie pas. »
Cette phrase amplifie ma mélancolie. Claire a bien senti le
vent tourner et il est vrai que depuis quelque temps je me
pose des questions.
Si je baisse le voile, c'est pour encourager tous ceux qui sont
au fond du trou, rien n'est impossible, même si tout est si
fragile, rien n'est impossible même si tout est volatile...
Sur le chemin menant à la bibliothèque, je croise d'anciens
amis, Frédérique et Alexandre respectivement avocat et notaire.

« Salut Florent ça va ? Ça fait plaisir de te revoir, tu deviens
quoi ? Et au fait pourquoi tu as arrêté la faculté de droit ?"
Honteux, je n'ose pas parler de ma maladie. « Vous savez, ça
ne me plaisait plus... » Le regard de mes anciens collègues de
faculté trahit une gêne, comme s'ils sentaient que je ne disais
pas la vérité.
« Bon les amis je dois partir, à bientôt ! » lançai-je sobrement.
Les revoir c'est si dur pour moi, ça me rappelle à quel point
j'ai regretté la Faculté. Arrivé à la médiathèque, je prends
un petit café à la machine, les feuilles de l'automne éveillent
mon attention, le ciel bas et pesant crée une certaine tension
mentale.
Dans ma tendre bibliothèque bondée de livres, code civil,
code pénal, dictionnaire, articles et jurisprudence se battent
sur les étagères pour capter votre regard.
L'inspiration retrouvée, il ne me reste plus qu'à me laisser
guider par ma plume, elle vogue sur les pages, se noie dans
mon âme, ausculte mes larmes, elle me bouscule, elle m'épie,
sans cesse me détruit !
Ces derniers temps elle me fuyait, je la cherchais tel un stylo
cherchant désespérément une feuille pour noircir son âme. Je
voulais écrire mais l'envie n'était pas assez forte, j'avais cette
sensation d'avoir déjà beaucoup donné sur le papier...
À l'aube d'un jour nouveau, mon esprit doit faire un choix
cornélien : accepter mon destin d'écrivain ou fuir en vain.
Pas facile d'écrire une autobiographie, difficile de mettre des
phrases en phase avec son âme.
Par l'écriture, je me suis rendu compte que finalement, si
j'étais très différent des autres par le passé, ma maladie
m'avait brutalement changé ! Peut-être suis-je trop exigeant
avec moi-même, peut-être suis-je juste un poète obsolète,
peut-être suis-je un homme transparent.
Le rythme de ma plume devient soudain lent et menaçant.
Accepter ses défauts, c'est avancer, avoir la possibilité de progresser.
Résurrection ou l'érection de mes mots au contact de sa peau,
résurrection ou l'ultime ascension...
À l'aube d'un jour nouveau, j'ai trompé mon cerveau pendant des mois. Je me suis fiancé, moi le séducteur surdoué.
J'ai voulu croire en une autre fin, mais je ne suis qu'un enjôleur, pardonne-moi Claire, je sens aujourd'hui que je ne
pourrai jamais être l'homme de ta vie, longtemps je me suis
retenu pour ne pas te tromper, oppressé par mes instincts qui
font que je ne peux résister à une belle femme, je suis assailli
d'idées malsaines.

Un texto soudain fait hurler mon téléphone : « Coucou
namour je t'aime tant. Rentre vite, ta fiancée. »
Pourtant j'ai essayé d'aller à l'encontre de ma nature, tant de
fois j'ai pensé à toi, tant de fois j'ai refusé de m'approcher
d'une autre fille !
Je serai pendu demain matin, j'ai accepté mon destin, celui
d'un chien, je ne suis rien, juste un mec anodin.
Dans mon fort intérieur, une guerre fait rage, celle d'un type
fiancé à la plus belle des femmes mais qui, de par sa nature,
ne peut être l'homme d'une seule âme.
Je ne suis qu'un vulgaire assassin puisque je vais détruire la
vie de l'être le plus cher à mes yeux.
Comment lui dire que, hier soir, j'ai eu envie de la tromper,
comment lui dire que notre destinée est d'accepter, que nos
chemins doivent se séparer !
Comment lui dire alors que je l'aime plus que tout au monde,
comment lui dire que je suis un homme malade, gouverné
par des pulsions sexuelles, cette idée d'aller voir ailleurs je ne
l'explique pas, tant elle m'apporte gaieté et joie.
Une simple mélodie résonne dans mon esprit, celui de la nostalgie, celui de notre rencontre, à l'époque je pensais pouvoir
devenir un autre...
Comment lui dire alors que dans son regard je ne vois
qu'amour et passion, peur de briser sa vie, moi qui suis son
sauveur, moi qui l'ai sortie de la haine et de la torpeur.
Pris de remords, je réponds au message de la fille aux yeux
clairs comme un vers : « J'arrive, mais j'écris un chapitre de
mon livre. À tout à l'heure, ton homme. »
Le problème n'est pas d'avoir songé à la tromper, mon
dilemme est autre, il est ancré dans chacun de mes gènes, je
ne suis qu'un ensorceleur, j'ai ce besoin oppressant de faire
des rencontres.
Parfois j'ai honte, si je ne suis plus malade au sens patholo-
gique du terme, je me sens divisé en deux êtres, l'un voudrait
être fidèle et sincère, l'autre se noie dans la nuit, comme si je
fuyais la vie qui m'attend, comme déjà conscient que je ne
pouvais me résoudre à m'absoudre.
Le crime que j'ai commis est sans appel, je lui ai fait croire en
un monde meilleur, j'ai donné mon cœur sachant que c'était
une erreur !
Je suis si triste aujourd'hui, je ne sais pas comment lui dire
que tout est fini, je suis un lâche, un traître, un homme qui
ne peut plus se regarder sans pleurer, un homme qui broie
du noir...
Pourtant je sais pertinemment que je vais la regretter, je sais

qu'elle pourrait me pardonner mes viles pensées, mais telle est ma destinée, celle d'un homme torturé…

Je devais prendre une décision. Devais-je lui avouer mes pensées malsaines et tout gâcher, elle qui m'idéalisait tant, ou devais-je faire semblant ?

Ne rien lui dire serait manquer d'honnêteté ! Cependant elle m'a déjà trompé et ne m'a rien dit, c'est sa copine Mina qui m'a appris la nouvelle ! Peut-être voulais-je juste me venger mentalement ?

Je ne crois pas, le problème était plus grave que cela, depuis longtemps, l'envie de la tromper me torturait…

Depuis longtemps je me sens différent, depuis longtemps j'ai ce sentiment oppressant de ne pouvoir aller à l'encontre du vent qui me pousse vers les gens.

Suis-je condamné à vivre des histoires multiples, moi qui voulais croiser l'être unique ! Claire a pourtant tout pour me satisfaire alors pourquoi trahir mes vers ?

J'erre dans ce monde sans nom, je suis face à mes contradictions, face à mes démons !

Et Sabrina qui m'envoie texto sur texto : « Que fais-tu demain matin, ça te dirait de prendre un verre avec moi ? »

Ma résurrection ne peut se faire que par l'autodestruction de mon entité spirituelle.

Un jour je serai un autre, un jour peut-être je deviendrai un type bien, en attendant je caresse l'idée de me régénérer, de m'oublier l'espace d'un instant, un moment perdu dans le temps…

L'arrogance de mon être c'est de penser que tout m'est possible même si je suis si fragile, tout m'est possible même si je suis si versatile !

L'agilité c'est être capable de se sublimer, pour vous lecteur, j'irai jusqu'à oublier la pauvreté de ma richesse spirituelle, je parerai mes vers de dorures nouvelles.

L'obscure clarté c'est être conscient de son inconscience, c'est l'ultime errance, c'est un voyage dont on ne revient pas, c'est avoir foi en soi.

Je ne suis pas celui que vous croyez, finalement si j'écris ce livre c'est pour mieux me connaître, faire transparaître une touche d'espoir pour les personnes qui sont perdues. Au terme de ce livre, vous saisirez peut-être la joie de mon allégresse, vous vous rendrez compte de ma détresse. Mais dans mes pleurs réside le plus grand des bonheurs, celui de vous faire partager mon cœur…

Aujourd'hui je me sens soulagé comme si le fait de partager ma névrose la rendait anodine, comme si je n'étais plus une victime.

Je ne suis fait que de vers, je suis le fruit de la terre, le fruit
de mon père, cependant je refuse d'être une marionnette aux
mains de mon cerveau.

Je refuse d'être sous le joug de ce démon !

Parfois je me prends à rêver, parfois je me surprends, souvent je m'extrais de ma condition de psychotique, j'élève
mon niveau, toutefois je retombe toujours sur le même mot :
déception.

Bip-bip, bip-bip.

Sabrina elle, n'abdique pas, le téléphone sonne, encore et
encore. Toutefois je ne cède pas, je ne réponds pas.

De tout là-haut, Dieu nous regarde et mes problèmes doivent lui paraître insignifiants, finalement ce livre est le fruit
d'un égoïsme sous-jacent.

Bip bip, bip, bip.

Mon portable résonne à nouveau, ce n'est pas Sabrina :
« Viens mon chéri, laisse ton livre, et viens te reposer avec
moi, ta fiancée. »

»Qui suis-je pour me plaindre, j'ai mes deux bras et mes deux
jambes ! Je vois tous les jours dans mon métier des gens qui
souffrent vraiment, des personnes qui ne peuvent même plus
s'exprimer, au moins moi j'ai la chance de pouvoir poser sur
du papier mes sensations, mes déceptions, je peux mettre des
mots sur ma douleur lorsque certains n'ont plus que leurs
pleurs…

Bip bip

« Que fais-tu mon amour, allez viens faire un câlin. »

Je ne suis qu'un leurre, un mirage, un nuage de contradictions, un tableau érigeant des émotions, un type qui aime
jouer avec les mots, juste un dernier sursaut avant la dépression, juste une dernière satire avant de mourir…

Plusieurs fois, j'ai tenté de mettre fin à mes jours, mais la vie
doit tenir à moi puisque je me loupe à chaque fois !

Bip Bip. « Oh non pourquoi tu ne viens pas ? » « J'arrive,
Claire ». Tes messages ont eu raison de ma dévorante passion
pour les lettres.

Sur le chemin du retour, j'aperçois l'église où je m'étais réfugié
lors de mon agression. Soudain une idée me traverse l'esprit :
« Et si j'allais me confesser ! ». Si j'allais remettre les clefs
de ma destinée au prêtre qui jadis m'a sauvé. C'est décidé,
j'arpente donc la venelle en direction de la Cathédrale.
L'architecture imposante du monument religieux donne un
côté solennel à l'endroit. Avant même de me glisser dans
l'église, un son imposant de prestance perfore mes oreilles.

L'orgue irrigue l'église tout entière d'une atmosphère lunaire. Les vitraux de l'ange et du démon sont toujours là. La beauté majestueuse des notes de l'orgue dénote un endroit pas comme les autres. La musique à la fois fragile et violente, les tableaux d'une âpreté douce, nous guident vers un univers énigmatique. Ici tout est question de symbolique. Chaque peinture, chaque gravure est faite pour créer une réflexion. Ici l'art est au service de la cause mystique. Au plafond, Dieu et ses apôtres nous surveillent du coin de l'œil. Sur les côtés de l'église, une guerre fait rage, le bien contre le mal. Les fresques religieuses imposent le respect en ce sens que chaque personne ici-bas a péché. Elle représente les dix commandements. Cependant il n'est pas question de nous juger. L'idéologie dépeinte par les œuvres de la Cathédrale est de nous guider sur le chemin tortueux de la vie. L'obscure clarté de l'église pénètre ma chair, je fais soudainement corps avec le sanctuaire. Le prêtre qui m'avait sauvé fit son entrée en matière.
« Bonjour Florent, je savais que tu reviendrais un jour ! Que puis-je faire pour toi ?
« Je voudrais me confesser mon père. » « Viens suis-moi. » L'ange, à qui je devais beaucoup, accepta de m'écouter. Je lui parlai de mes idées volatiles, de mon besoin oppressant de rencontrer d'autres filles. Dans son regard, je sentis tant de tendresse, une certaine empathie cristallisée par cet air sérieux mais aussi détaché.
L'ange me parla de lui, de son choix de ne pas écouter ses pulsions sexuelles. Il me tendit la main et me fixa du regard pour me signifier une chose importante.
« Il existe une frontière entre le corps et l'esprit, certains sont guidés par leurs corps, d'autres sont capables d'assujettir leur corps à leur esprit. Il faut qu'en toutes circonstances tu gardes la maîtrise de tes sensations. Tu dois dépasser cette barrière qui t'empêche d'être libre. »
Cette phrase m'est restée. À tel point que je l'ai notée sur un bout de papier. À la fin de notre entrevue, le curé me serra la main. Il m'ouvrit la porte en bois doré menant à la sortie du sanctuaire.
Puis je repris le chemin de mon appartement pour retrouver ma tendre, le cœur plein de bonnes intentions. Lors de mon trajet, les notes de l'orgue se mirent à tournoyer dans mon esprit. J'essayai de digérer le précepte que le prêtre voulait m'inculquer.
Arrivé à notre appartement, je serrai dans mes bras ma fiancée, conscient que finalement elle était bien la plus belle chose qui me soit arrivé. Sa beauté fragile annihila mes doutes, je

me sentis comme un petit prince en sa présence. Pourquoi
devrais-je aller voir ailleurs ?
Pardonne-moi Claire si j'ai heurté ta sensibilité dans ce chapitre mais j'avais besoin d'exorciser certaines pensées.
À l'heure où je termine ce chapitre, je mesure le chemin
traversé grâce à Claire. Une peur envahit mon métabolisme.
Que serais-je sans Claire ?
Elle est l'univers de chacun de mes vers. Et si Claire me quittait ? Est-ce que je sombrerais à nouveau dans la maladie ?
Suite à une rupture passée, je suis tombé gravement
malade. Mon âme se balade entre mes larmes. Son charme
est gravé dans les arcanes de mon drame. Ma flamme s'est
éteinte depuis qu'elle est partie vers d'autres rivages. Seule
Claire, depuis, a réussi à souffler sur les braises de mon
corps inanimé.
L'obscure clarté submerge peu à peu mes neurones. Un
éclair se produit entre les axiomes, réminiscence d'une
histoire passée, souvenir d'une romance inoubliable. Ma
plume se promène de montagne en montagne, elle grimpe
les formes de ses collines puis elle redescend les courbes
futiles symbolisant mes histoires sentimentales.
Lorsque, tout à coup, mon crayon bute sur une blessure
enfouie au plus profond de moi. Cependant je n'ai pas
tout dit ! Si ma maladie est due à un choc émotionnel,
vous ignorez tout, lecteur, de ce mal qui m'a foudroyé.
À l'automne de mes pensées, j'ai décidé de quitter la
Faculté de droit, de quitter ma promise de l'époque.
Bien avant de sortir avec Sabrina, j'ai vécu deux ans avec
sa meilleure amie, une certaine Vanessa. Rongé par la
maladie, j'ai omis de lui parler d'une blessure sans nom.
Quand j'entends cette chanson, je pense à elle, quand
arrive le printemps, je la vois près de moi et lorsqu'est venu
l'hiver, je l'ai vue s'éloigner de ma destinée.
Lorsque nous nous sommes quittés, j'ai sombré dans la
pénombre ! Puis j'ai sculpté sur un bout de papier le plus
grand de mes poèmes…

Chapitre 24 : Derrière le plus grand des poèmes...

**Le satellite de la constellation circule dans la matière
noire, par ici une étoile illumine son panneau solaire.
Ainsi l'énergie récupérée lui permet de pénétrer dans l'atmosphère de la terre. Il nage de nuage en nuage. La pluie
caresse son visage fait de microprocesseurs, l'un d'eux
décide de jeter son dévolu sur Saint Erblon, village pourtant inconnu de la constellation.**

Le satellite plonge sa vue au-dessus d'une maison énigmatique. Direction la chambre de l'homme aux pantalons de velours, votre humble serviteur. Par ici le bordel
s'installe, livre sur l'univers et poster de Michael Jordan se
battent pour kidnapper votre attention, par là une étagère
manque de s'écrouler sous le poids des feuilles.
Toutefois ce qui intéresse l'œil avisé du satellite, c'est ce
coffre en bois doré qui se fond dans le corps du bureau.
Une fois ouvert, le coffre-fort délivre son secret, parmi une
nuée de textes se dégage un psaume au titre évocateur :
Derrière le plus grand des poèmes...
Derrière le plus grand poème se cache une grande gêne.
Derrière le plus grand des poèmes se cache un terrible silence,
celui de son absence.
Avez-vous déjà aimé jusqu'à en crever ? Avez-vous volontairement caché votre passé ? Avez-vous omis de dévoiler une
maladie ? Vous êtes-vous muré dans le silence pour garder
l'être cher ?
Sachez que j'ai fait tout cela, il n'y a pas un jour sans que je ne
regrette de m'être prostré dans cette attitude de lâche.
Par une triste journée du mois de mai, j'ai décidé de faire une
pause avec la blonde aux yeux aussi profonds que l'océan. À
cette époque, j'étais à la fac de droit, cette fille était ma vie,
ma plus belle symphonie.
L'autre s'est invité dans mon esprit, la bouffée délirante était
si forte que j'ai eu peur de faire du mal à la plus belle fille de
la faculté de droit. C'est pourquoi j'ai voulu faire une pause,
sans rien expliciter, simplement quelques mots griffonnés sur
du papier, mon destin scellé dans le silence de la pierre.
Une simple mélancolie m'anime depuis chaque jour, elle que

j'ai tant aimée, j'aurais tant voulu lui avouer la vérité, celle
d'une destinée entachée par la folie, celle d'un être qui doit se
battre tous les jours pour ne pas sombrer, celle d'un type qui
tremble en écrivant ces quelques lignes...
Vanessa, si je t'écris un chapitre aujourd'hui, c'est pour être
en paix avec moi-même, si je sais que la revoir est impossible,
j'espère simplement qu'elle lira ces quelques lignes !
Polnareff, le chanteur, m'habite à ce moment précis, j'écoute
cette chanson qui lui va si bien, celle d'une fille pas comme
les autres, celle d'une fille différente. Lorsque je plongeais
dans son regard, je me perdais, toute cette complexité, ces
sourcils si fins, cet air sûr et arrogant et surtout ce regard fin
et tenace. Quelle audace !
Vanessa marchait tel un soldat partant en croisade, ses pas
vifs et élancés, cette souplesse de métronome me fit forte
impression. Livre à la main, son cerveau ressemblait à un dictionnaire, une encyclopédie vivante. Bleu océan, son regard
peignait une certaine détresse, de celle qui n'a jamais connu
l'amour, parfois je l'observais du haut de ma grande tour.
Un être à part, une femme unique qui, chaque jour, changeait de tunique. Tantôt excentrique, le lundi avec cette robe
rouge et ces lunettes de soleil citron, tantôt garçon manqué...
Tout a commencé dans l'amphithéâtre de la fac de droit,
cours de droit civil, mille cinq cents personnes réunies dans
la même salle.
Atmosphère électrique, la veille un chargé de TD s'était suicidé. J'étais assis à côté de mon pote Alexandre lorsque soudain impossible d'écouter mon ami, je n'en croyais pas mon
cœur, je venais de tomber amoureux. À la simple vue de cette
fille, je fus transporté comme jamais auparavant, étrange
sentiment que nos chemins devaient se croiser, qu'il allait se
passer quelque chose...
Mon ami, agacé par mon attitude lointaine, me demanda ce qui
se passait. Voyant mon visage perdu, je me souviens lui avoir
répondu : « Regarde la blonde au cinquième rang, dans deux
semaines je serai son ami et dans un mois je sortirai avec elle. »
Alexandre avait rigolé mais la prophétie s'est réalisée...
Tant de mystère transpirait de son être, bizarrement j'ai tout
de suite perçu une profonde tendresse qui se dégageait de son
regard. Grande et élancée, elle est la plus belle sirène qui ait
croisé mon chemin. Un de ses yeux avait un problème, il ne
regardait pas dans la même direction que l'autre lorsqu'elle
était fatiguée !
Elle disait en rigolant : « Mes yeux sont fous. ». Cela faisait
son charme. Désarmé, je ne me suis jamais senti aussi petit

auprès d'une femme.
Brillante, intelligente, spirituelle, son aura immense
 m'impressionnait, je me souviens que lorsque j'étais heureux
d'avoir un douze sur vingt en droit constitutionnel, elle avait
simplement un dix-neuf comme à son habitude !
L'excellence était sa devise, à tel point que je ne comprenais
pas ce qu'elle faisait avec moi, le récidiviste du redoublement !
Par un beau jour d'automne, nous nous sommes rapprochés,
par un jour d'automne, elle m'a transpercé...
J'étais à la bibliothèque en train de réviser mes cours, d'étudier la loi Evin sur le tabagisme, mes paupières alourdies par
les heures passées à travailler furent ranimées par l'apparition
d'une fée.
Veste or, chevelure dorée, regard de braise, la belle avait
de quoi intriguer. Pas besoin de talons pour se donner de
 l'importance. Si l'apparence était un art, Vanessa en serait le
phare. Rebelle aux yeux revolver, elle possédait cette assurance
majestueuse, de celle qui vous cloue au sol. Son visage pro-
portionné et un rien moqueur m'a laissé un souvenir indélébile. Au moment où j'emprunte les chemins tortueux de ma
plume, je me remémore ce sourire magnanime, nos moments
futiles, son grain de beauté au creux de ses lèvres humides.
Vanessa venait d'entrer dans la bibliothèque, elle ne me
connaissait pas, c'est pourquoi spontanément je suis allé vers
elle pour lui demander si elle voudrait bien faire une pause.
D'un ton sûr et sans réfléchir elle me répondit : « Oui si tu veux
mais pas trop longtemps, je dois travailler pour la mention. »
Nous sommes sortis de la tanière aux livres pour aller prendre
un café, ce qui ne devait être qu'une simple pause de cinq
minutes dura finalement une bonne heure !
On avait tant de choses à se dire...
Dans son regard, je percevais une profonde mélancolie, je ne
connaissais rien d'elle, je ne savais rien de son passé, pourtant
je me sentais si proche d'elle.
L'étincelle provoquée par son regard n'a pas d'égale, encore
aujourd'hui je n'ai rencontré personne d'aussi surprenant,
d'aussi brillant.
Sur la montagne de l'inspiration, elle m'a entraîné dans
 l'ascension du désespoir puis m'a insufflé une brise d'espoir.
Arrogante et fière, j'adorais son attitude, ce sentiment d'être
différente lui collait à la peau, pas besoin de prononcer le
moindre mot pour attiser mon attention. Il est des personnes
qui vous laissent un souvenir indélébile, il est de ces êtres qui
vous inspirent jusqu'au plus profond de votre chair...
Des regrets j'en ai beaucoup, mais je dois bien avouer que

cette histoire d'amour avec Vanessa est ma plus grande blessure, depuis je me suis forgé une armure…
Le soleil transpire de chacun de mes vers, j'aimerais tant qu'elle
soit toujours près de moi. Je ne demande rien, je n'exige rien,
pas même la revoir, simplement je caresse l'espoir qu'un jour
Vanessa posera son regard sur ces quelques mots murmurés
dans le creux de la nuit…
Un jour peut-être, elle comprendra la tristesse de ma voix,
un jour peut-être elle me pardonnera de lui avoir caché mon
302 303désarroi face à la schizophrénie, un jour peut-être je serai Roi.
En attendant ce jour, je reste là, à attendre un signe de Vanessa !
L'obscure clarté de mes pensées déchirée par tant d'aisance,
sa présence suffisait à me rendre atone, symptôme d'un type
aphone.
Jamais je n'aurais pensé que Vanessa pouvait exister. Étrange
rebelle. Si elle est sûrement mon plus beau poème, elle est
aussi ma plus grande gêne !
Dans mes veines coule le nouvel Éden. Vanessa a su juguler
mon désespoir, me prouver que vouloir c'est pouvoir. À ses
côtés, je me sentais plus fort, comme si son intellect me submergeait, comme si son aura faisait corps avec moi.
À l'heure où j'écris, je ne trouve pas les mots pour décrire
l'immensité de son âme, j'ai tenté de sonder son être, de
mieux la connaître, mais même pour moi elle a toujours
voulu garder ce côté ombrageux.
Parfois nous passions la soirée à discuter autour d'un café
dans son petit loft. Cinquante mètres carrés, bien agencé, un
lit deux places avec une couette zébrée. Pas un pli, pas une
poussière, Vanessa était du genre méthodique. Des posters de
Zola et de Racine, une cafetière toujours pleine, un bureau
en bois massif en forme de spirale, une lampe de chevet abî-
mée, voilà pour le décor.
Sache Vanessa que j'ai été heureux dans tes bras, parfois je
crois encore sentir ton souffle posé sur moi comme si tu
n'étais jamais loin de moi, tel est mon chemin de croix.
Je me souviendrai toujours de cette lettre que j'ai reçue le
jour de l'an 2005, je dormais paisiblement lorsque ma mère
me somma de me lever pour lire ces quelques lignes griffon-
nées sur un bout de papier blanc.
Vite je fis un café pour me réveiller, de l'eau et du pain sur la
table, je n'ai jamais terminé ce petit déjeuner. À la lecture de
son billet, j'ai compris que ma muse voulait rompre, stupéfaction, j'ai vu l'édifice de mon univers voler à terre, j'ai vu
chacun de mes vers gravir l'atmosphère.
À cet instant, j'ai fermé les yeux, cru à un cauchemar noir. Ce

n'était pas possible, tout allait si bien, Vanessa m'avait clamé
son amour avant de repartir chez ses parents.
Et puis le silence de l'instant vous foudroie, je n'arrivais pas
à y croire, plusieurs fois j'ai relu la lettre, j'avais dû mal comprendre, ma princesse ne pouvait pas me faire ça, pas après
tout ce que nous avions vécu...
À l'envers, à l'endroit, je relisais la lettre encore et encore,
cependant rien n'y faisait, tout était pourtant clair, Vanessa
voulait rompre. « Pardonne-moi mais entre nous c'est fini, il
est préférable d'arrêter avant que notre amour décline. »
Passé torturé, raisonnement alambiqué, cette attitude finalement dévoilait bien que Vanessa était une femme complexe...
Après les vacances, fatalement nous allions nous retrouver
en cours ensemble. J'avoue que, la veille de nos retrouvailles,
je n'ai pas pu trouver le sommeil. Je ne savais quelle attitude
adopter, devais-je la snober, elle la fille de toutes mes pensées,
devais-je lui parler ou bien devais-je la laisser venir à moi ?
Pendant les deux semaines de vacances, avant nos retrouvailles, je n'étais plus le même, je la voyais partout, là au
loin avec une copine, là-bas dans les bras d'un bellâtre. À tel
point que je suis allé jusqu'à interpeller une blonde qui de
dos lui ressemblait, j'ai crié « Vanessa ! ». La fille, surprise, s'est
retournée en me disant que je me trompais.
C'est précisément pendant cette période que j'ai compris
mon attachement, mon amour, mon désespoir à l'idée de ne
plus la revoir.
J'avais si froid, comme si les griffes de l'hiver s'étaient empa-
rées de mon cœur, comme si les battements de mon palpitant
n'étaient plus que mécaniques. Puis le jour de la rentrée tant
espérée arriva.
Neuf heures trente amphithéâtre B, mille cinq cents personnes habillées de la même façon, mille cinq cents personnes faites dans le même moule. La faculté de droit est la
plus grande secte que je connaisse. Ici on apprend l'indivi-
dualisme poussé à l'extrême, l'élitisme n'est pas un constat
mais un état d'esprit. Ici chaque être a perdu son âme.
Pourtant une personne se démarquait...
Une note de piano volait par-dessus les gens, elle descendit
soudain, puis se tapit dans l'ombre brusquement.
Rapidement, l'aura de cette femme submergea l'amphithéâtre.
Les notes de musique devenaient de plus en plus mélodiques
au fur et à mesure que Vanessa s'approchait de moi. Son charisme m'envahissait peu à peu, déjà je me sentais mieux.
Que voulait-elle me dire, elle qui me dévisageait avec un

regard obstiné ?

Par-dessus la nuée ardente de mon esprit résonne encore la voix de sa mélodie.

« Tu me manques Florent ! »

Ces quelques mots glissés avec ce timbre flottant, avant que le cours de droit civil ne débute, resteront à jamais gravés dans ma mémoire. Ils avaient scellé un nouveau départ. Alors que je me fanais sans elle, alors que mon existence n'avait plus de sens, elle est revenue vers moi.

Par une nuit brumeuse, nous nous sommes à nouveau apprivoisés. Sur ses lèvres fruitées, j'ai déposé un tendre baiser, celui de l'amour retrouvé.

Pourtant un mal envahissant nuisait à notre amour. Chaque jour qui passait me rapprochait de la sentence, Vanessa était faite pour les hautes sphères lorsque moi je n'arrivais toujours pas à passer la première.

J'ai toujours su qu'un jour elle se rendrait compte de mon ignorance intellectuelle, de ma pauvreté spirituelle, son but étant de grimper dans les hautes sphères et moi je pensais que je serais un poids pour arriver à ses fins. Triste constat de celui qui se doit d'accepter son inutilité !

Une simple mélodie me rappelle que je suis en sursis, peut-être qu'à l'heure où Vanessa lira ces quelques lignes, que l'autre aura repris le contrôle de ma vie, peut-être que je serai anéanti par la maladie. Mais tant que j'aurai un brin de vie, je tenterai de dessiner l'histoire de cette rencontre pas comme les autres. Ma plume s'envole au souvenir du contact de sa peau, je me remémore nos coups de gueule, nos tendres baisers au coin de la cheminée, nos escapades en boîte de nuit, souvenir d'une douce folie !

Je ne suis pas fait pour le bonheur, il me fuit, je le suis, je l'épie...

Vanessa, sache que j'ai tant appris de toi, comme ce jour où pour la première fois je t'ai embrassé, d'un ton solennel ton cœur a hurlé un « je t'aime ! » assassin. Ces quelques mots glissés dans cette impasse au fond d'une ruelle resteront gravés à jamais dans mon souvenir.

Je m'en souviens comme si c'était hier, la veille du baiser, j'avais envoyé un texto en guise de préliminaire à la belle aux yeux océan. Je l'invitais ainsi à prendre un verre après le cours de droit des affaires.

Ce message fut envoyé à vingt heures trente pile, j'attendais en vain une réponse le soir même, il n'en fut rien. Je pestais contre ce portable qui ne vibrait pas. Le temps avançait, mon esprit vacillait sous les coups de l'horloge. Ce tic

tac répétitif m'obsédait et Vanessa qui me snobait. Pas de
réponse, et ce tapis de roses noires que j'observais du haut
de ma chambre. Elle symbolisait la déchéance, la malchance,
dans ma chambre le phénix me dévisageait avec son regard de
braise. Michael Jordan, lui, se moquait de mes petits soucis.
Afin d'exorciser cette idée mortuaire selon laquelle Vanessa
ne voulait pas de mes bras, je pris un livre de Rousseau : Les
Confessions.
Peut-être que si je m'intéressais à son auteur favori, la plante
se laisserait convaincre…
Cela me tira du danger qui me guettait, mon esprit vogua au
fil des lettres de Jean Jacques, son phrasé, son arrogance, son
impertinence me transportèrent vers un autre monde. C'est
pourquoi l'espace de quelques instants, j'oubliai l'abandon
de Vanessa.
La pleine lune fit son apparition à travers ma fenêtre, mes
paupières alourdies par la lecture, je pris la direction des
rêves. Un hibou perché dans le sapin en face de ma chambre
m'observa l'air inquiet pendant mon sommeil…
Sur sa branche épaisse et robuste qui donnait vue sur ma
chambre, le rapace contempla mon âme.
Le soleil chassa la lune vers cinq heures du matin, la lumière
pénétra ma demeure et vint se poser délicatement sur mon
iris. Le soleil avait choisi d'éclairer mon corps, le reste de la
chambre oscillait entre ombre et pénombre. À mon réveil
mon opuscule Les Confessions tomba de mon lit, sur le parquet, un bruit lourd et creux se dispersa dans la maison.
Le hibou qui s'était assoupi s'envola, quitta son feuillage. Je
m'étirai quelque peu en levant les mains au ciel. Il faisait si
froid, j'avais oublié de fermer la tabatière. À ma droite, sur
la commode, le portable émit un petit bruit, un bip venu
d'ailleurs…
Vanessa venait de répondre. « Bonjour Florent bon réveil, je
suis d'accord pour prendre un verre après le cours, à tout à
l'heure. Vanessa.
»
C'est par cette excellente nouvelle que ma journée débuta.
Je humai l'atmosphère de l'espoir au travers de la lucarne, le
ciel clairsemé, les branches de ce sapin qui oscillaient dans le
vide, tout cela me relaxait au plus haut point.
Puis le moment fatidique arriva enfin, le cours de droit des
affaires prit fin. Comme prévu, je devais attendre Vanessa
devant la machine à café.
La femme de mes pensées arriva en baissant la tête comme
si elle ne voulait pas être vue. Je l'observai au loin avec un

regard perçant et intimidant peut-être. Vanessa n'osa même
pas me regarder en me faisant la bise. Simplement elle passa
ses mains dans ses cheveux souples et épais comme une
fourrure, sa blondeur alors illumina mes paupières lourdes.
Lorsque son regard sans artifice se leva droit dans ma direction. Face à face, la tête légèrement inclinée vers le haut, la
belle me dévisagea avec une certaine tendresse et un sourire
au coin des lèvres.
Pourtant un air triste se dégageait de ma tendre. Vanessa, si
elle semblait heureuse de me voir, semblait préoccupée. En
témoignent cet air pensif, ce regard qui devint flou comme
un épais brouillard posé sur son iris.
Il en fallait plus pour me décourager.
Quel était ce mystère qui errait dans les limbes de Vanessa ?
Sa voix fluette et hésitante dénotait quelque peu avec son
assurance majestueuse. Que cachait madame derrière cette
façade friable ?
Je voulais le découvrir…
Direction le bar perpendiculaire à la faculté : L'étudiant. Pour
l'originalité, veuillez repasser, amis lecteurs. Des poutres en
bois au plafond, des chaises baroques et une ambiance de
boîte de nuit avec ces lumières rouges et jaunes plaquées
contre le mur. À côté des lumières, des faux diplômes étaient
apposés sur la cloison. Vanessa, très réceptive à ces derniers,
me demanda ce que je voulais faire plus tard.
« Avocat en droit pénal, j'aimerais vraiment comprendre ce
qui pousse certaines personnes à faire des choses atroces. Pour
moi cela s'explique toujours par un parcours qui déraille.
Personne ne naît avec un couteau dans la main. »
Soudain je vis le regard de Vanessa s'illuminer, c'est que je
venais de réveiller le cerveau quelque peu endormi de la fille
au regard océan.
« Effectivement, j'adhère à ton propos à cent pour cent,
cependant il faut une réponse adaptée contre la violence.
Penses-tu que la prison soit un bon remède, Florent ?
« Non clairement ce n'est pas une réponse adaptée, il suffit de
regarder le taux de récidive… »
De tradition catholique, Vanessa arborait fièrement une croix
en argent autour de son cou. Ses idées politiques voguaient
entre le socialisme et l'extrême gauche, parfois elle poussait
un cri en pleine rue, elle hurlait à corps perdu le slogan de
son parti politique. Cela m'intriguait, je dois bien l'admettre.
Cette différence de point de vue, moi, l'individualiste qui
venait juste de sortir de son petit univers de privilèges, nous
rapprocha finalement.

Pendant le café, Vanessa me regardait comme un miroir,
comme si elle se cherchait en moi. Une certaine tension
s'exprimait dans ses œillades. Je n'avais pas le droit à l'erreur,
chacun de mes mouvements fut analysé, décortiqué, dissé-
qué. J'aurais voulu l'embrasser mais impossible !
Je restai là, prostré devant Vanessa et son phrasé subtil.
Intimidé comme un torero qui rentre dans l'arène, je devais
prendre mes marques.
Puis nous avons quitté le bar pour flâner dans les ruelles de
Rennes, c'est là non loin du Thabor que nous sommes tombés nez à nez avec une impasse.
Une impasse, mon âme vorace, mes sentiments ardents et ce
vent violent qui nous suggéra de nous arrêter dans cette ruelle.
Vanessa ironisa : « Tu vas me faire le coup de l'impasse ? » Je
n'y avais pas pensé, trop préoccupé à contrôler l'arythmie de
mon cœur. Les battements de mon palpitant, le temps omnipotent, il passait et je n'y arrivais toujours pas. Une impasse,
une allée en pierres bleue, des traînées stellaires dans le ciel,
tout ce décor appelait nos corps à la romance.
Quelle chance !
Vanessa se pencha pour regarder les tulipes qui poussaient
dans un jardin en bordure de l'impasse. C'est là que je vis ses
jambes bien formées, j'aurais bien mordu dedans. Je la regardais fermement, de haut en bas, jupe bon chic bon genre ni
trop courte ni trop longue, talonnettes noir guépard, veste
fuchsia et pull-over bleu ciel transparent qui laissait deviner
les formes enivrantes de sa poitrine. Son visage ocre, ses lèvres
humides, et ce regard complice…
Un regard profond comme l'univers de ceux qui vous inter-
pellent, de ceux qui vous font froid dans le dos. À l'entrée de
l'impasse, une poubelle faisait face, à droite une vieille dame
nous observait de son vasistas, l'air malicieux.
L'envie me dévorait les sens, je n'y arrivais toujours pas…
Vanessa, comme à son habitude, se tenait fièrement telle une
lionne observant le monde. Cela m'intimidait au plus haut
point. On parlait de politique, de l'univers, et parfois de mes
vers.
Vanessa adorait la littérature et la belle posait parfois son
regard sur mes écrits. L'écriture du vingtième siècle plus précisément et les auteurs russes comme Andrei Kourkov.
Une impasse, mon âme vorace, nos regards qui se prélas-
sent. Je m'approchai donc de Vanessa avec une fougue juvénile, celle de l'adolescent que je venais de retrouver. Elle se
retourna avec une tulipe à la main. « Tiens je te l'offre. » dit-
elle avec son sourire ravageur. Là mon sang ne fit qu'un tour,

j'attrapai violemment ses mains, je plaquai la belle contre le
mur de pierre puis je passai mes mains dans ses cheveux, délicatement.
Stupéfaction, Vanessa accrocha mes lèvres avec un baiser vol-
canique. Jamais je n'aurais pu imaginer cela...
Nos corps entrelacés, ma main droite sur ses reins, subtils
dessins. Ma main gauche caressait ses joues, ses pommettes
creuses. La vieille dame, qui se trouvait derrière nous, se mit
à rire à voix haute : « Alors les amoureux, c'est votre premier
baiser ? »
Là-dessus, Vanessa regarda la grand-mère avec son air étrange
et perçant, la vieille dame prit peur et ferma sa fenêtre.
Je ne pus m'empêcher de sourire. Cela faisait si longtemps
que je n'avais autant ri, rapidement mes lèvres me firent mal.
Les muscles de ma mâchoire n'étaient plus habitués à s'esclaf-
fer de la sorte.
Puis j'attrapai la main de la belle, on courut ensemble sans
savoir pourquoi, Vanessa faisant des bonds en forme de toupie, radieuse, je n'ai pas de souvenir plus marquant avec une
femme...
Je ferme cette parenthèse portée sur notre premier baiser.
Après cette période ensoleillée, la noirceur de mon âme allait
bientôt ressurgir pour déflagrer notre histoire. Une météo-
rite allait s'abattre sur mon cerveau, la paranoïa, les hallucinations et ce monde de fiction ancré à nouveau dans mon
esprit. Vanessa serait mise de côté par la maladie, jalouse de
mon bien-être étrange.
La fille océan verrait son homme sombrer dans la lucarne de
la psychiatrie sans savoir que faire.
Petit à petit, j'ai délaissé Vanessa au profit de ma pathologie. Ô grand juge de mes actes, j'ai péché ! Aujourd'hui je
comparais pour mensonge, dans le box des accusés, je plaide
coupable.
Mes avocats plaident la démence, je préfère l'errance spirituelle. La défense demande la mise au placard de notre dos-
sier ! Je ne demande qu'à être jugé. Un océan, un roman, je
bâtirai un monde différent.
Se souvient-elle de nos escapades le soir ? De ces poèmes que
l'on dessinait ensemble ? De cette gare dans laquelle elle se
perdait lorsque l'espoir la fuyait ?
Si je n'ai rien oublié, Vanessa, notre histoire est passée, simplement pour l'exorciser j'ai besoin de la frôler sur un bout
de papier. J'étais le petit prince de tes pensées et j'ai fauté,
j'en suis navré mais je ne peux retourner en arrière.
L'autre a pris possession de mon être, je suis peu à peu devenu

un inconnu. La maladie prit la possession de mon visage,
un air désuet et fatigué vint transfigurer mon métabolisme.
Une attitude nonchalante remplaça mon hyperactivité. Mes
cernes si prononcées ressemblaient à un coquard de loin, cela
surprit quelque peu ma belle. « Tu t'es battu Florent ? »
Impossible de répondre, je voulais lui dire que j'étais juste
exténué mais les mots ne sortaient pas. D'ailleurs mon visage
devint rapidement une statuette sans expression, mes sentiments ne passaient plus au travers de mon regard, la maladie
faisait barrage. Une rage sommeillait au plus profond de mes
entrailles. Je voulais parfois hurler « je t'aime », seul un râle
sortait de ma bouche. Je sentais le souffre.
La belle aux yeux océan, au fur et à mesure de mon mutisme,
perdit de sa splendeur, ses notes en témoignent. D'un dix-
neuf sur vingt elle passa à un modeste douze. Cela ne lui
ressemblait pas. Vanessa ne mangeait plus depuis quelques
jours, une pomme le midi et une autre le soir. Une pomme
et c'est tout. Un jour en droit des affaires, elle fit un malaise,
elle chuta, direction l'hôpital. Lorsque je vis Vanessa perfu-
sée, je recouvris un soupçon de force. Je terrassai la maladie
pour quelques instants seulement.
Des larmes au bout du regard, du brouillard devant mes
pupilles. C'était si dur de voir ma belle amoindrie, je ne supportais pas. Alors dans un dernier élan de discernement, je
lui pris la main. Ses doigts fins et moites n'avaient plus de
force. Ils flottaient simplement dans la paume de ma main.
Une gouttelette vint tendrement batifoler sur la main de
Vanessa. Son regard s'ouvrit et tant d'amour, trop d'amour se
dispersa dans la pièce étroite et fine.
Dans un élan de conscience, je décidai de rompre avec la
belle aux yeux océan. Je voyais bien que je l'entraînais dans
ma chute…
Vanessa ne me reconnaissait plus. En repli sur moi-même,
je restais assis dans ma chambre devant mon bureau, et ce
portable qui sonnait. Vanessa tentait de me joindre, mon
silence lui fit le plus grand mal. Mes sentiments venaient de
 s'envoler avec la réapparition de la maladie. Toute mon énergie concentrée contre le mal omnipotent. Ces voix revenaient
plus fortes, tel un écho assourdissant. Je ne pouvais plus sortir dehors puisque dès que je croisais une personne mon cerveau lui inventait des paroles, un scénario dans lequel l'autre
est l'ennemi.
Distant et arrogant, je la faisais souffrir. C'est pourquoi j'ai
décidé de faire une pause en espérant que la bouffée délirante
se calmerait avec le temps.

Cette pause était un geste d'amour, je ne voulais plus faire
de mal à ma princesse. Toutefois comment pouvait-elle comprendre mon geste alors qu'elle ne connaissait pas ma pathologie ?
J'ai failli, jamais je n'ai réussi à lui avouer ma maladie. Peur
d'être rejeté, peur d'être blâmé.
Je me suis muré dans le silence. Vanessa s'est senti trahie par
l'homme qu'elle aimait. Jamais, depuis ce jour, elle ne m'a
adressé la parole. Il est des blessures dont ont ne cicatrise
pas !
Je ne peux me satisfaire de la matière de mes vers, je
voudrais décoller lorsque mon style rase le papier. Il est
deux heures du matin, j'affine mon style, je l'aromatise,
je rajoute des couleurs, par ici quelques pleurs, par là
quelques notes de musique et ce visage angélique…
Il est l'heure d'aller me coucher, je pose ma plume,
conscient de mes erreurs. Dans mon sommeil je serai
hanté par cette pensée :
Et si je pouvais tout recommencer…

**Chapitre 25 : Lettre italique en couverture d'un
journal**

**TIC tac, tic tac, ne regardez pas votre montre, lecteur,
plus que quelque heures avant que le sablier ne soit vidé.
Le décompte final peut enfin débuter. Chaque grain
de sable qui sort du sablier me rapproche de l'éternité.**

J'avance, conscient que désormais le temps est mon plus
grand ennemi.
L'autre veut reprendre ma destinée. Une batterie résonne
au loin, lourde puis subtile, elle annonce peut-être les der-
nières notes de mon chemin. Une mélodie asphyxie ma
poésie, je ne suis plus qu'un battement de cœur. Un type
qui attend son heure. Tel le phénix, vais-je renaître de mes
cendres ou bien m'évanouir dans le cercueil du sbire ?
Après avoir esquissé sur un feuillet les réminiscences de mon
histoire avec Vanessa, j'entre dans le lit conjugal dans lequel

Claire est installée. Il est deux heures du matin, ma fiancée
dort sans se rendre compte que ma plume, quelques instants
auparavant, a dérivé vers une autre contrée. Ma littérature
s'est nourrie d'une infinie mélancolie, je me suis retrouvé en
face de mes démons, quelque part entre passion et déraison.
Entre regret et affliction. Je suis là dans le lit, conscient que
ma prose a trahi ma chose.
Je sens les battements du cœur de Claire contre mon corps.
Elle me serre très fort contre elle, pourtant je suis déjà parti,
je suis très loin. Je ne suis qu'un vulgaire assassin puisque
mes vers ont trahi l'être le plus cher. Ce que je viens d'écrire
m'interpelle, je pensais avoir oublié cette relation surannée.
Pourtant l'heure est arrivée de ne plus me masquer le visage.
J'avance à reculons et j'ai cette impression que je recherche
encore le plus grand de mes poèmes. Une gêne envahit alors
mes veines. Je suis là, à côté de Claire, je suis dans ses bras
pourtant je suis si loin...
Je me souviens de cette Vanessa si électrique, de notre histoire platonique. Je ne suis pas d'ici, je suis d'ailleurs, dans
mon cœur coulent les pleurs d'un homme qui a commis une
erreur. Je n'arrive pas à trouver le sommeil, mes écrits ont
ranimé une flamme que je croyais éteinte. Oh gouverneur de
mes pensées, écoute la plainte d'un homme blessé.
Si le vent souffle dehors, je l'entends à travers la fenêtre, une
tempête bouscule chacun de mes atomes. La vascularisation
de mon cerveau exacerbe mes maux. Je suis un être plein de
contradictions. Et Claire qui dort sans savoir que je suis déjà
dehors. Mon esprit s'endort peu à peu pour rejoindre la belle
aux yeux bleus. J'ai si honte, j'ai si peur, mon subconscient
veut m'envoyer un message, dois-je me laisser guider dans ses
nuages ?
Est-ce un mirage ou bien est-ce la réalité dévoilée sur cette
âpre page ?
La nuit passe et dans le creux de mon rêve, j'aperçois au
loin une aura. Celle-ci m'attire inévitablement comme un
aimant. Son énergie est électrique, son charisme énigmatique. Je m'approche pas à pas.
Dans la ruelle de ma mélancolie résonne un étrange bruit.
Une sensation bizarre me glace soudain le sang. Je connais
cette personne, elle est là dorénavant près de moi. Est-ce la
fille au regard de vers, Claire ?
Non il s'agit de l'émanation d'un souvenir impérissable, de
ceux qui vous marquent telle une fable.
Quel est donc ce fantôme qui vient me déranger dans ma
terrible demeure ? Est-ce une illusion fomentée par le démon

résidant dans mon esprit ?
Subitement la peur s'empare de mes veines, elle m'enchaîne.
Dans mes artères coule le sang du malin. Il irrigue les vais-
seaux de mon cerveau et paralyse mon cœur. L'autre a pris
possession de mon entité biologique pendant mon hibernation.
Illusion ou réalité, telle est l'équation à expliciter.
Pourtant, en m'approchant de cette aura, je sens qu'elle ne
me veut pas de mal, cette lumière blonde éblouissante de
tendresse me permet d'affirmer qu'il s'agit bien de Vanessa.
D'ailleurs, au fil de mon rêve, les traits de la belle s'affinent.
Par ici se dessine une crinière dorée, par là son regard si per-
suasif peaufine ce visage atypique.
Et c'est sans peine que je parviens à la reconnaître. Fine et
élancée, le doute n'est plus permis, il s'agit bien d'un des
plus beaux épisodes de ma vie. De retour sur Rennes, elle
est venue voir Sabrina, mon ex. Ce sont même de bonnes
copines. Dans mon songe, je rentre chez moi et c'est là que je
croise la fille que j'ai brisée. Impossible de s'éviter alors nous
avons longuement parlé autour d'un petit café.
Toujours aussi belle, elle est dorénavant en Master 2 à la
Sorbonne. La capitale est son territoire, l'intelligence son art.
Elle veut devenir avocate en droit des artistes.
Le plus grand de mes poèmes est en couple tout comme
moi, cela devrait me rendre heureux mais je ne suis pas assez
magnanime pour cela. Ainsi, tel un tremblement de terre,
mon rêve se transforme vite en cauchemar. Un certain désen-
chantement m'envahit peu à peu. Je me demande ce que
serait ma vie si j'étais toujours avec Vanessa…
Peut-être serions nous mariés…
Ma plume enlace le papier, consciente que l'on ne peut
remodeler le passé.
Tic tac, tic tac.
Huit heures, le réveil sonne, en sursaut et en sueur je me
réveille à côté de Claire. J'ai l'impression de la trahir en faisant
cette rêverie. Je sors du lit, mal à l'aise, Claire, quant à elle, dort
encore profondément sans savoir qu'hier soir j'étais ailleurs.
Et si tout ceci n'était que le fruit de l'autre, et si la maladie
travaillait en silence pendant mon sommeil ? Ma pathologie
apparaît lors d'un choc émotionnel.
Et ce souvenir aiguisé d'une histoire passée que je croyais
avoir digéré m'est revenu plus fort telle une tornade susceptible de tout emporter sur son passage.
Vers le chemin de mon dernier vers, dans mon esprit coule
l'envie d'en finir, de reposer dans le cercueil du sbire. Pourtant

j'ai encore tant de choses à bâtir. Peut-être construire un
meilleur avenir.
Mais il faut que je finisse ce livre à temps, avant que la folie
ne m'ôte la parole.
Tic tac, tic tac.
Midi trente, je m'enfuis de notre domicile pour retrouver les
« Champs Libres », la plus grande bibliothèque de Rennes,
j'essaie de griffonner le dernier chapitre de mon testament.
Cependant impossible de ne pas penser à cette volupté si
sucrée nommée Vanessa.
Claire, quant à elle, lorsque j'ai gagné le large, était encore
dans les bras de Morphée.
Une ombre menaçante pèse sur mon esprit depuis cette
satanée matinée. Elle s'approche doucement tel un amas de
nuages stellaires, comme si le vent tournait subitement.
Les rats de bibliothèque dont je fais partie ne semblent pas
intrigués par cet étrange phénomène, trop préoccupés à
dévorer leurs livres.
Accoudé à la table, un type grisonnant parcourt la vie du
général De Gaulle, un jeune homme debout, telle une gravure de mode, reste impassible face à l'œuvre de Mirabeau,
tous ici sont animés par la même envie : découvrir.
Est-ce moi qui déraille ? Pourtant je perçois au loin le venin
du destin. Les contours d'une autre fin.
Je ne suis pas celui que vous voyez, je suis autre, l'empereur de la noirceur, ultime candeur face à la dernière de mes
peurs. Mon âme est si noire. Je n'ai plus la force de croire en
de meilleurs lendemains.
Les spasmes de mon écriture, c'est graver des orgasmes sur du
papier, je veux l'éternité scellée sur une ramette griffonnée.
Et tous ces gens qui me dévisagent dans ce cabinet de lecture comme s'ils savaient que je suis schizophrène. Comme
si l'orage qui faisait vibrer les vitres des « Champs Libres »
annonçait ma déchéance.
Voici peut-être mes derniers pas de danse.
Je regarde derrière la baie vitrée de l'imposante infrastructure
des « Champs Libres », mon regard s'envole vers les nuages
gorgés d'eau, certains ressemblent à des êtres humains, ils
crachent des dessins. Cet amas là est fait dans le même moule
que Vanessa, telle une statue il semble épouser ses formes.
La blonde de mon rêve ne veut pas me laisser tranquille, je
l'imagine, je la déshabille par mes mots, ausculte ses maux.
Soudain je redescends sur terre. Face à moi, un type me nargue avec sa belle montre gravée or blanc, derrière, un zèbre
semble comploter contre moi. Il parle à voix basse avec sa

copine aux boucles d'or tout en me dévisageant. J'entends
une voix qui résonne tel une basse dans mon moi : « Regarde
ce type il a l'air bizarre. » « Quel connard ce mec ! »
Ces gazouillements ressemblent à des cris venus d'ailleurs
pour drainer la terreur. Ce chant lancinant me fait suer. Je
dois maintenant lutter pour ne pas l'écouter, pour l'ignorer.
Le malin augmente le volume de son refrain. « Quel imbécile
ce mec. » voilà ce que je crois entendre. Chaque personne
de la bibliothèque est dorénavant un ennemi potentiel, pour
cela il me suffit de me laisser guider par le son de cet organe.
L'infâme veut mon âme, les voix deviennent névrotiques,
symptomatiques d'un type qui n'est plus qu'un simple automate, une machine contrôlée par des forces obscures.
Sentiment menaçant d'être pris au piège. Il est là tout près de
moi, il avance à grands pas. L'autre veut à nouveau conquérir
mon intellect, il veut me déstabiliser en troublant mes sens. Je
me sens agressé par les caméras fixées aux murs. Et si les agents
de la sécurité m'avaient repéré ? Et si je devais me suicider…
Tuer mon écriture, déstructurer mon style si changeant, régénérer ma prose par l'ajout de quelque chose de tragique, une
fin orgasmique…
Qui se souviendra de moi si je mourais demain ?
Seul ce livre traversera l'épreuve du temps, si je ne suis qu'un
simple mortel, mon écriture forgée dans l'acier, est éternelle.
Mes griffures dressées sur du papier velouté sont les seuls
témoins du mal qui me hante : l'autre.
Un jour je passerai à trépas. En attendant que l'on sonne le
glas, je tisse des lettres pour le nirvana, j'exclame des alexandrins pour Vanessa.
Caché dans l'ombre, l'autre reprend peu à peu le contrôle
de mes neurones, il veut son trône. Je ne suis plus qu'un
fantôme aux mains de l'ange déchu. Un vulgaire atome, la
maladie veut à nouveau me détruire, me nuire.
L'onirisme mélodique de ces voix me rappelle un triste émoi.
J'ai traversé tant d'épreuves, aujourd'hui je ne me sens plus
la force de me battre. Je veux juste pousser un dernier soupir,
juste avaler quelques élixirs avant de tomber à terre, de me
faire dévorer par les vers.
Dois-je me battre pour ma famille, dois-je souffrir en silence ?
La dernière des souffrances c'est de se rendre compte qu'il
n'est rien que je puisse faire pour me défaire de ce mal récurrent… Seul remède la solitude, celle-ci calmera peut-être l'ardeur des voix que j'entends, comme cet homme murmurant
à mon esprit que le seul médicament susceptible de faire taire
ces chuchotements c'est de tuer ceux qui me dévisagent.

Cependant je n'ai plus la force de me libérer en pleurant, je suis à présent résigné à accepter ma fatalité, celle d'un type qui n'a plus qu'à se défenestrer.
Suis-je un lâche ?
Avant de me juger sur la place publique, sachez, terrible lecteur, que j'ai tant peur de pourfendre quelqu'un au coin de la place de la république à Rennes. J'ai une certaine hantise de ne plus être moi comme ce jeune homme qui, suite à une bouffée délirante, a fait la une des faits divers en 2006 en tuant deux aides-soignantes.
Je sens le diable pénétrer ma chair, l'affection est de retour, plus forte que jamais et je ne veux pas faire souffrir la fille aux yeux clairs comme mes vers.
Le schisme cérébral provoqué par la maladie entraîne des migraines incroyables. La fille au regard de verre, une certaine Claire, est la seule qui pourrait me faire changer d'avis sur mon suicide. Toutefois elle ignore tout de mon projet d'auto-destruction.
Pendant ce temps, les cumulus blonds du ciel s'évaporent peu à peu, annonçant ainsi la disparition imminente de Vanessa.
Et voilà, la voûte céleste a laissé place aux rayonnements lumineux du soleil. Le nuage de Vanessa s'est envolé vers d'autres lieux. Je me sens à présent si esseulé. Par conséquent, je décide sur le champ de rentrer dans notre appartement.
J'aurais tant voulu dominer le monde, je ne suis qu'un peintre bâtissant des ondes. Un type anodin, un destin parmi tant d'autres. Telle est ma tragédie et finalement ma maladie me rend service, elle me rend différent, unique ; telle est ma logique.
Arrivé à mon logement, je tente de me détendre en regardant une série policière à la télévision. Toutefois la vision de ces officiers en uniforme bleu foncé ne fait qu'amplifier ma paranoïa. Je passe donc mon temps à zapper pour éviter de tomber nez à nez sur le regard d'un des représentants de l'ordre.
Soudain, j'entends des crépitements de pas dans l'escalier menant à l'appartement. Les hirondelles qui ont installé leur nid sur le balcon s'envolent. Le chat de la voisine se met à miauler des notes de musique. Il a senti la présence de ma tendre brune.
La porte du loft s'ouvre, c'est ma fiancée Claire, elle rentre après avoir fait une petite balade. Tout de suite, elle sent que je ne suis pas bien mais je ne dis rien.
Je ne veux pas lui parler de Vanessa, d'ailleurs elle ignore jusqu'à son existence. Seuls mes écrits, à l'abri dans mon petit coffre en bois, en témoignent.
Je ne veux pas l'apeurer. Ma muse tente de me faire sourire,

elle rigole, danse, et court dans notre chez nous, elle arrive
à ses fins, je lâche un sourire ravageur. Enfin j'arrive à me
détendre. C'est sûrement la dernière journée que je passe
avec elle alors autant en profiter et mettre ma folie de côté.
Je respire, grâce à elle, l'espace de quelques instants, j'oublie
ma pathologie. Ah Claire, si je n'étais pas souffrant, je t'offri-
rais l'univers mais je ne dispose que de modestes vers.
Tic tac, tic, tac.
L'horloge vient de résonner sous les coups de vingt heures. Il
est l'heure de manger, nos voisins tapent du pied à cause de
la musique que j'ai mise à fond. Je vis peut-être mes derniers
instants alors autant qu'ils soient grandiloquents.
J'ai mis le dernier opus de Prince, le chef-d'œuvre que les
fans n'attendaient plus. La nuit va passer vite aux côtés de
ma femme. Je décide de lui jouer une dernière fois le grand
jeu, restaurant et poèmes après le dessert. Je lui clamerai une
dernière fois mon amour avant de partir vers d'autres rivages.
Si j'aime Claire, mes écrits sur Vanessa ont réveillé des sentiments oppressants. Je suis entre deux mondes, entre deux
dimensions. D'un côté je me sens très bien avec ma fiancée, de l'autre mes vers expriment mes travers, ils mettent en
lumière une histoire que je n'ai pas terminée. Je ne veux pas
choisir, la douleur est trop intense. J'accepte ma sentence, la
maladie est réapparue dès lors que le souvenir de Vanessa est
revenu.
Ainsi je vis dans la nuit de ma mélancolie, je suis perdu dans
le temps, perdu entre deux êtres que j'aime. J'ai tant de haine
à mon encontre. Je vis dans la pénombre. La maladie est
ma façon de me punir, je ne respire plus depuis ce jour où
Vanessa est apparue sur le bout pointu de ma plume.
Je pense à elle qui s'est volatilisée, je pense à notre destinée.
Et Claire qui ne voit rien venir…
Je ne veux pas la faire souffrir, c'est pourquoi je décide de lui
offrir mon dernier jour, ma dernière nuit avant de sombrer
dans l'éternelle inertie.
Plus que quelques heures avant mon suicide !
Arrivée au restaurant, Claire retrouve le Florent qu'elle aime
tant, souriant et énergique. Je joue un rôle pour que ma muse
garde un souvenir positif de moi. Mais je dois prendre sur
moi, pour que ma dulcinée ne devine pas mon terrible projet. De plus, l'auberge ravive quelque peu ma crise avec tous
ces gens qui sont là prêts à m'invectiver…
Toutefois j'oublie rapidement ces regards oppressants grâce
aux œillades de Claire et la magie de ce moment restera gravée à jamais dans notre mémoire. Pendant le repas, je lui

tiens la main, nous sommes allés dans un restaurant mexi-
cain, tenu par un ami de mon beau-père.
Ambiance tamisée, les lumières se reflètent dans le regard de
Claire. Ses yeux pétillent tout comme le champagne que j'ai
commandé. L'ultime ivresse, ce n'est pas ce verre plein de
bulles, c'est d'entrevoir le regard de ma princesse qui se pose
sur moi.
Subitement je ne cherche plus à être un mirage, un personnage inventé de toute pièce. Claire ravive peu à peu mon
allégresse.
La fille aux yeux clairs me foudroie par sa grâce, d'un seul
coup mon désespoir s'annihile, l'obscure clarté de mon esprit
se dégage enfin.
Elle s'est lissée les cheveux et sa bague de fiançailles brille de
milles feux. Je contemple ce bijou symbolisant notre union.
L'énergie provoquée par l'attention que me porte Claire me
permet de me sublimer, d'exorciser mon délire. En d'autres
termes, mon rêve sur Vanessa ainsi que ma paranoïa sont mis
aux oubliettes.
Finalement, ma crise n'aura duré que quelques heures, je
remarque que souvent la bouffée délirante s'empare de mes
sens lorsque certains souvenirs âpres refont surface.
Ô Claire, si je suis le dépositaire de ton cœur, sache que tu
es mon ange gardien. Pour toi je vais me battre contre la
maladie, celle-ci semble s'être brusquement envolée, comme
si ton amour me permettait de me soustraire de ma condition de psychotique.
L'univers chaotique de mon esprit a laissé place à un regain de
vie. Je ne me sens plus en sursis, ma pathologie semble avoir
quitté mon corps. Comme si la romance, la danse nuptiale, le
bal de nos âmes avaient transcendé mon métabolisme. Je me
suis extrait de ma condition de psychotique pour voguer vers
une nouvelle galaxie, la constellation du regard azur de ma
muse. Claire est la lumière qui fait scintiller mon art. La réver-
bération de mes vers n'a qu'un seul objectif, satisfaire l'acuité
visuelle de ma plus grande lectrice, la fille aux yeux clairs.
L'obscure clarté de mon regard c'est d'examiner ses pupilles
dilatées, admirer la galaxie poétique de sa prunelle. Lorsque
je regarde ses yeux, j'aperçois le reflet de son âme, je vois
des larmes, de la souffrance mais je vois surtout beaucoup de
courage. Il en faut pour accepter de sortir avec un vulgaire
psychotique.
Un type dont la poésie se cache dans sa pathologie. Un
homme en sursis, une vie en dents de scie.
Tic tac, tic tac.

Il est vingt-trois heures, nous sommes rentrés du restaurant, l'épigastre attendri par la recette mexicaine. C'est le moment de se coucher. J'embrasse tendrement ma dulcinée avant de lui faire l'amour.
Le lendemain matin, Claire est réveillée par la lumière du soleil qui s'est infiltrée à travers les rideaux de notre chambre. Le flot lumineux caressant sa peau, ma fiancée décide de se lever, égayée par cette lueur solaire.
Tic tac, tic tac, l'horloge annonce midi trente. Surprise, Claire constate que je ne suis pas dans le lit à ses côtés… Mais où est donc passé Florent ? murmure la fille au regard de braise. Peut-être est-il encore parti écrire dans un bar ou bien à la bibliothèque. Ainsi cela n'inquiète pas outre mesure ma promise. Elle prend sa douche puis un café noir avec un sucre.
Le rituel du lever veut qu'elle lise le journal après avoir dégusté son arabica. Ainsi ma douce part à la recherche du journal du jour en chemise de nuit. Elle glisse sa main dans le fond de la boîte aux lettres. Après avoir trié les papiers inutiles, publicités pour crèmes anti-rides en tout genre, l'hebdomadaire se retrouve enfin entre ses petites mains.
Stupéfaction en lisant le titre écrit en italique : un jeune homme schizophrène de vingt-huit ans s'est donné la mort à l'aube en se jetant dans la Vilaine !
328 329Chapitre 26 : Et si mon suicide était un rêve prémonitoire ?
Il ne reste plus que quelques grains de sable, le temps qui m'était compté pour narrer mon histoire va bientôt s'épuiser. Peut-être vais-je finir en apothéose, peut-être ma prose va-t-elle s'élever avant de se prostrer devant la vérité tragique d'une maladie pathétique. Arythmiques sont les battements atypiques de ma rhétorique. Je suis l'archétype d'un destin tragique. Je suis une peinture composée d'étranges reliures.
Les ridules de mes vers font crépiter mon ouvrage, chaque page est menacée par cette rage qui m'habite. Vais-je réussir, tel un architecte, à clôturer mon opuscule ? Les tentacules de mon esprit ne veulent plus de ma poésie. Je n'arrive plus à accepter ma pathologie depuis ce jour où l'image de Vanessa s'est immiscée dans mon esprit.
Mon visage est divisé en deux rivages, l'un appartient à Claire, l'autre recherche désespérément l'éclair sincère de Vanessa. Un homme entre deux femmes, un humain entre deux larmes. Je dois élucider au plus profond de moi la vérité masquée.

Le tâtonnement de mes vers n'a qu'un seul but, retarder
l'échéance. Peut-être ma dernière danse.
Le néant me fait face brusquement. Un vent silencieux
souffle sur mes idées, il me guide vers un monde inconnu,
perdu dans les arcanes de la camarde.
Qui suis-je ?
Juste un courant d'air, je ne fais que passer dans le sillage
de la lune. J'ai connu le silence des dunes, j'ai traversé
Neptune. Ma plume s'est peu à peu aiguisée au contact de
la voie lactée. Mon écriture s'est forgée sous les coups de
boutoir de la maladie.
Je dois faire un choix : vivre ou mourir.
Les lois de la nature veulent reprendre mon entité. Mon
âme se noie dans un océan de charme. Que faire, choisir la
fille de mes pensées, Vanessa, ou la fille au regard de vers,
une certaine Claire ?
La lumière tapisse mes vers, l'obscurité noircit mon papier.
Et la maladie qui reprend de plus belle. Mon cerveau est
paralysé par ce choix cornélien. Pour me soustraire de ce
dilemme, j'ai décidé de remettre mes chaînes. Ma pathologie est ma solution pour échapper à ce choix. La mort, ma
nouvelle loi, ma seule porte de sortie.
Et ce journal qui hante Claire, l'homme retrouvé inanimé
sur les abords de la Vilaine ne peut pas être son fiancé.
Et pourtant…
Rêve ou réalité telle est la question à élucider. Est-ce que je
me suis suicidé ? La prophétie du journal s'est-elle réalisée ?
La vérité masquée par un épais nuage de fumée…
Un grondement oppressant réveilla Claire : le tonnerre fit
son entrée en matière. Ainsi tout ceci n'était qu'un rêve. Ou
peut-être pas…
Le rideau entrouvert laissait passer un soupçon de lumière.
Dehors, le soleil du songe avait disparu au profit d'un ciel
ténébreux. Le chat noir de la voisine hurlait à la mort. Il
grattait devant la porte de notre appartement. Les pas lourds
et pesants des voisins du dessus résonnaient dans notre loft.
Claire assista malgré elle au théâtre des disputes grâce aux cris
des voisins.
« Où étais-tu hier soir ? » hurlait la fille écervelée du deuxième.
Toutefois ma muse n'avait que faire des histoires de voisi-
nage. Lors de son réveil, Claire ne sentit pas mon souffle
caresser son corps. Elle ne huma pas mon odeur sur les draps.
Affolée, elle courut et manqua de se tuer dans l'escalier
pour chercher la gazette entr'aperçue dans son songe. Elle
ne trouva pas le journal tant convoité. Avait-elle fait un

rêve prémonitoire ou s'agissait-il d'une simple coïncidence ?
En effet il n'y avait pas de quoi s'inquiéter, je partais souvent
le matin à l'aube pendant que Claire dormait. J'allais faire
un tour au Thabor puis, m'inspirant de la beauté des lieux,
je griffonnais quelques syllabes. Toutefois, impossible pour
Claire de mettre la main sur le journal du jour. « Satané facteur, pensa-t-elle, il doit encore être en train de palabrer au
lieu de faire son travail. »
L'absence du quotidien ne rassura pas vraiment ma muse qui
restait ainsi dans l'incertitude. Claire empoigna donc son
portable et composa mon numéro.
Bip, bip, bip, bip, bip, bip.
« Vous êtes bien sur la messagerie de Florent, veuillez laisser
un message, merci. »
La fille au regard clair ne laissa pas de message, son esprit se
perdit dans une certaine appréhension.
Et ce portable qui ne répondait pas ! Claire tenta à plusieurs
reprises de me joindre, sans résultat.
C'est pourquoi elle décida sur le champ de partir à ma rencontre. Claire ramassa le rideau qui masquait les formes de
la fenêtre.
Dehors, la bourrasque tournoyait et menaçait chaque passant, la pluie venait se jeter contre la paroi de la fenêtre. Le
tumulte exprimé par le vent reflétait une atmosphère énigmatique. Cela ne faisait qu'attiser la peur de ma belle.
Toutefois rien à faire, ma dulcinée voulait savoir où j'étais.
C'est pourquoi elle prit la direction du Thabor, la tempête, le
souffle divin de dame nature ne semblait pas vouloir se calmer
si bien que ma dulcinée lutta contre les éléments pour arriver
devant le parc. La pluie coulait des caniveaux, le vent souf-
flait aux oreilles de Claire un destin amer. Et Dame nature
qui semblait tout faire pour empêcher ma déesse d'atteindre
le Thabor. Puis l'escalier fit tout à coup face à Claire, fier et
arrogant.
Peu de gens s'aventuraient à escalader les escaliers intermi-
nables, préférant passer par l'autre accès menant au Thabor.
Arpentant les marches de l'escalier avec courage, ma promise
ne pouvait s'empêcher d'imaginer le pire. Elle m'avait senti
changer ces derniers temps.
Ma muse, lors d'une de mes escapades nocturnes, avait
découvert le chapitre sur Vanessa : « derrière le plus grand
de mes poèmes ». Ainsi elle comprit rapidement pourquoi
j'avais changé. Mon rêve sur Vanessa m'avait transporté vers
une autre destinée.
Et Claire qui me voyait perdre la raison. Au fil des jours, elle

constata que je lui consacrais moins d'attention. « Pourquoi
ce revirement ? » s'offusqua ma promise. La fille au regard de
vers chercha à comprendre. Pour ce faire, elle prit les formes
de mon cerveau, épousa les contours de ma maladie. Sur ses
frêles épaules, tout le poids de ma pathologie. Et moi qui ne
pensais qu'à me détruire. Claire voulait ne plus me voir souffrir. Pourtant j'avais détruit son appétit pour la vie, elle qui
pensait être l'élue de mon cœur...
Rapidement, elle comprit que je n'avais pas fait le deuil de
ma relation avec Vanessa. Et ces maux d'estomac qui la cou-
paient en deux. Et son âme qui n'avait même plus de force
pour faire couler des larmes.
Certaines phrases de mon chapitre sur Vanessa la heurtaient
particulièrement.
« Grande et élancée, Vanessa est la plus belle femme qui ait
croisé mon chemin. »
« Qui suis-je pour Florent ? Juste une rature de plus, une
boursouflure pour son écriture ? » s'écria Claire. L'envie d'en
découdre la submergea soudain, Claire voulait des explica-
tions, mon altération ne justifiait pas tout.
Mais où était Florent ?
Peut-être étais-je dans les bras de Vanessa ?
Et si mon désir d'écrire le matin à l'aube n'était qu'une excuse
pour assouvir mes désirs ?
L'esprit de Claire fomentait des scénarios machiavéliques,
toutefois la mort semblait être le seul sort que j'aurais pu me
réserver.
Tic tac, tic tac, tic tac, tic tac.
Les secondes défilaient dans le cerveau de Claire, et tous mes
mots d'amour résonnaient. Ma muse se reprit alors en écar-
tant la thèse de l'adultère. Son spectre errait dans les ténèbres
de mon âme. Ici quelques drames, là un torrent de larmes,
et enfin l'autre, ma maladie en chef d'orchestre tyrannique.
Lorsque Claire songeait à mon suicide, elle ne se trompait
pas. J'avais réellement imaginé un plan d'autodestruction.
L'avais-je mis en application ?
Petit à petit, la tourmente cessa et le soleil reprit son trône.
Les oiseaux du Thabor sortirent de leur tanière. Ils survolè-
rent l'arbre plus vieux qu'une vie humaine, puis brusquement
un corbeau menaçant les chassa de son feuillage. L'oiseau de
mauvais augure scruta au loin la place des statues.
Claire, absorbée par les images que lui suggérait son cerveau,
en oubliait presque de faire le tour du parc. Puis elle se reprit
et commença son inspection.
Pas de Florent devant la mare aux canards. Pas de Florent

devant l'espace sauvage. Pas de Florent dans le café du parc.
Tic, tac, tic, tac.
Les minutes passaient, reculaient, sans résultat.
Mais où était donc Florent ?
Puis un passant lui ressemblait étrangement, taquinant ainsi
le regard de Claire. Par là un écrivain s'inspirant des lieux
donnait une fausse joie à Claire. Le vent câlinait sa crinière. Le
blizzard la guidait lentement vers la vérité, vers cette chose qui
l'attirait inexorablement et qui paradoxalement la terrifiait.
Florent dans un cercueil de vers. Pourtant cela ne pouvait
être possible, son prince charmant ne pouvait l'avoir aban-
donnée devant la Vilaine.
Le corbeau suivait discrètement Claire sans que celle-ci ne
le remarque. Il flottait dans les airs, volait d'arbre en arbre.
Seule son ombre le trahissait quand il se rapprochait de la
terre ferme. Cependant Claire, absorbée par son enquête, ne
vit pas le terrible manège du rapace. La belle se rappela des
statues et de la fontaine devant lesquelles nous adorions nous
étreindre. Peut-être que Florent était tout simplement assis
sur notre banc, soupçonnait Claire.
Lorsqu'à côté d'une poubelle en acier, un journal attisa son
attention. Elle se baissa pour le prendre. Il s'agissait bien du
quotidien du jour. Le titre du journal faisant écho à son cauchemar fit sursauter la belle. « Un jeune homme schizophrène de vingt-huit ans s'est jeté ce matin dans la Vilaine ».
Impossible d'en savoir plus, à peine Claire eut-elle jeté son
regard sur le journal que l'oiseau macabre jaillit des airs et lui
subtilisa ledit journal.
Médusée, Claire vit la vérité pourtant si proche s'éloigner dans
le firmament. Des larmes, telle une fontaine, se mirent à couler des yeux de Claire. Pourtant rien ne disait que j'étais mort.
Le jeune homme n'était pas nommé dans le titre du quotidien.
Cependant Claire ne pouvait s'empêcher de penser à moi.
Elle avait déjà fait un rêve prémonitoire par le passé. Dans
son songe, un ami avait trouvé la mort en voiture. À son
réveil, un coup de fil lui signifia que son camarade Alexandre
était bien passé à trépas. C'est pourquoi, depuis ce jour,
Claire prenait très au sérieux les rêves prémonitoires.
Une fois ses esprits retrouvés, Claire courut vers la place aux
statues. Elle passa par le chemin des roses, des pétales de
vitrail dessinaient le sol. Un chemin fait de pétales, son âme
au bout de ses mains.
Les roses ondulaient sous le poids du vent, l'esprit de Claire,
lui, oscillait entre inquiétude et contemplation. La nature au
bout de chacun de ses maux. Le décor proposé par le Thabor

ne pouvait mener à la mort. Si Florent se cachait quelque
part dans le parc, c'est que la vie tenait encore à lui.
Peut-être avait-il simplement besoin d'être seul ?
Claire avait beau faire défiler dans son cerveau tous les scénarios possibles, un vide la hantait. Un manque la tétanisait. Et
ce corbeau qui la surveillait…
Au terme du chemin des roses, Claire fut envahie par une
mosaïque de pétunias. Toujours pas de Florent à l'horizon.
Marchant vers la fontaine et ses statues de marbre, Claire vit
un jeune homme de dos assis sur le banc qui faisait face à la
fontaine.
Était-ce Florent ?
Claire demeurait trop loin pour apercevoir son prince. De
plus, le jeu des ombres masquait quelque peu l'apparence
du jeune homme. Les statues et le chêne massif créaient une
noirceur, masquant ainsi les traits du personnage.
Subitement Claire fut étourdie par un bruit étrange émanant
du corbeau, elle tourna donc la tête en direction de l'oiseau.
Puis lorsqu'elle regarda à nouveau en direction des statues,
le jeune homme avait disparu tel un fantôme. Le corbeau
avait-il fait exprès de détourner l'attention de ma belle ?
En l'espace de quelques secondes, les espoirs de Claire
s'étaient effacés dans un nuage épais de fumée. Où était donc
passé l'homme de la fontaine ? Et pourquoi l'oiseau d'ébène
se jouait-il d'elle ?
Claire resta prostrée de longues minutes devant les statues.
Elle scruta longuement l'écriteau où était inscrit le nom de
l'œuvre : Obscure clarté.
Ce lieu magique, réminiscence de nos fiançailles, pouvait-il
arborer les formes tragiques d'une mort atypique ? Cette
œuvre devant laquelle j'avais scellé notre destinée cristallisait
une aura énigmatique.
Claire n'avait pas prêté plus d'attention à ces statues étranges
lors de ma déclaration. Toutefois dorénavant, face à ces idées
mortifères, le message caché de l'œuvre apparut pour la première fois tel un éclair au regard de Claire.
Son esprit s'inscrivait en symbiose avec les statues. Son rêve
l'avait contaminée, ses chimères devenues torturées ressemblaient à l'homme aux deux visages de la sculpture. Deux
faciès, deux façons de penser. Un ange et un démon réunis
sur un seul tronc. D'un côté elle supposait que Florent se
baladait simplement. De l'autre des images de mort la fou-
droyaient. Le grand écart cérébral, elle réalisait. Le regard de
l'homme statufié en direction de la déesse érigée en marbre
laissa Claire sans voix.

Mais pourquoi Florent avait-il tenu à faire sa déclaration
d'amour devant cet orchestre macabre, devant ces sculptures
dessinant leurs blessures ? Soudain Claire comprit que la
déesse protégeait l'homme tourmenté grâce à sa douceur.
Pourtant aux yeux de Claire, c'est son serviteur qui la protégeait. Voudrait-elle de ce rôle ingrat ?
Ce fut la première fois que Claire réalisa la gravité de mon
altération mentale. Devant ces œuvres symbolisant le côté
obscur de l'être humain, la fille de velours comprit que le
démon m'habitait. Le diable me voulait !
Ainsi ma muse prit peur. Perdue dans les méandres de la terreur, Claire ne savait plus où aller pour trouver l'homme de
ses pensées. Du parc elle avait examiné les moindres recoins.
Entre les buissons, derrière le plan d'eau, chaque endroit
avait été scruté soigneusement. Peut-être Florent était-il simplement dans un bar en train de noircir du papier ?
Cependant il existait trop de bars à Rennes pour que Claire
ne s'aventure dans cette voie. Aussi elle décida de rentrer à
l'appartement. Elle sortit de l'immense parc, naguère lieu des
fiançailles, dorénavant tombe ancestrale de ses entrailles. Pas
à pas, elle quitta l'endroit de notre union, pas à pas elle son-
gea à mon altération. Mais qui est réellement Florent ?
Et l'image de ces statues prit brusquement plus d'ampleur,
son cœur avait-il fait une erreur ?
Claire leva les yeux au ciel, elle n'y vit que sa peine et son
malaise. Le nouvel Éden que je lui avais promis s'envola dans
le firmament. Les nuages de son âme balayèrent les vers que
j'avais posés sur sa chair.
Claire fut prise de doutes, voulait-elle continuer sur cette route ?
Le chemin fait d'obstacles qui m'était réservé ne pouvait être
le sien. Pourtant la muse voulait m'accorder une seconde
chance. Serais-je capable de maintenir un constant état de
transe afin d'échapper aux griffes de la maladie ?
Et ce corbeau qui la suivait en dehors du parc…
Sur le chemin du retour, des images défilaient dans sa tête,
son homme au bord de la Vilaine, le corps inanimé. Le fleuve
paraissait calme, pourtant un torrent de larmes inondait le
visage de Claire. Son tendre avait l'air heureux, son faciès
exprimait un certain soulagement. Comme si le repos éternel
lui avait permis de retrouver son entité spirituelle.
Allongé par terre, il tenait quelque chose dans l'une de ses
mains : un crayon à papier. Dans son autre main, un papier
encore mouillé tenait une lettre étrange.
Puis Claire reprit le contrôle de ses sens et cette image de son
fiancé mort avec une feuille à la main s'estompa quelque peu.

Toutefois son instinct ne voulait pas la laisser tranquille. C'est
ainsi que le titre du journal « Un jeune homme schizophrène
de vingt-huit ans retrouvé mort au bord de la Vilaine » passait
en boucle dans sa tête telle une mélodie ensorcelante. Si seulement ce satané corbeau ne lui avait pas volé l'hebdomadaire !
Claire aurait bien acheté le journal aux abords du parc mais
le tabac était fermé. Le sort semblait se jouer de ses pensées…
Dans la rue perpendiculaire au parc, un inconnu jouait
du piano. Claire s'arrêta quelques instants pour profiter
de l'atmosphère musicale. Les notes graves qui jaillissaient
de l'organe, l'écho de la situation. Il sonnait, scintillait des
arpèges puis la gravité du maître à jouer vous transportait en
enfer. Démontrant ainsi qu'ici bas sur terre tout est éphémère.
Claire se disait « Florent aurait adoré cet air de musique. »
Finalement tout lui rappelait son tendre amour.
Tic, tac, tic, tac, tic, tac.
Le temps passa et la fille au regard de vers s'approcha doucement de l'appartement.
Tic, tac, tic tac.
Claire regarda sa montre qui annonçait midi trente. Le
moment de vérité approchait, Florent était-il rentré ? La
 prophétie du journal s'était-elle réalisée ?
Et cette phrase qui la hantait « Un jeune homme schizoph-
rène de vingt-huit ans retrouvé mort au bord de la Vilaine ».
Et cet oiseau de malheur du haut des maisons qui l'épiait.
340 341 Était-ce un signe du destin ou une simple coïncidence ?
Claire voulait une explication sur le choix des statues pour
faire ma déclaration. Un endroit aussi macabre ne pouvait
refléter l'union sacrée.
Elle arriva enfin devant l'appartement. Étrange, de la rue on
apercevait le rideau qui pourtant avait été rangé par ses soins.
Florent était-il rentré ?
Claire ouvrit donc la porte du hall de l'immeuble. Odeur
de cannabis et d'humidité se battaient en duel dans la ruelle
obscure qui menait à l'escalier. Elle monta les marches une
à une, épuisée par cette longue enquête. Un pigeon manqua
de la heurter, apeuré à l'idée qu'elle pourrait faire du mal à
ses petits. Le chat noir de la voisine errant la regarda fixement
avec un air triste.
Fallait-il y voir un signe ?
Un prêtre étrange descendit l'escalier à toute vitesse comme
s'il ne souhaitait pas être aperçu. Mais qui était donc ce curé
si pressé ?
Le corbeau, lui, se tenait fièrement sur l'accoudoir de l'escalier, il s'était faufilé.

Puis Claire ouvrit enfin la porte du loft, sa vue fut soulagée
par la vision de son homme : Florent était bien présent. Il se
reposait dans le lit effectuant sa traditionnelle petite sieste.
Cependant une chose enflamma l'attention de Claire. Un
carnet semblait être tombé des mains de Florent pendant son
sommeil. Ainsi il était bien parti écrire ce matin et il venait
sans nul doute de rentrer.
Peut-être était-ce lui, l'homme du banc du Thabor ?
La fille au regard curieux ouvrit donc le carnet, lorsque plusieurs textes tombèrent sur le parquet. Claire les ramassa la
main tremblante. Je lui avais déjà parlé de ce carnet toutefois
Claire ne l'avait jamais vu auparavant. Pourvu que Florent ne
se réveille pas, pensait-elle ! En effet j'aurais vu d'un mauvais
œil l'indiscrétion de la fille de velours. Claire venait de pénétrer dans la matière de ma chair, dans l'antichambre de mon
atmosphère. Mes chimères gravées sur des bouts de papier.
Des tableaux de mots, des labyrinthes de syllabes devant la
prunelle de Claire.
Mais pourquoi Florent avait-il toujours caché ce carnet de
poèmes dans un mystérieux coffre ?
Cachait-il quelque chose ?
Enfin Claire allait pénétrer mon esprit, peut-être que le secret
des statues se trouvait quelque part, perdu dans le labyrinthe
de mes poèmes.
Et cette prose qui n'en finissait pas, ces métaphores de l'au-delà.
Les titres des textes ne parlaient pas à Claire. « L'illumination »
puis « L'étrange idylle » ou encore « Métanoia ». Claire dévora
les syllabes déposées violemment sur ces feuillets d'automne.
Étrangement, la belle eut la sensation de découvrir un Florent
différent de celui qu'elle aimait. Et pourquoi cette maudite
Vanessa errait-elle dans chacune des pages de Florent ?
Claire ne me reconnaissait plus dans mes voyages lyriques.
Elle épiait mon carnet dans l'espoir de trouver quelques mots
sur elle...
Voici un extrait de mon code génétique :
«
La vie m'a tout donné, elle m'a tout repris par la maladie.
Depuis ce jour, je me suis promis de faire de ma vie une
embellie, une poésie mégalo, un soupçon de parano et de
piano. J'ai tout gagné en me détruisant, j'ai tout perdu en
m'y noyant.
Qui suis-je ?
Je suis l'irréalité d'un type jamais subordonné. Je suis la haine
du clochard, la classe du miroir. Je ne suis qu'un fou parmi
les hommes. Métronome est mon esprit, une douce folie

m'habite au moment où j'écris ce récit.
Claire s'est assise au bord du lit, les mains posées sur la tête.
Elle ne savait plus qui j'étais ni dans quel monde je vivais.
Ce que lisait Claire lui faisait peur. Il n'était question que de
mort, d'ombre malsaine, de haine sereine et cette Vanessa
suprême.
Qui suis-je ?
Je suis un écrivain qui dessine en vain son destin, un homme
qui a voulu chasser le malin en exorcisant son venin par
l'écriture.
Qui suis-je ?
Un homme parmi les hommes, un tome sur une pile de livres,
un type ivre. Je respire par ma poésie, je vis par mes écrits.
Je suis une page qui sans cesse se reconstruit, se détruit. Je me
nuis, je sombre parfois dans la mélancolie de ma nuit.
Qui suis-je ?
Un concentré de venin
Je ne suis pas d'ici, je suis d'ailleurs. Ma prose se fane, mon
âme se démultiplie, je suis à Paris, je suis à Babylone, par les
mots je fuis ma vie monotone.
Et la fille de velours qui parcourait l'identité de mon esprit.
Chaque page symbolisait l'état d'esprit du moment. La vérité
mensongère du moment.
Mais qui est cet homme ?
Est-ce lui que j'embrasse tous les soirs ?
Comment peut-on être si doux dans les gestes et si véhément
dans son esprit ?
La dualité de son homme lui fit peur, jusqu'à présent Claire
avait toujours contourné la maladie en pensant que ce n'était
pas si grave.
La pression artérielle de Claire grimpa en flèche, comme ce
couteau dessiné au creux d'un texte. La sueur sortit de son
métabolisme, sa respiration devint brutalement le reflet de
son anxiété. Claire continua de parcourir les collines de ma
prose.
Qui suis-je ?
Je suis la mort au bout d'une plume, je suis le silence des
dunes. Un homme qui vit pour se détruire. Subtil élixir.
Fuir c'est se suicider, fuir c'est se promener sur les courbes
de Vanessa. Un jour je vais me défenestrer pour échapper
à la réalité. Un matin je serai retrouvé le souffle coupé au
bord de la Vilaine. Ainsi ma haine s'apaisera. Ma rancœur se
refermera enfin. Aurai-je assez de force pour terminer mon
livre ? Le givre de mes vers me guide vers une atmosphère
éphémère.

Suis-je assez sincère ?
Mon écriture s'est durcie depuis ce rêve maudit où j'ai vu
Vanessa dans les bras d'un autre. Ma prose n'a pas supporté les
réminiscences de mon passé. Lassé, j'ai programmé un plan
machiavélique d'autodestruction, une fin orgasmique. Dans
mes entrailles je ne sens plus rien, juste le silence du destin. Il
est temps pour moi de quitter ce chemin malsain.... »
Le regard de Claire devint soudainement flou, comme si elle
perdait connaissance. C'était écrit noir sur blanc, Florent
voulait mettre fin à ses jours. Et cette maudite Vanessa qui
jalonnait les courbes de son écriture.
La mort semblait se dessiner au bout de ce papier. Ma muse
prit peur et décida de partir réfléchir loin de moi.
La porte se ferma et le petit chat qui se tenait devant la porte
regarda Claire d'un air songeur.
Quelques heures passèrent, et la belle décida de rentrer. Je
m'étais levé.
Je lui préparai alors un petit café pour lui éclaircir les idées.
À son retour, Claire ne dit rien, pas un regard, pas un mot.
Comme si elle était restée prostrée devant mes écrits. Ce que
ma fiancée ne savait pas, c'est que les poèmes qu'elle avait par-
courus étaient anciens. Aucun ne reflétait mon état d'esprit
du moment. D'ailleurs je ne savais pas qu'elle les avait lus
puisqu'à mon réveil mes feuillets semblaient être tombés
pendant mon sommeil.
Et Claire qui ne parlait plus, j'étais au coin de la rue, acculé,
ne sachant pas que ma dulcinée était blessée.
Lorsque brutalement, on frappa à la porte discrètement.
Étrange, nous n'attendions personne ?
Claire posa son café puis regarda derrière le judas de la porte.
Une sculpturale blonde se cachait derrière des lunettes noires
et un amas de fumée. La porte s'ouvrit, la fumée pénétra
notre loft. Une cigarette à la main, la dame demanda si
Florent était présent. Claire, désappointée, me demanda qui
était cette jeune femme sur un ton inquisiteur.
« Cette jeune femme se nomme Vanessa... »
« Claire claqua la porte fermement. Elle me dévisagea de haut
en bas et s'écria « Il faut que l'on parle Florent...

Les oiseaux, dont le corbeau, racontèrent que, le lendemain, un couple d'amoureux avait été vu s'embrassant
tendrement sur un banc. Le reflet d'une bague de fiancée
s'était envolé dans le ciel bleuté.
Cela avait attisé l'attention des rapaces. L'homme avait
semble-t-il quitté sa carapace pour sa Dame. Un étrange
prêtre l'aida à sonder son âme. Il ausculta ses larmes en lui
remémorant que sa plus grande arme était son petit bout
de femme.
Vanessa fut évincée dans un océan de flammes. Las de la
maladie, l'homme fut sauvé du démon qui irradiait sa
poésie. La clarté du regard de sa muse avait chassé l'obscurité de sa vie. La prophétie des statues s'était réalisée. C'est
cela l'obscure clarté...
Ce livre est dédié aux gens qui, un jour, ont vu leur destinée
se briser, rien n'est impossible même si tout est si fragile...

Chapitre : Un étrange Phénix

... Une tempête broie l'univers, l'unicité n'est plus, l'électricité non
plus, le noir développe ses tentacules, mes vers sont reclus... La
matière première du multivers n'est plus, les océans sont broyés,
car superflus, la voie lactée déchirée par une tornade universelle qui
mue. L'obscurantisme est nu.
Et moi et moi et moi, je suis de travers, mes vers ont des
travers... Mon écriture est transverse, transgenre.
La terre devient surannée, dépassée, boursouflée. La gravité est
balayée. Toutes les lois de l'univers deviennent obsolètes !
Puis, un trou de verre se forme et éclaire toute la noirceur de sa
chaleur. Les dimensions éclatent, craquent, et un rire écarlate
retentit dans le noir lunaire. Un rire pesant qui casse le firmament et
surtout le temps.
Un être étrange pénètre le trou de verre et remonte le temps et les
printemps. Il dissèque l'histoire de l'humanité souvent noire, parfois
avec un zeste d'espoir...

En un éclair, tout est évident, tout est efficient, tout est intelligent.
Cet être dispose de l'intelligence ultime, l'intelligence instinctive, l'interaction primitive... l'intelligence divine. Tel un Dieu divin, il sait tout et comprend tous les concepts, il est l'origine et l'univers et peut se soustraire des règles de la matière. Il maîtrise et martyrise le temps et va où bon lui semble. Qui est cet être fait de lumière et de chair ?
Un oiseau divin remonte le temps, il contemple le
néant et les artifices du vent. Il va à la vitesse de la
lumière, il avale mes vers... Ce rapace masque sa
rage, tel est l'adage.
Sa rage est contenue, prête à exploser tel un volcan survolté. Cet oiseau est tout sauf suranné...
Ceci n'est pas un conte de fées. C'est tout sauf ça, c'est l'histoire de l'au-delà, au-delà des préjugés, au-delà du réel, au-delà des sentinelles, des délires, respirez, lecteurs, cet élixir...
... Cet oiseau de feu se pose en Bretagne, tout près de Rennes.
Il semble hargneux, en témoignent ses sourcils froncés et ses veines bleues saillantes sur la gorge. Il est mal luné et semble mal léché.
Il a l'air étrange, bizarre. À son passage, les nuages noircissent, la
vue s'assombrit. La poésie est dénutrie.
Les oiseaux parlent entre eux. La peur s'empare de leurs vœux pieux. Dans un monde de Ying et de Yang, il semble être le Yang et le Ying. L'alpha et l'oméga. Le vide et le tout, le bonheur et la dépression. Le noir et le blanc, il semble être tout, mais n'est rien.
Cet oiseau est oxymore, clair-obscur, d'une obscure-clarté désenchantée... L'oiseau du Big Bang ! Pire qu'un gang de Harlem, qu'un gang bang avec Charlène. L'oiseau du dilemme...
Puis, il range ses ailes enflammées, lève la tête fièrement et contemple les alentours. Un léger vent caresse ses yeux couleur feu.
Les branches des arbres gigotent de droite à gauche au gré du souffle, l'oiseau est au milieu d'une prairie tout près d'un lieu-dit.
Un endroit sans importance, semble-t-il. Pourtant, c'est ici que
tout a commencé, c'est ici qu'Obscure-Clarté est née...
Puis, le phénix hurle son amertume, les vitres des maisons tremblent, certaines se brisent sous l'impulsion de ce cri strident.
Ce cri, une note de piano esquinté que l'on aurait amplifié à l'infini
pour annoncer la fin du monde.
Ce cri crescendo, c'est comme une rage intérieur qu'il doit sortir pour se revigorer. La résilience débute peut-être là...
D'ailleurs, ce cri ressemble plus à une sorte de ricanement mélodique étrange. Un truc bizarre qui vous prend aux tripes !
L'oiseau, tel un robot, analyse l'époque, son cerveau est fait de processeurs et d'intelligence artificielle. Il surfe sur le web, analyse les médias... La bêtise humaine lui fait peur. Non, peur n'est pas le bon mot, je dirais plutôt qu'il est navré de voir où l'humanité s'est échouée. Dieu lui-même a trébuché.
Toutefois, il constate quelques progrès faits en matière de schizophrénie et

de santé mentale.

Puis, il remonte l'horloge temporelle jusqu'en 2010

C'est ici qu'un jeune homme a construit un ouvrage pour comprendre sa maladie, des vers ont fleuri et sa poésie s'est nourrie de sa tragédie... Il était vide et sans relief, l'écriture lui faisait des griefs, puis il a retrouvé son fief... Ce livre, aujourd'hui encore, parle à beaucoup de personnes, la revanche de l'archange a sonné, le passé peut bien trébucher...

Le futur, lui, est déjà amorcé.

... Sur les rives de mon destin, j'ai construit mon chemin.

Celui-ci était fait de vers de terre, de coléoptères, de constellations et de pigments verts... d'une matière éphémère, d'une maladie amère, de cheveux qui tombent par terre.

Pour atteindre ma plénitude, il m'a fallu écrire et accepter de souffrir, écrire et m'ouvrir. Lorsque, jadis, j'étais fermé à double tour, dans le déni de la maladie. Je ne voulais pas être jugé par les gens. Le mensonge était devenu mon armure, le mensonge, c'était mon Excalibur, un moyen de me protéger, un moyen aussi de ne jamais vivre un conte de fées.

Au moment précis où j'écris résonne cette chanson d'Alain Bashung : « La nuit je mens... », l'odeur d'un expresso tapisse l'atmosphère ; je suis si bien lorsque : j'écris, j'oublis, je revis !

À 30 ans, j'étais un jeune homme très différent de celui que je suis aujourd'hui. J'avais arrêté le basket-ball pour me consacrer à l'écriture d'un livre sur mon parcours de soigné à aide-soignant.

Du haut de mes 30 ans, je voulais croquer la vie. Je n'avais pas profité de mes vingt ans, la maladie s'était occupée de mon cas...

Neurasthénie de mon écriture, j'étais devenu un vulgaire fantôme, idiome des atomes, un homme beaucoup trop lent pour Google Chrome.

Souvent, je sortais en boîte de nuit, c'est en dansant que j'oubliais ma mélancolie. Ce spleen qui me rongeait, cette façon de penser ma vie comme un pansement sur mon âme pour ne plus avoir à faire face à ses larmes... D'ailleurs, elles ne sortaient pas, mon visage restait impassible comme un ex-taulard qui a trop vécu ! Certes, j'étais stabilisé, il me restait beaucoup d'étapes à franchir pour me rétablir.

Muni d'un mental de guerrier, je commençai donc ma carrière d'aide-soignant.

Je n'ai jamais renoncé, conscient que ma vie était à un tournant du haut de mes 30 printemps.

Je n'étais rien, mais tout aux yeux des miens, juste une poussière infime qui devait lever le voile. Je voulais le Graal. J'avais la dalle. Dans le théâtre de ma vie, je dois bien avouer que seule la poésie fut un refuge... Mes vers glissent telle une luge.

J'ai pris mon courage à deux mains pour dévoiler une maladie silencieuse et sournoise. Mes vers sont turquoise. Il fallait effacer cette ardoise faite de délires et de voix qui vous toisent...

Cette voix nommée « L'autre » qui voulait faire de moi son apôtre. Je devais devenir un autre !

Je devais prendre une gomme et dégommer mon passé pour enfin aller de l'avant.

Comme un râle qui hurle de l'intérieur, comme une rage qu'il fallait sortir, j'étais un volcan qui voulait se réveiller...

Il m'a donc fallu aller chercher le bonheur, ne pas attendre qu'il tombe du ciel. J'ai dû me créer mon étincelle. Me créer une nouvelle sentinelle, et cesser avec mes vieilles querelles...

C'est pourquoi, aujourd'hui, je remercie tellement l'écriture, celle-ci m'a sauvé des griffes d'un démon impur. D'une voix qui me harcelait au présent, au futur et à l'imparfait. J'ai compris ma maladie, compris cette poésie, j'en ai fait une force, les mots sont mon écorce, mon écriture peut être féroce... Ma maladie fut atroce !

Ma famille a aussi beaucoup souffert. Destin amer, maladie de l'âme et de la chair. Pour eux, je devais me relever, grâce à eux j'ai pu regarder la Voie lactée sans les préjugés. Ils ont toujours été là, toujours gardé la foi, toujours montré la voie...

Un amour inaltérable qui m'a fait grandir même s'il m'a fallu beaucoup de temps pour comprendre.

Je dois bien l'avouer, je n'ai pas toujours été un bon grand frère pour ma sœur Laetitia...

J'étais, adolescent, gouverné par des voix sans nom, j'étais là, mais j'étais absent comme hors de moi-même. Aujourd'hui, je demande pardon. Pardon aussi à mon petit frère Reinald, pour qui je n'étais pas vraiment le grand frère.

Fragile et devenu la victime de mes voix, j'étais un fantôme, un atome sans but ni gouvernail. Un train qui déraille.

Reinald et Laetitia ont toujours été très proches et, de mon côté, la maladie nous a éloignés. Maladroit, inadapté, je ne maîtrisais pas les règles de la communication non violente que j'ai apprises par la suite.

Je m'énervais vite verbalement et je ne comprenais pas ma famille. Il aurait déjà fallu que je me comprenne moi-même. Dans ma tête, cette voix, l'autre, me gouvernait, j'étais quelque peu insensible à l'époque à l'amour de ma famille, je n'y arrivais pas...

Parfois, je pleurais seul dans ma chambre lors de mes moments de conscience. Je ne voulais rien montrer à ma famille, ni ma souffrance, ni ma solitude, ni mon incapacité à progresser. J'étais si triste à l'intérieur. Mon cœur n'était que glace. Ma mère essayait bien de se rapprocher avec tout son amour et son humanité, seul un « psychopathe » lui répondait...

Au moment précis où j'écris ces mots, les larmes montent... Je ne suis plus cet ado qui n'existait qu'à travers la souffrance. Je ne masque plus mes émotions. Avant, je considérais mes émotions négatives comme une faille, une honte. Il ne fallait pas pleurer, il fallait être fort en toute circonstance. Ma famille a réussi à m'apprivoiser, moi, le lion indomptable. Je suis passé à table.

... Le temps tourne, pluie ou soleil, Dieu ne sait pas ce qu'il nous réserve. Le ciel hésite, les probabilités tout là-haut s'agitent.

Les voitures passent dans cette rue accoudée à la gare. De gigantesques arbres verdoyants tentent de nous faire oublier la froideur latente, la froideur ambiante. Des Klaxons rugissent, les automobilistes s'énervent. Il est 17 h, les bouchons commencent, Rennes suffoque et mon écriture toc, toc, toc. Elle ne veut pas me lâcher, il faut que j'écrive, je suis comme un camé, il me faut ma dose de mots...

Je suis dans un bar, adossé à ce siège poussiéreux et désuet, j'écris ce chapitre, l'odeur d'une tisane menthe-verveine détend l'atmosphère, mes vers voguent dans le ciel d'un Rennes éphémère. On sent que le soleil va arriver, et moi et moi et moi, je piaffe d'impatience. L'écriture est une femme, depuis quelque temps, je commence à comprendre les rouages de son charme. Il me reste tant de choses à découvrir. Puis le soleil maquille Rennes de sa clarté naturelle. L'obscurité est engloutie, elle ne survit pas, elle est déjà partie là-bas...

Le soleil envahit la rue devant la gare telle une marée qui subtilement avance dans le sable. Il engloutit les rares gratte-ciel de Rennes, passe au-dessus des Champs Libres (une grande bibliothèque futuriste à Rennes), puis finit sa progression sur le toit de Rennes, le Thabor, ce parc géant dans lequel il fait si bon courir...

Le soleil sous-jacent et mon esprit luminescent sont en symbiose.

En écrivant, je prends conscience de mes progrès. Aujourd'hui, heureusement, tout est différent, nous nous sommes rapprochés et mes atomes se sont synchronisés avec ma famille.

Conscient qu'on n'en a qu'une ! Je suis un homme beaucoup plus apaisé dorénavant, un être enfin efficient.

Tout a commencé un beau jour du printemps, je venais de publier *Obscure-Clarté Schizophrénie*. Pendant un an, le livre ne marchait pas du tout...

À vrai dire, j'étais tellement heureux d'avoir publié un livre que je ne faisais aucune démarche pour avoir des articles. D'ailleurs, cela allait intéresser qui, un livre sur la schizophrénie en 2010 ?

Personne, pensais-je ! Comment peut-on se tromper à tel point ? Je n'étais pas prêt pour la déferlante médiatique qui allait suivre...

Un jour, alors que je mangeais chez le père de mon ex-femme Catherine, il me demanda des nouvelles de mon livre et si j'avais fait des démarches pour avoir des articles.

Je répondis que non et que personne ne voudrait d'un livre sur la schizophrénie. Il m'a dit : « Sait-on jamais... », le regard malicieux. Ces quelques mots glissés entre deux parts de tarte à la pomme résonnent encore aujourd'hui. Ils ont ouvert une porte dans mon encéphale. Le champ des possibles s'est subitement manifesté dans mon cerveau.

J'ai donc décidé, suite à cette discussion, de téléphoner à ma maison d'édition de l'époque. Réponse humiliante : « Vous ne faites pas partie du top dix de nos ventes, si vous voulez des articles, il faut vous débrouiller tout seul... »

Cette phrase fut un déclic puissant, elle m'a profondément vexé. Certes, c'est vrai, mon livre ne se vendait pas et j'en avais conscience. D'ailleurs, ce n'était pas le but, toutefois j'aurais aimé avoir de la reconnaissance, ne pas être pris pour une banane...

Ainsi, je me suis dit : tu n'es pas pris au sérieux par ta maison d'édition. Il faut faire un coup d'éclat pour être pris en compte.

Comment faire ? C'était mon premier livre et je n'avais aucun contact dans les médias. J'en parlai au papa de mon ex Catherine qui me donna une très bonne idée. Il me dit : « Pourquoi ne pas essayer le *Magazine de la santé*, ce serait adapté pour votre livre ? »

C'est ici que tout commença, c'est comme cela que je fis mon premier pas. J'appelai toutes les semaines le standard de l'émission pour raconter mon histoire et avoir une adresse où envoyer le livre. J'envoyai le livre avec beaucoup d'espoir !

Puis, les semaines passèrent et ma motivation diminuait au fil du temps. Au bout de plusieurs mois, je n'y croyais plus. Dans mon esprit, je me disais : au moins, j'ai essayé, je n'ai rien à regretter. Tant pis...

... C'était un jeudi, c'était ici et là, c'était un jour comme un autre de travail. Un jour coincé entre le mercredi et le vendredi.

Ce jeudi-là, je sentais l'odeur du soleil levant, le chant des oiseaux, les couleurs criardes dans le ciel, les nuages qui formaient des visages étranges. Ces êtres d'azur qui changeaient d'expression au gré des gesticulations du vent.

Les coccinelles qui dansent entre les fleurs du jardin de la maison de retraite.

Le firmament semblait s'exclamer : « Ce sera une belle journée ! »

... Pendant ce temps, j'écoute *Happy* de Pharrell Williams, cela colle parfaitement avec mes souvenirs du moment...

La plénitude de l'azur sautait aux yeux, comme un tableau de Pablo Picasso. Le cubisme de mes vers ne saurait se satisfaire de cette description bancale.

Poussons plus loin, il faut entrer dans les annales...

L'aurore et ses vertus philosophiques, l'aurore et rien d'autre, juste la contemplation de l'azur.

Seuls les bruits de dame Nature enlaçaient mes oreilles, les roses rouges qui virevoltent comme une balançoire de droite à gauche.

Un chat errant que l'on nourrissait avec les aides-soignantes venait toujours me saluer lorsque j'arpentais ce miniparc. Petit être majestueux, il possédait des yeux bleus comme l'océan. Un regard printemps et profond comme l'univers. La tendresse que seule une mélodie peut retranscrire. Il rendrait jalouse n'importe quelle fille en quête d'attention. Partout où il passait, on ne voyait que lui : « Mini ».

Cet être d'une blancheur paradisiaque, à la démarche sensuelle et prudente, au poil court et doux comme un pull en laine, bondissait de pierre en pierre. Il est ardu d'expliquer sa démarche sensuelle avec des mots. Essayons : cet être marchait le pas nonchalant par moments et sûr à d'autres instants, Mini possédait cet instinct animal que l'homme perd au fil du temps. Ses petites pattes blanches donnaient parfois l'impression d'errer dans un chaos ordonné.

Savait-il où il allait ? Partait-il à l'aventure ? Telle est l'équation.

Parfois, j'aurais aimé être ce chat insouciant, je m'imaginais dans son monde fait de roses et de câlins. Puis, je me reprenais, il devait bien aussi avoir des sources de stress. J'avais sûrement une vision idyllique de sa vie. Il avait aussi ses problématiques : trouver de la nourriture, survivre malgré le froid de la nuit...

Ainsi, avant de commencer mon travail d'aide-soignant, je faisais toujours un tour dans le petit parc adossé à la maison de retraite. Il y avait une mare au milieu avec ses nénuphars, ses grenouilles et cette eau ondulant comme les pensées des gens. J'aimais faire quelques pas dans cet univers rempli de magie. On voyait le soleil transpercer le feuillage de ses sapins provoquant les cieux. On entendait ce silence couplé aux coassements frénétiques des amphibiens. Sur le chemin, quelques feuilles torturées comme pour souligner l'automne qui approchait à grands pas. Il fallait donc profiter de ces moments. Pour moi, ma petite promenade dans le parc était un instant privilégié dans lequel le temps passe naturellement. Tout le contraire de mon métier d'aide-soignant dans lequel nous étions pressés très souvent...

Ce jour-là, je commençai ma journée de travail à 6 h 30 du matin.

Mauvaise nouvelle, pendant la nuit, une personne était décédée. Une vieille dame, Brigitte, de 91 ans. Nous avions prévenu sa famille de son état de santé qui se dégradait beaucoup. Malheureusement, la famille devait venir la semaine prochaine. Elle ne pourrait lui dire au revoir.

C'était mon quotidien : la vie, la mort, la souffrance, les rires et les larmes... On aidait du mieux qu'on pouvait avec peu de reconnaissance de nos supérieurs. Les résidents, par contre, savaient exprimer leur satisfaction. Un sourire et une phrase entre deux couloirs valent souvent bien plus que de fausses louanges d'un cadre de santé qui souhaite juste vous faire travailler encore plus. Je me souviens de cette personne qui avait une sclérose en plaques. Chevelure blanche toujours soignée, maquillage adapté, un regard céleste et une garde-robe impressionnante dans laquelle les couleurs vives étaient de mise.

J'ai vraiment pris une leçon de vie par cette personne que nous appellerons « Babette ». Parfois, le matin, elle n'arrivait pas à se lever seule. Elle m'appelait et je venais l'aider pour aller dans la salle de bains faire sa toilette. Je ne l'ai jamais entendue se plaindre. Babette essayait toujours de faire au mieux avec son énergie du moment. Parfois, elle avait cette force naturelle qui gouverne votre esprit et votre corps. Parfois, son corps la lâchait comme ce jour où je la retrouvai par terre dans sa chambre. Babette n'avait plus la force de crier et attendait que quelqu'un la trouve. Parfois, elle me racontait sa jeunesse de professeur d'université et sa famille qui venait souvent la voir.

Parfois, elle ne pouvait pas parler, elle répondait avec des battements de cils par oui ou non, un battement voulait dire oui, deux, non.

Parfois, elle avait envie de pleurer, je le sentais, je lui disais qu'il n'y avait rien de mal là-dedans, qu'il fallait faire sortir ses émotions. Babette ne le faisait jamais devant moi. Parfois, j'effectuais ma ronde dans les couloirs

et je l'entendais sangloter. Lorsque j'entrais dans sa chambre, elle se reprenait très vite et arborait son plus beau visage…
Lorsque Babette souriait, son visage s'illuminait et on oubliait ses rides qui creusaient son visage.
Ce jour-là, je terminais le travail très fatigué. Un aide-soignant fait en moyenne une quinzaine de kilomètres par jour. Il était 14 h 30.
Nous venions de terminer les transmissions, ce moment où l'équipe soignante parle des résidents, de leurs problèmes de santé et des solutions à apporter.
Je sortais de la maison de retraite et j'allumai mon téléphone portable. Quatre messages vocaux… venant d'un numéro inconnu.
Je me demandais qui cela pouvait bien être. Je pris donc mon portable afin d'écouter les messages.
« Bonjour, Monsieur Babillote, après lecture de votre livre *Obscure-Clarté Schizophrénia*, nous serions ravis de vous accueillir dans notre émission ! Êtes-vous disponible la semaine prochaine ? Tenez-nous rapidement au courant. »
C'est là que tout a commencé, c'est là que mon destin s'est transfiguré. Je n'oublierai jamais ce moment ni le sourire que j'arborais fièrement après avoir entendu ce message vocal. Il ne s'agissait pas d'un sourire évanescent…
Ce sourire venait de s'immiscer dans mes veines. Tout mon être semblait irrigué d'une énergie nouvelle. C'était comme une consécration pour moi après toutes ces années de souffrance et de lutte. Mon premier réflexe fut de mettre un morceau de Prince dans ma voiture (*Cream*), un hit qui donne de l'énergie. Puis, une fois le morceau terminé, je m'arrêtai pour appeler et donner mon accord pour venir dans les studios de France 5. Une fois arrivé chez moi, je l'annonçai à Catherine qui était ravie pour moi. Je vis son regard s'illuminer lorsque je lui annonçai la nouvelle. C'était un grand moment. Puis, je téléphonai à mes parents et ma famille pour faire le malin. Je n'en revenais pas. Parfois, je m'endormais et je rêvais que tout ça était faux.
Heureusement que mon réveil me sortait de ce cauchemar récurrent.

… Pendant ce temps, le phénix reprend son envol, il avale les années et les kilomètres, nous sommes en 2013. Puis, il se dirige vers Paris et se pose sur la tour Eiffel. Il admire la capitale française, respire l'air du temps…
La violence semble monter dans ma très chère France. Les quartiers parfois s'embrasent. Une rage semble murmurer quelque chose entre les murs. Le mariage pour tous fait débat, des personnes manifestent contre le mariage pour les homosexuels, quelle tristesse ! Des personnes se bousculent et se battent pour faire entendre leur voix. De mon côté, je trouve que ce mariage fait avancer les choses. C'est une

excellente nouvelle.

Heureusement, la tour Eiffel tutoie le firmament, cela permet la distance d'être dans les cieux.

Le phénix et son regard nébuleux semble pensif...

« Comment est-on arrivé à ce stade-là ? » pense-t-il peut-être.

Puis, il s'envole brusquement, il dévale et court dans les airs et se dépose sur le toit du ministère de la Santé.

Une conférence va avoir lieu sur la schizophrénie au ministère de la Santé avec l'Unafam. Tant de choses se sont passées, par où commencer ?

Au moment précis où j'écris, je suis perdu... Il est 5 h du matin, j'ai fait un basket la veille et impossible de trouver le sommeil. Depuis quelques mois, j'ai repris le basket.

Dehors, les grenouilles coassent, annonçant l'éveil du ciel. Le soleil pointe le bout de son nez entre les rideaux efféminés de ma chambre.

Je dois raconter mon année 2014. On est en 2024 au moment où j'écris.

Je me souviens de ce passage au ministère de la Santé. Je me remémore cette fierté, du regard de mes parents, des personnes présentes à qui je délivrais la recette de mon rétablissement.

Tout a commencé par un appel téléphonique d'un laboratoire qui souhaitait me faire intervenir lors d'un congrès pour infirmiers et psychiatres. Jusque-là, je n'avais fait que des dédicaces pour parler de mon livre et certains passages médias. L'émission du *Magazine de la santé* avait été diffusée et mon livre *Obscure-Clarté* cartonnait dans les librairies.

Je me souviens que, lorsque j'arrivai à Lille pour le congrès, je n'avais aucune idée du public présent. Plus de 300 personnes attendaient mon intervention. Heureusement, je n'étais pas seul, j'étais questionné par une personne du labo qui avait lu mon livre. Ce fut un moment inoubliable, même si j'ai bien failli ne pas y aller. Lorsque je me suis rendu compte du monde présent, j'ai fait une crise de panique pendant quelques secondes. Puis je me suis souvenu de tout ce que j'avais déjà traversé, mes blessures au genou gauche, ma maladie, mon internement, puis mon retour à la lumière, je ne pouvais abandonner maintenant.

Je pris donc mon courage à deux mains. Ce fut ma première conférence. Après, tout s'enchaîna et je fis beaucoup de conférences avec l'Unafam notamment. Au début, j'étais toujours accompagné par une personne qui me posait des questions devant le public. Conscient qu'il fallait prendre mon envol, je travaillais sur une conférence où je serais seul à devoir expliciter mon propos. Ce fut le cas justement pour mon intervention au ministère de la Santé. Je dois d'ailleurs remercier l'Unafam pour leur confiance. L'Unafam est une association qui milite pour que la schizophrénie soit mieux comprise. Elle aide à travers des groupes de parole les familles et les personnes atteintes de schizophrénie.

Ma mère en a fait partie. Je dois bien avouer qu'au début, je détestais l'Unafam, cela me rappelait la maladie, cela me rappelait ma condition sociale de l'époque, de vulgaire psychotique. J'ai vécu chez mes parents jusqu'à 28 ans. J'avais honte, voyant mes rares amis prendre leur envol, et moi, je restais à quai...
J'étais comme un exilé. Une personne qui voit le monde bouger autour d'elle, mais qui semble bloquée à l'intérieur, qui ne parvient pas à se bouger. L'étranger de Camus, c'était aussi un peu moi en quelque sorte. Être inadapté, je n'y arrivais pas...
C'était un peu comme si mes amis partaient à l'aventure et que, de mon côté, je ne me sentais pas assez armé pour me débrouiller tout seul sans mes parents. Je faisais des crises de panique. Par exemple, pour quitter la maison familiale, je sortais par la porte du garage, puis je revenais dans la maison sans aucune raison. Dehors me faisait peur, dehors était un monstre à deux têtes dans lequel mes voix devenaient anarchiques...
Puis, j'ai eu le déclic, j'ai écrit ce satané livre. L'écriture a permis de mettre à distance la maladie. J'ai compris mes erreurs, je suis tout simplement devenu meilleur...
Au fil du temps, j'ai compris que l'Unafam faisait du bien à ma mère et que cela lui permettait de mieux me comprendre.
Revenons en 2013 avec cette conférence sur le rétablissement.
Lorsque vous arrivez au ministère de la Santé, vous devez montrer patte blanche... Vous vous faites fouiller de haut en bas. Au début, j'ai eu peur de faire une psychose sur les agents de sécurité. J'avais même de la fièvre avec le stress. Puis, très rapidement, je me suis repris. Qu'il était loin le temps de mes délires ! Dorénavant, je vivais tellement mieux, je gérais infiniment mieux ces moments.

Le public applaudit à l'énonciation de mon nom, je fis quelques pas, puis je commençai ma conférence par ces mots : « Ma schizophrénie est ma force... »

... Puis, le phénix décolle et déploie ses ailes de feu, il quitte le toit du ministère de la Santé. En un éclair, il transperce l'atmosphère et se dirige vers Noyal-sur-Vilaine, une petite ville proche de Rennes.
Nous sommes en 2018. L'oiseau de feu se pose dans un jardin avec une belle piscine en bois. La piscine est fermée à cause de la température.
Le phénix range ses ailes enflammées et observe cette magnifique maison.

Elle semble animée par les bruits des enfants, par les portes qui s'ouvrent et se claquent comme une rythmique obsédante. Une maison couleur blanche neige, avec une petite cheminée dont sort une épaisse fumée.

Nous sommes en hiver et dehors, la blancheur tapisse la nature…
Il fait froid, il fait glacial, nous sommes proches de Noël. Soudainement, une berline arrive et se gare dans le garage du sous-sol. Il s'agit visiblement d'un aide-soignant qui rentre du travail.
Il semble fatigué, en témoignent ses cernes et son dos légèrement courbé par le poids de sa journée de travail. Il pénètre dans la maison et fait un câlin à sa femme qui est en robe de chambre. Elle semble déprimée, il n'y a rien dans son regard, pas de flamme, pas de rage, juste une résignation, un spleen évident…
Cet homme, c'est votre serviteur en 2018. Qu'a-t-il bien pu se passer ? Je suis cerné, quelques rides apparaissent au détour de mon regard. J'essaie de garder le sourire, je suis comme la Joconde, je fais comme si, mais non, ça ne va pas…
Non, ça ne va pas du tout !
J'ai été habitué à la souffrance, à cette mélancolie navrante. Je me suis fabriqué une armure dans laquelle j'étais insubmersible. Du moins, c'est ce que je pensais…
Certes, je suis toujours rétabli de ma maladie, mais ma femme de l'époque est malade, gravement malade ; bipolarité, burn-out, grave dépression, on ne sait pas vraiment, les médecins sont perdus. Que faire ? Comment l'aider ?
Comment rester fort lorsque tout mon être veut lâcher ?
Lâcher le traitement, lâcher les sourires, lâcher cette vie dans laquelle je ne me retrouve plus. Avec Catherine, après le soleil couleur passion, la nuit venait de faire place à l'obscurantisme. L'obscure-clarté de mes pensées semble tétanisée…
Ma femme et moi, on se regardait sans se regarder. Parfois, je n'osais plus la regarder, elle avait pris beaucoup de poids, j'étais toujours très amoureux, même si son enveloppe charnelle ne m'intéressait plus…
Que faire ? On ne faisait plus l'amour, je n'avais tout simplement plus envie et Catherine, à cette époque, ne faisait rien pour raviver mon désir. Elle restait toute la journée avec cette satanée robe de chambre noire. Certes, j'essayais de ne pas juger, mais, lorsque je rentrais du travail, j'avais toujours un nœud dans le ventre, ne sachant pas dans quel état j'allais la retrouver.

C'est comme si, dans son regard, la passion pour la vie s'était éteinte. Parfois, je mettais à la télévision un sketch pour la faire rire. Impossible, ses lèvres étaient fermées à double tour.
Que s'était-il passé pour en arriver là ?
Une personne très mal intentionnée appela les services sanitaires afin de relater des propos mensongers sur Catherine et les enfants de famille d'accueil. Cette personne, disons « Hervé », ne supportant pas que Catherine soit amoureuse d'une personne comme moi (atteinte de schizophrénie), envoya une lettre avec de graves accusations évidemment fausses !
Catherine est la personne la plus douce que je connaisse, alors l'imaginer frappant et brutalisant les enfants, c'était impossible. Elle était toujours

douce et dans la communication. Je l'ai vu de mes propres yeux et Dieu est témoin. La jalousie est un grave défaut qui peut faire faire des folies...
À cause de cette lettre, Catherine et moi, nous perdîmes un des enfants de famille d'accueil, le temps qu'une enquête soit faite. Catherine ne supporta jamais de perdre cet enfant qu'elle voulait adopter. Du jour au lendemain, la lumière quitta son iris pour la noirceur des ténèbres...
Nous étions aussi famille d'accueil, avec parfois jusqu'à quatre enfants en plus de ceux de Catherine. J'aimais beaucoup les enfants de Catherine et ceux de famille d'accueil. Cela créait de la vie. Moi, le solitaire, il m'avait fallu un temps d'adaptation. Dorénavant, j'adorais tout ce remue-ménage incessant. Cela me stimulait et augmentait ma créativité.
Pourtant, un drame allait se jouer devant mes yeux...
Un jour, alors que je rentrais du travail, je cherchai en vain ma femme. Elle n'était ni dans le salon, ni dans le bureau, ni dans la chambre. Je l'appelai de vive voix. Seul le silence me répondait.
Dans le salon, Gaia était là, pas tranquillement installée sur son oreiller comme d'ordinaire. Elle semblait nerveuse... Comme si elle avait une chose à me dire. Comme j'aimerais qu'elle parle. Pas besoin de mots, ici, un regard suffisait. Je compris rapidement que quelque chose n'allait pas... Comme une intuition bizarre qui vous glace le sang. Où était Catherine ? Il était déjà 21 h 45, d'ordinaire, elle prévenait si elle sortait. De plus, avec sa dépression, elle ne sortait plus... Étrange !
Gaia, c'est un petit yorkshire, une boule de tendresse avec de petites billes qui lui servent de regard. Son regard est chaleureux, profond comme un animal qui adore son maître. Elle est innocente, et ne veut que notre bien.
Comment ne pas succomber devant tant de délicatesse ? Elle marche tel un chat fier et souple. Elle est curieuse et adore jouer à la balle. Je n'ai jamais vu de ma vie une petite chienne autant joueuse. Son regard sourit parfois ! Mais ce jour-là, pas de « délicatesse » chère à David Foenkinos, juste ce regard angoissé de Gaia qui restait assise devant la salle de bains. Elle se leva puis essaya avec sa patte de pousser la porte. La porte de la salle de bains était fermée de l'intérieur. C'est là que je compris...
Catherine ne fermait jamais la porte, elle mettait un mot pour dire qu'elle prenait son bain. Je défonçai la porte et je vis l'horreur sous mes yeux. L'horreur sous les cieux, l'horreur pour retrouver Dieu. Une mare de sang gisait dans la baignoire. Elle stagnait sur l'eau, ma femme était allongée, inanimée, les avant-bras tailladés de sang. Sur le moment, je fus pris de panique. Mon cerveau fit un stop. Je n'arrivais pas à penser, pas à bouger, moi aussi j'étais inanimé, comme tétanisé par l'émotion. Seul mon regard bougeait. Bouger n'est vraiment pas le bon mot ; mes yeux suffoquaient, ma vue semblait atteinte de Parkinson. Elle tremblait comme une feuille morte qui comprend qu'elle va devenir poussière. Mon monde venait de s'écrouler, mon univers fait de vers, de Catherine, de son esprit et de sa chair n'était plus...
Puis, une voix schizophrénique me sauva du démon qui venait d'effrayer mon âme. Cette voix, « L'autre », me murmurait ceci :

« Reprends-toi, tu es aide-soignant et tu connais les premiers secours par cœur. Reprends-toi, reprends-toi, reprends-toi ! »
Cette voix qui jadis m'avait effrayé, celle contre qui je luttais, reprenait de plus belle : « Reprends-toi, sale con ! Reprends-toi, sale con, reprends-toi, sale con ! »
Cette voix me sauva d'une paralysie mortelle. Impossible de dire avec exactitude combien de secondes ou minutes cela dura. Ce fut assez bref et je réussis à rebouger ma main droite lentement, puis ma gauche subtilement. Mon regard devint moins flou et retrouva peu à peu son acuité. Enfin, l'énergie remonta le long de mon corps, jusqu'à mon palpitant. C'était comme si mon cœur s'était bloqué, mon sang inanimé pendant quelques instants.
Puis, naturellement, mon corps suivit le mouvement. Une fois mon état de statue humaine déjoué, je sortis mon ex-femme du bain, l'emmenai vers le canapé et lui appliquai les premiers secours tout en appelant les urgences... Je ne remercierai jamais assez cette voix, « L'autre ». Ainsi, la schizophrénie m'avait permis de me reprendre et d'appeler les secours.
La vérité, c'est que je me sentais fautif, terriblement fautif. Je n'étais pas à cette époque le meilleur mari du monde. Ma femme sombrait et parfois je préférais sortir avec mes amis. Certes, je lui proposais toujours de venir, mais un profond spleen me servait d'ombre...
Même mon ombre se détachait de moi.
J'avais l'impression de ne pas être à la hauteur. De ne pas être l'homme de la situation. Pourtant, j'essayais de faire de mon mieux. Je lui montrai des vidéos de développement personnel, de psychologie, de neurosciences. Je commençais à lire des livres sur ces sujets. Je n'avais qu'un seul but : sortir ma femme de ce cercle vicieux. Il le fallait. Et de là où je viens, je sais très bien qu'on peut se sublimer et sortir de cet état neurasthénique. Comment faire ?
D'abord, je commençai à lui redonner confiance avec beaucoup d'amour. Je lui faisais des compliments, je la rassurais. Puis, je lui ai fortement suggéré de se mettre au sport. On faisait parfois des séances ensemble afin de la stimuler et d'augmenter son mental. Le sport permet ce dépassement de soi indispensable pour vaincre ou équilibrer une maladie. Dans le cas de la dépression, il fallait retrouver la vie, l'allant de la vie, l'étincelle, la curiosité. Malgré mes efforts acharnés, Catherine fit beaucoup de résistance au début. Je pense qu'elle faisait du sport et regardait avec moi ces vidéos, mais que cela la soulait. Elle le faisait par amour, mais pas pour elle...
Cela ne peut que difficilement marcher comme cela. Puis, petit à petit, je vis son comportement changer, elle commença à sourire plus, à vouloir regarder des vidéos d'humoristes sur YouTube.
Le rire est le meilleur des remèdes, je crois. On visionnait donc ensemble le *Marrakech du rire*... C'était un bon moment.
Puis, elle commença à vouloir sortir un peu plus, puis à lire et me poser des questions sur les livres que je dévorais. Peu à peu, son cerveau s'est remodelé, avec de nouvelles bases plus saines et plus positives. Enfin, elle

se mit à chercher du travail et une formation. Wahou, que de changements en un an ! C'était incroyable à voir. Elle qui ne se levait presque plus du lit et du canapé s'est littéralement transfigurée sous mes yeux ébahis.

Aujourd'hui, je peux dire que j'ai été le témoin privilégié d'une renaissance. Moi qui ne suis pas spécialement croyant, j'ai assisté à un miracle !

... le phénix vogue et vogue dans les airs, il surfe sur les nuages symphoniques et écoute _Joy in repetition_ de Prince. Cette guitare mélodique apaise sa rage, lui qui n'est pas toujours très sage. Le phénix va direction Rennes au Withefield, un bar proche de la capitale bretonne. Il sillonne les alentours et hume l'état d'esprit des gens...

Il fait nuit, les lucioles sont de sortie, les coccinelles et les prés proches du bar scintillent de mille feux. La luminosité danse dans les prés comme dans un dessin animé. L'herbe s'articule au gré du souffle divin.

Les sapins flirtent avec l'azur dans cette région qui a vu naître Excalibur. Une lumière blanchâtre se reflète dans une mare au centre des prés. C'est la pleine lune, ici, pas de dune. Juste des gens qui veulent danser au Withefield. C'est un bar où beaucoup de soirées célibataires ont lieu. Les soirées jadis OVS (On va sortir), c'était là-bas principalement. Tout le monde est sur son trente et un sauf moi qui porte des baskets, un polo noir et un chapeau blanc. Mon style décontracté ne plaît pas à tout le monde. Peu importe, j'exporte ma bonne humeur du moment.

C'est mon momentum, mais je n'en ai aucune idée, celle qui va bouleverser ma vie va pénétrer dans le Whitefield...

Sourire ravageur, cheveux bouclés, style classe et original, des plus stylé, taille de guêpe et forme divine.

Démarche subtile tout en finesse. Elle porte un pantalon noir sobre et rayé, un haut rouge fleuri, et moi, je suis meurtri par tant de poésie...

Mon cœur vient de s'arrêter devant cette vision surréaliste de féminité. Comment faire pour l'aborder ?

Je n'y arriverai pas...

Quelque chose me bloque, je suis littéralement abasourdi. Ce qui ne m'arrive jamais d'ordinaire. Là, tout est différent, tout est lent et rapide. Tout est ombre et lumière, noir et blanc, musique et silence, folie et raison, mon esprit fait des bonds quantiques... Je ne sais pas quoi faire, les hommes lui tournent autour comme des abeilles prêtes à piquer. Pendant ce temps, le DJ passe _Let's dance_ de Bowie. Impossible de résister à l'envie de danser. Je m'approche donc de la piste de danse discrètement, le pas léger et lourd à la fois. Mon esprit ne veut pas me laisser tranquille, je suis comme obnubilé par cette créature lunaire. Franchement, on ne voit qu'elle...

Je suis comme aimanté, d'ailleurs, les autres femmes la dévisagent d'un air désabusé. Entre les femmes, c'est parfois la compétition.

Elle a le rythme dans la peau, elle ondule comme de l'eau, souple et robuste, tel un roseau. Et ce regard impossible à oublier. Des yeux profonds dans lesquels un feu ardent vibre. Je n'ai pas souvenir d'avoir contemplé une personne aussi vivante. Il y a comme de la lave dans son cœur. Elle danse, embrase la piste de ses pas endiablés. Véritable petit démon, comment ne pas succomber ?

Et pourtant, je m'approche, elle me sourit et je sors une blague. On rigole, le regard complice, puis je pars brutalement…

Si vous me demandez, lecteurs, je ne sais pas pourquoi je suis parti si vite… Peut-être que, dans mon for intérieur, je pensais ne pas mériter cette femme. Il fallait que je me reprenne, une forme de haine contre moi-même me gouvernait par moment. J'ai, par exemple, longtemps pensé que c'était ma faute si j'étais malade. Je n'ai pourtant rien fait pour attirer la schizophrénie. Pas de drogue, très peu d'alcool, alors, que s'est-il passé ?

Je suis un homme qui a été broyé par une symphonie diabolique, je suis d'ailleurs et d'ici et je voudrais être dans son cœur. Il est des êtres qui vous marquent. Cette femme, franchement, on ne voyait qu'elle, danseuse émérite, gestuelle unique, regard de braise, attitude un peu hautaine, sûrement une façade. Alors, comment se fait-il que, bien que je ne connaisse rien d'elle, je ne voulusse que lui parler ? Mais, je suis resté comme prostré après ma blague.

Pourtant, je ne suis pas d'ordinaire timide. Elle a réveillé mon âme.

Mais seules mes larmes pouvaient parler ce soir. C'est pourquoi je suis parti si vite. Je ne voulais pas qu'elle me voie sous ce jour-là…

Une fois dans ma voiture, je pestais contre moi. Une voix schizophrénique qui ricanait me disait : « Tu aurais dû rester, espèce de con…

Sale con, sale con, sale con… »

J'arrivai chez moi le regard vide et plein d'espoir, le regard poétique et noir. Comme une chanson d'Oasis, ma mélodie mentale était perturbée, tyrannisé par cette folle envie d'y retourner, de lui parler, de la cajoler…

Évidemment je ne fis rien de tout cela. Je caressai juste Gaia (ma petite chienne).

Je n'étais pas prêt pour ce qui allait suivre…

Le lendemain matin, la pluie venait s'immiscer dans ma prunelle, dehors un vulgaire crachin déversait son venin sur la Bretagne. L'eau dégoulinait sur les vitres de mon bureau faisant des petits ronds parfaitement géométriques. Je venais de me lever et j'essayais de trouver l'inspiration pour un texte de slam. Impossible, j'étais bloqué, mon âme voulait parler de cette étrange femme. Mon ego ne voulait pas écouter. Comment faire un poème sur une impression, un sourire, j'avais tellement envie d'écrire sur elle. J'avais peur que cela me rende triste vu qu'il y avait peu de chance de la revoir.

Le temps était maussade et sombre, et moi et moi et moi, j'étais porté par un espoir naïf, celui de la revoir par hasard. Je trouvais cela poétique et aussi assez futile. C'était décidé, j'irais la semaine suivante au Withefield dans l'espoir de la revoir. Qui sait, peut-être que le destin allait nous rapprocher.

Qui sait, j'allais peut-être toucher son âme et sécher ses larmes...

Rien n'était moins sûr. Ce que je savais, c'est que j'avais sûrement gâché ma seule chance. Les hommes tournoyaient autour d'elle au Whitefield et moi, je n'étais pas sûr qu'elle serait encore célibataire longtemps. Il fallait faire quelque chose...

... J'ai peur, j'ai froid, que se passe-t-il ? Mon cœur bat frénétiquement, puis s'arrête brusquement, mon être est chamboulé, tyrannisé par des sentiments pour une personne que je ne connais pas. Comment en suis-je arrivé là ?

Le coup de foudre peut-être ?

Au moment où j'écris, je n'ai que des doutes, et pourtant, je n'ai qu'une certitude, il faut la revoir. Je ne connais même pas son prénom. J'ai juste son parfum dans la tête, une odeur chaleureuse et sucrée. Qui est donc cette femme ?

Pourquoi n'avoir pas demandé son téléphone ? Parfois, je me surprends à redevenir timide.

... L'univers se tord et mes vers se perdent dans un océan de travers, je traverse la matière noire, je transperce Orion et la constellation Diablo, je suis ici, je suis ailleurs, tout ce que je souhaite, c'est toucher ce cœur que je ne connais presque pas.

Il n'existe pas de mots pour décrire ce qu'on ne peut que ressentir. Les mots sont évanescents alors que mes vers sont brûlants...

Puis, l'univers se détend et moi je me rends à l'évidence. Il faut que je me mette en transe à nouveau pour attirer cette muse sans nom.

Peut-être que le hasard nous réunira ? Peut-être que jamais je ne rêverai ce regard ardent ? Peut-être que je serai mort demain ?

Peut-être que je me prends trop la tête. Peut-être que je devrais être dans le moment présent ? Peut-être que tout ça, c'est du vent ? Peut-être simplement que l'amour, c'est chiant...

Pendant que mon esprit vacille, une tornade arrive au loin. Phénoménale, elle disperse les nuages, arrache les maisons et découpe, telle une épée, les bateaux bretons. Le ciel est un tableau dans lequel les étourneaux fuient. Dans lequel l'orage grogne et la pluie inonde. L'azur est torturé, mal-aimé, le ciel est versatile, il change, brille de mille feux, puis pleure. Il est mosaïque, puis noir et blanc, mosaïque et surtout satirique... Le ciel veut nous punir ! L'humanité n'est pas prête, elle est surtout trop désuète...

Toute la forêt Bretonne ressent ce tremblement des airs. Bientôt, la forêt va ressembler à un champ de bataille, le vent est comme la mitraille, il dégomme les arbres. La nature balaie la forêt et nous, nous sommes si imparfaits.

Comme si le Dieu Éole voulait punir notre charmante région... Les arbres restants se crispent, les insectes se terrent dans leurs cachettes, les animaux parlent entre eux et décident de s'enfuir. Ils essaient de traverser les routes et se font percuter par les voitures. Triste moment, comme si la terre lasse de nos excès voulait retrouver un équilibre en supprimant le plus de vies possible. Parlons justement d'équilibre, il fallait que je retrouve le mien progressivement. J'étais sans repères après mon divorce de Catherine. Perdu, errant dans les ruelles de Rennes, je partis à l'aventure sur les rives de la Vilaine et aux Champs libres, la bibliothèque majestueuse de Rennes.

J'arpentai la ville, regardant les femmes sans oser parler, comme bloqué, comme traumatisé.

J'en étais là, il fallait que j'apprivoise le vide. Il fallait que je sublime mes quelques rides. Comment faire ? Peut-être en faisant quelque chose de nouveau ? Depuis longtemps, je voulais faire de la musique, toutefois, j'ai toujours complexé sur ma voix. Je n'étais pas prêt à devenir le nouveau Prince. Cela me bloquait ; la comparaison avec ce demi-Dieu de la musique me rendait amorphe et je culpabilisais déjà de ne jamais atteindre son niveau.

Puis, j'ai lu un livre sur la technique des petits pas, la méthode des un pour cent. Je me suis donc dit : le plus dur, c'est de commencer. Ne vois pas trop grand, commence petit comme en musculation et développe tes capacités. J'ai ainsi décidé de me mettre sérieusement au slam. N'aimant pas ma voix, cela me semblait la plus simple porte d'entrée dans la musique. J'ai rencontré des gens merveilleux, notamment un DJ très talentueux, DJ Nagorm.

Aujourd'hui, je dois lui rendre hommage. Il m'a appris les bases de la composition sur un logiciel (Logic Pro). J'ai également tutoyé les cieux avec le piano de Claude Hazel, mon pianiste. Comme j'aime l'écouter jouer, c'est toujours un régal. Gageons qu'au début, j'étais très mauvais. Certes, le slam est la porte d'entrée peut-être la plus simple dans la musique, toutefois, il y a une grande différence entre savoir écrire et savoir interpréter son texte…

Au début, j'étais timide et il m'était dur d'apprendre une chanson, cela me prenait des semaines ! Je me souviens de ma première scène. C'était après une conférence, j'avais prévu pour les personnes présentes une petite surprise en slam. Aïe, ouille lol,

J'ai dû recommencer le morceau, oubliant les paroles. Je n'ai pas abandonné, j'ai su me relever avec les encouragements du public. C'est un peu ma vie qui est comme ça, bon gré mal gré, je suis un sphinx tout droit sorti de Matrix.

La maladie est un combat de tous les jours, tous les jours je gagne. Je ne suis plus au bagne ni à l'hôpital, je suis juste un râle, un homme qui a encore la dalle, il me reste tant de choses à accomplir, tant de jours à souffrir, tant de jours à jouir, tant de jours à respirer son élixir.

Pendant ce temps, les jours passent, je trépasse, mes vers sont dans une impasse… Où est passée cette femme ? Elle n'est pas retournée au Withefield…

La lune s'éveille, elle est d'une blancheur immaculée. Une blancheur si pâle et moi, je suis si noir dans mon esprit.

Il est tard, je suis noir, il est tard, je suis noir, il est tard, je suis noir. Il est peut-être déjà trop tard pour espérer la revoir... « Il n'est jamais trop tard ! » s'exclame un coach de développement personnel que j'aime bien sur YouTube. Je suis devant mon ordinateur. Cela ne va pas, je tente bien de trouver du positif, aujourd'hui, je n'y arrive pas. Je me sens incomplet...
Mon esprit ne pense qu'à elle... Comment s'appelle-t-elle ?
Quelles sont ses origines ? Elle avait un petit accent des pays de l'Est, me semblait-il ?
Puis, un jour, alors que mon destin semblait figé, les planètes se sont enfin alignées. Le cosmos s'est métamorphosé.
Alors que je gambergeais, j'ai retrouvé ma promise par hasard, nous nous sommes croisés à la Guinguette de Rennes. Il s'agit d'une discothèque pour tous âges.
J'étais dans une allée qui séparait deux ambiances musicales différentes. Au loin, je la voyais avancer vers moi. Impossible de la laisser filer, pensais-je... Elle s'approchait lentement, mon esprit trébuchait à chaque pas, je me disais : comment l'aborder ? Seul le vide me répondait. Satané esprit, il ne voulait pas m'aider. Ni lui ni ma voix schizophrénique ne pourrait m'aider cette fois. Il faudrait un miracle. Le temps semblait ralentir ; chaque image se figeait pendant quelques secondes, puis venait une autre image qui se bloquait à son tour dans ma tête. Cela tournait en boucle dans ma tête. La belle approchait comme au ralenti, telle une distorsion du temps. Je voulais que mon approche ne soit pas banale, pas bancale et surtout pas évanescente. Il fallait trouver un truc, une blague, quelque chose d'original. Ainsi, la belle approchait et mon esprit décomposait la scène.
Lorsque nous nous sommes croisés, impossible de décocher le moindre mot, j'étais comme asphyxié par autant de charme. Elle était encore plus belle que dans mes souvenirs. Stupéfaction ! C'est elle qui m'adressa la parole en premier ! Cela me permit de reprendre mes esprits progressivement.
Souriante : « Tiens, tu étais au Whitefield la dernière fois... »
Moi : « Oui, je me souviens de toi aussi, je t'ai fait une
blague. » La belle : « Et tu es parti rapidement... », le regard
songeur.
Moi : « Je devais me lever tôt le lendemain. »
Puis, pensif et tendu et bégayant
légèrement : « Je, je suis heureux de te
recroiser. Si tu veux, on prend un verre, je, je
t'invite. »
La belle : « Avec plaisir », les pommettes souriantes.
Au fait, je ne sais même pas comment tu
t'appelles ?
« Nataliya et toi ? », le regard malicieux.
« Florent, enchanté, Nataliya. »
Ces quelques secondes où nous avons noué la conversation ne sont que quelques secondes. Pourtant, elles allaient être le prélude à quelque

chose de différent. Quelques secondes qui allaient devenir des heures, puis des jours, puis des semaines, puis des mois, et j'espère des années.

Je sentais mon âme faillir. Quelle approche devais-je avoir une fois arrivé au bar ? Devais-je lui parler de ma maladie ? Devais-je attendre ? J'en avais marre de devoir faire semblant. Il fallait que je me décide, et vite. Une fois arrivé, je me suis souvenu qu'on ne vient pas avec son bagage de soucis ou problèmes en soirée. Certes, je n'allais pas mentir, mais je préférais attendre un peu…

Nous arrivions au bar, le pas léger, comme deux adolescents qui se découvrent. Un souffle nouveau égayait mon esprit. J'étais là avec Nataliya, elle me posait plein de questions, cela démontrait un intérêt certain.

D'ordinaire, c'est moi qui commence à poser des questions, j'étais vraiment surpris par son approche très directe. Je n'étais pas habitué. Elle commanda une coupe de champagne et moi un café. Oui, oui, un café en discothèque.

Vous avez bien lu, et j'assume, chers lecteurs.

Les barmans de la discothèque nous espionnaient discrètement, conscients que quelque chose se passait… D'ailleurs, pour dire la vérité, j'étais effrayé à ce moment précis, j'avais peur que cette femme ne fuie une fois qu'elle saurait pour ma maladie. Certes, lecteurs, j'étais rétabli depuis de nombreuses années, toutefois, la schizophrénie a toujours très mauvaise presse et fait toujours aussi peur. Je l'ai bien vu, je sortais après mon divorce avec Catherine d'un an sans histoire sérieuse. Dès que les femmes que je rencontrais apprenaient pour ma maladie, elles fuyaient… Oui, fuir est le bon mot. A minima, elles me disaient : « Je veux bien être sexfriend… »

Bref, ma vie n'était pas rangée.

Devant Nataliya, une Russe au regard espiègle, je perdais ma voix, je perdais mes mots, mon esprit faisait des sursauts quantiques… Elle était venue avec un petit groupe d'amis très sympathiques qu'elle me présenta rapidement. Je ne peux expliquer par des mots ce qui s'est passé ; très rapidement, nous ne nous sommes plus lâchés. Si la magie existe, c'était un de ces instants où le temps s'arrête, où seules l'élégance, la fluidité et la simplicité sont de mise. Nataliya traversait mon âme comme une flèche transperce un cœur. Son regard de braise, je ne l'oublierai jamais ; il dégageait une force inouïe. Je n'ai jamais vu de femme avec un regard si vibrant. Je n'ai pas les mots pour décrire ce qui est indescriptible, ce qui n'est qu'alchimie… Nataliya anime quelque chose en moi. Elle réveille ce qu'il y a de meilleur dans mon entité. Avant de quitter la discothèque, on s'échangea nos téléphones.

Le lendemain, j'envoyai un SMS à ma promise. D'ordinaire, les femmes font attendre leurs prétendants. Quelques secondes après, mon téléphone vibra, elle répondait déjà…

Tout était si naturel, sans calcul, comme si nos instincts nous guidaient irrémédiablement l'un vers l'autre. On commença donc à discuter de tout et de rien par SMS. Cela faisait environ sept ans qu'elle était en France. Nous avons beaucoup discuté et j'ai été touché par son courage. Ancienne sportive professionnelle de tumbling, sa force, sa vitalité ont touché mon âme.

Nataliya m'a rendu à moi ; pendant quelque temps, j'étais obscur, la clarté ne venait que rarement dans mon esprit. Certes, peut-être que vous avez la sensation que, maintenant, tout est facile pour moi, chers lecteurs... Il n'en est rien, je suis juste sur le chemin, j'essaie de garder ma curiosité, ma féminité, ce sont mes vers, ils enlacent ma chair et décomposent l'univers, mes vers sont unis, unis à travers la matière éphémère. Je ne suis pas humain, je ne suis pas un animal, ni homme, ni femme, je suis un être tout simplement.

Peut-être que je suis juste une âme qui dérive et qui essaie de trouver sa voix, tralala, une chanson pénètre ma sphère, Prince n'est jamais loin, car rien n'est impossible, même si tout est si fragile, je suis agile, mon écriture tombe à pile. Narcissique, oui, mais pas trop, j'ai commis trop d'erreurs, *soul pleureur*...

Dans quelques jours, je vais faire une conférence et un concert de slam à Paris à la Cité des sciences. J'ai hâte, bien sûr ; ma nouvelle femme, la délicieuse Nataliya, sera là. Elle est dorénavant au courant pour ma maladie et mon rétablissement. Elle m'encourage.

Grâce à elle, j'ai tourné la page. Je suis aujourd'hui bien plus sage.

Je suis un macrophage, je décore le monde et je ne masque pas mon sourire comme la Joconde.

J'essaie de terminer mon ouvrage, car oui, j'ai encore faim, mais je suis si bien en écrivant pour vous, lecteurs, je suis si bien dans votre cœur, dans vos pupilles et dans votre imagination. Ensemble, nous formons une constellation. Pas celle d'Orion, mais plutôt celle du lion ou d'un Phénix...

Un brouillard ardent envahit subitement le multivers. La multitude de mes vers devient de plus en plus sincère. L'univers retrouve petit à petit son équilibre, les tempêtes s'apaisent, les océans retrouvent leur quiétude, les volcans dorment à nouveau.

Prince est mort, un demi-dieu s'est envolé, la Voie lactée, elle aussi a pleuré. Les astres retrouvent leur clarté. La matière noire développe sa noirceur, et moi et moi et moi, je suis si bien dans mon cœur... Je lève les yeux au ciel, je ne vois que la magie et cette poésie astrale, le voile est levé, le Graal n'a plus besoin d'être touché, juste apprivoisé...

... Le phénix est introuvable, telle est la fable, la rage a disparu, le superflu s'est envolé, ne restent que l'écriture et ces quelques vers efféminés... L'espoir, c'est d'abord d'y croire !